AF462820

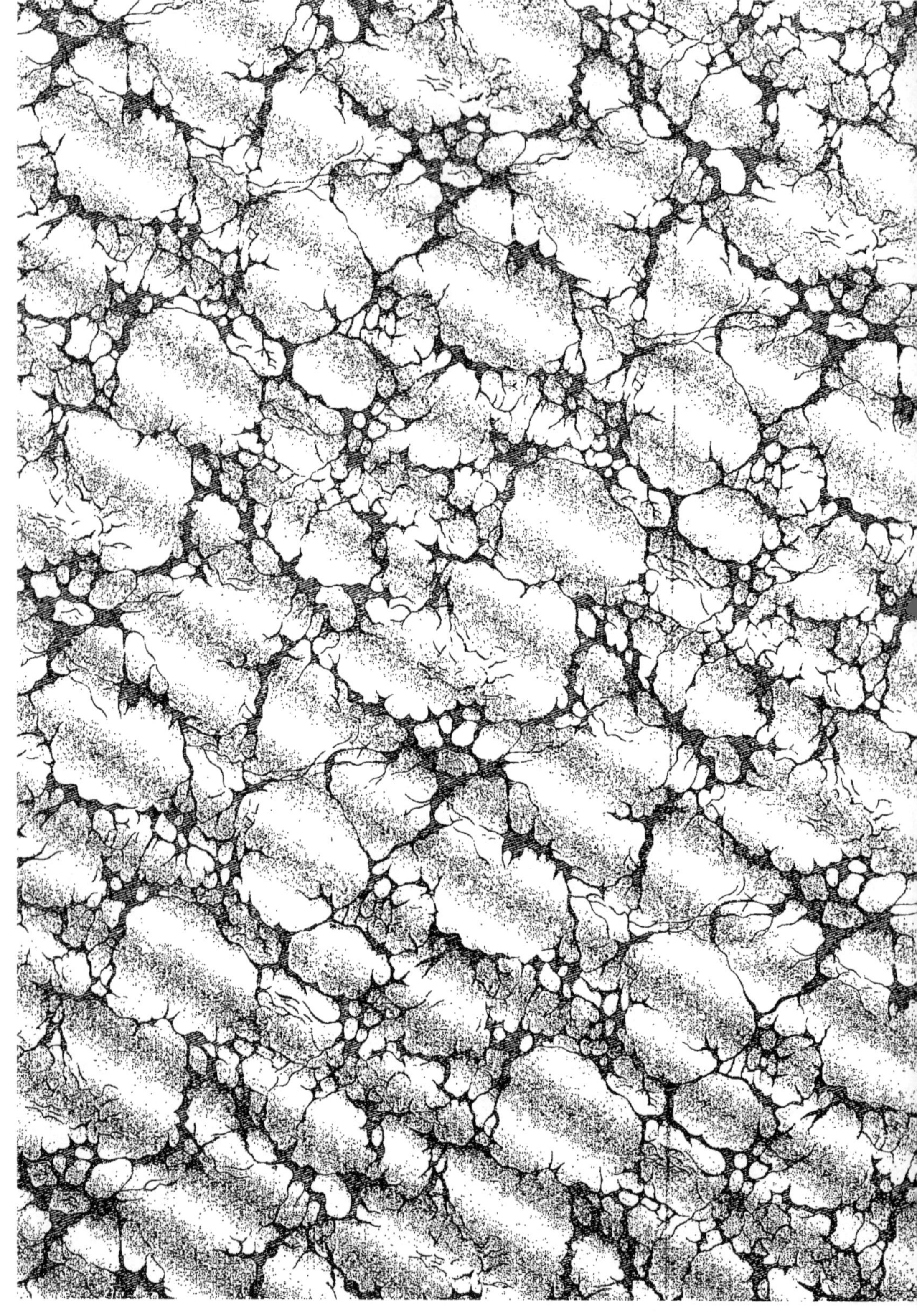

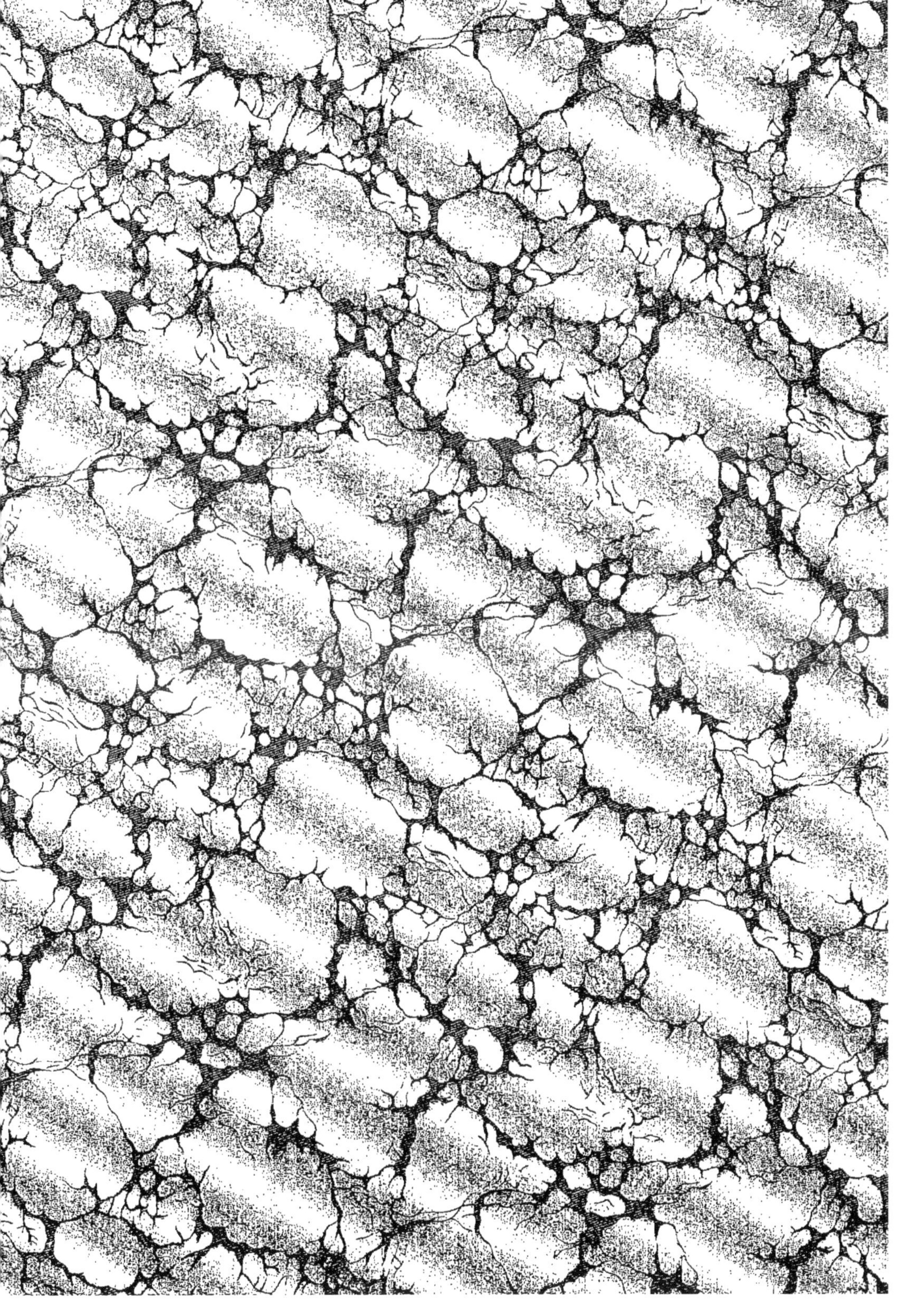

Dr F. BRÉMOND

RABELAIS MÉDECIN

NOTES ET COMMENTAIRES

LE QUART-LIVRE

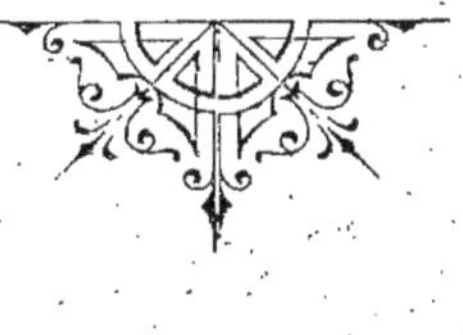

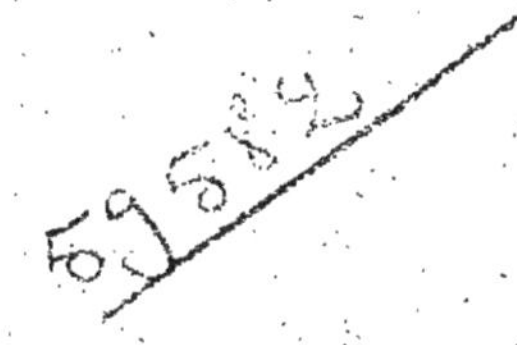

PARIS
MALOINE, ÉDITEUR
23-25, Rue de l'Ecole-de-Médecine, 23-25

1911

LE QUART-LIVRE

DES FAICTS ET DICTS HÉROIQUES

DU BON PANTAGRUEL

COMPOSÉ PAR

M. FRANÇOIS RABELAIS

DOCTEUR EN MÉDECINE ET CALLOIER DES ISLES HIERES

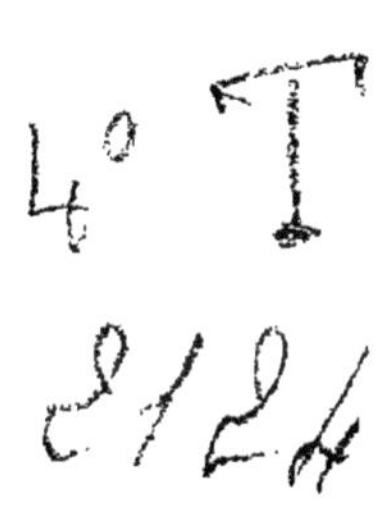

RABELAIS-MÉDECIN

PREAMBULE

DU QUART-LIVRE

Depuis plus de trente ans je lis Rabelais et je le relis, en médecin, m'arrêtant à chaque passage relatif à la médecine, à chaque terme médical. Toutes les fois que je rencontre soit une pensée, soit un mot, touchant à l'art de guérir — ce qui arrive souvent — je m'arrête et je cherche.

Ici, je vérifie la citation de quelque auteur ancien; là, j'entreprends l'explication de quelque vieux proverbe sanitaire. A une page, je salue une grasse plaisanterie, lancée contre des préjugés thérapeutiques; à une autre page, j'enregistre des préceptes hygiéniques précieux. Dans un chapitre, je suis intéressé par le tableau, encore imparfait, de l'anatomie et de la physiologie au XVIe siècle; au chapitre suivant, je vois les misérables richesses de la polypharmacie de l'époque.

Partout, je glane d'intéressants documents afférents à l'universalité des connaissances médicales, car Rabelais a effleuré — parfois approfondi — toute l'anthropographie, dans ses gigantesques romans de *Gargantua* et de *Pantagruel*.

A chaque arrêt de ma lecture favorite, à chacune des recherches qui les ont accompagnés, j'étais préoccupé de faire cette démonstration : En ses pages les plus fantasques, en ses plaisanteries les plus risquées, Rabelais se tint constamment à l'avant-garde du progrès scientifique. Il ne fut pas seulement le maître des satiriques Français, c'était encore un très savant médecin de France.

En 1879, j'ai publié une première série de notes probatoires, prises aussi bien chez les conteurs, les historiens et les poètes, que chez les savants de profession. Une deuxième série parut en 1888; une troisième a été éditée l'an passé; j'entreprends aujourd'hui la publication d'un quatrième lot de commentaires justificatifs.

Ce travail minutieux pourra paraître futile aux praticiens trop pratiques, aux docteurs affairés, uniquement occupés à rédiger des ordonnances, aux médecins qui médecinent comme les forgerons forgent, les limeurs liment, les raboteurs rabotent et les scieurs scient. De l'opinion de ces professionnels, encroûtés dans la besogne professionnelle, je n'ai cure : les seuls confrères dont j'ambitionne le suffrage sont ceux qui, sachant mettre un peu de poésie dans la prose de la vie, se délassent des fatigues du métier par d'honnêtes distractions de l'esprit, et acceptent comme axiôme cette devise du vieux Senèque :

Otium sine litteris mors est et vivi hominis sepultura.

Dr FÉLIX BRÉMOND.

LE QUART-LIVRE

DES

Faits et dicts héroïques du bon Pantagruel

COMPOSÉ PAR

M. FRANCOIS RABELAIS

Docteur en Médecine

Ancien prologue du Quart-Livre

Buveurs très-illustres (518), et vous goutteux (518 bis) très-précieux, j'ai vu, receu, ouï et entendu l'ambassadeur que la seigneurie de vos seigneuries ha transmis par devers ma paternité, et m'ha semblé bien bon et facond orateur. Le sommaire de sa proposition je réduis en trois mots, lesquels sont de tant grande importance, que jadis entre les Romains par ces trois mots le préteur respondoit à toutes requestes exposées en jugement. Par ces trois mots décidoit toutes controverses, touts complaincts, procès et différents, et estoient les jours dicts malheureux et néfastes, esquels le préteur n'usoit de ces trois mots fastes, et heureux, esquels d'iceulx user souoit. Vous donnez, vous dictes, vous adjugez. O gens de bien, je ne vous peulx voir! La digne vertu de Dieu vous soit, et non moins à moi, éternellement en aide. Or ça, de par Dieu, jamais rien ne faisons que son très-sacré nom ne soit premièrement loué.

Vous me donnez. Quoi? Un beau et ample bréviaire. Vrai bis, je vous en remercie : ce sera le moins de mon plus. Quel bréviaire fust certes ne pensois, voyant les réglets, la rose, les fermaïls, la reliure, et la couverture; en laquelle je n'ai omis à considérer les crocs, et les pies paintes au-dessus, et semées en moult belle ordonnance. Par lesquelles, comme si fussent lettres hiéroglyphiques, vous dictes facilement qu'il n'est ouvrage que de maistres, et courage que de croqueurs de pies. Croquer pie signifie certaine joyeuseté par métaphore extraicte du prodige qui advint en Bretagne peu de temps avant la

(518). Voir les notes 1, 306.

(518. *bis*) Voir les notes 133, 166.

bataille donnée près Sainct-Aubin du Cormier (519). Nos pères le nous ont exposés, c'est raison que nos successeurs ne l'ignorent. Ce fut l'an de la bonne vinée : on donnoit la quarte de bon vin et friand pour une aiguillette borgne.

Des contrées de levant advola grand nombre de gais d'un costé, grand nombre de pies de l'aultre, tirants tous vers le ponent. Et se costoyoient en tel ordre que sus le soir les gais faisoient leur retraicte à gauche (entendez ici l'heur de l'augure) et les pies à dextre, assez près les uns des autres. Par quelque région qu'ils passassent, ne demouroit pie qui ne se raliast aux pies, ne gai qui ne se joignist au camp des gais. Tant allarent, tant volarent, qu'ils passarent sus Angers, ville de France, limitrophe de Bretagne, en nombre tant multiplié, que par leur vol, ils tollissoient la clarté du soleil aux terres subjacentes.

En Angers estoit pour lors un vieux oncle, seigneur de Saint George, nommé Frapin : c'est celui qui a faict et composé les beaulx et joyeux Noëls, en langage poictevin. Il avait un gai en délices à cause de son babil, par lequel tous les survenants invitoit à boire, jamais ne chantoit que de boire, et le nommoit son Goitrou (520). Le gai en furie martiale rompit sa cage, et se joignit aux gais passants. Un barbier voisin, nommé Bahuart, avoit une pie privée bien galante. Elle de sa personne augmenta le nombre des pies, et les suivit au combat. Voici choses grandes, et paradoxes, vraies toutefois ; vues et avérées. Notez bien tout. Qu'en advint-il ? Quelle fut la fin ? Qu'il en advint, bonnes gens ? Cas merveilleux ! Près la croix de Malchara fut la bataille tant furieuse, que c'est horreur seulement y penser. La fin fut que les pies perdirent la bataille, et sus le camp furent félonnement occises, jusques au nombre de 2,589,362,109, sans les femmes et petits enfants : c'est à dire sans les femelles et les petits piaux, vous entendez cela. Les gais restèrent victorieux, non toutefois sans perte de plusieurs de leurs bons souldards, dont fut dommage bien grand en tout le pays. Les Bretons sont gents vous le sçavez ; mais s'ils eussent entendu le prodige, facilement eussent cognu que le malheur seroit de leur costé ; car les queues des pies sont en forme de leurs ermines ; les gais ont eu leurs pennages quelques pourtraicts des armes de France.

A propos, le Goitrou, trois jours après, retourna tout hallebrené et fasché de ces guerres, ayant un œil

(519). Je ne sais pas au juste quel est le prodige auquel Rabelais fait ici allusion. Deux choses que voici pourraient mettre sur la voie, bien que les dates ne concordent pas avec celle de la bataille de Saint-Aubin-du-Cormier, 1488 : « Ceste année (1443), dit le *Journal d'un bourgeois de Paris,* furent vues entre Villejuive plus de quatre cents corbeaux qui s'entrebattirent de becs, d'ongles et d'ayles, si très fort que firent oncques gens en bataille mortelle ; et en ladicte place espandirent foison de leur sang et faisoient si horribles cris que très grande paour et fréour en avoient ceulx qui les virent et ouyrent ». Une autre bataille de ce genre est racontée par Pogge, dans ses *facéties* ; elle aurait eu lieu en 1452.

(520). Cet animal était appelé *goitrou* parce qu'il invitait les gens à remplir leur Jabot ou *goitre*, le mot *goitre* étant pris dans le sens de gosier. *Goitrou* peut venir également du latin *gutturopsus*, désignant un animal au gosier bruyant.

poché (521). Toutesfois peu d'heures après qu'il eust repu en son ordinaire, il se remist en bon sens. Les gorgias (522) peuple et escoliers d'Angers par tourbes accourroient voir Goitrou le borgne ainsi accoustré. Goitrou les invitoit à boire comme de coustume, adjoustant à la fin d'un chascun invitatoire : croquez pie. Je présuppose que tel estoit le mot du guet au jour de la bataille ; tous en faisoient leur debvoir. La pie de Behuart ne retournoit point. Elle avoit esté croquée. De ce fut dict en proverbe commun : Boire d'aultant et à grands traicts, estre pour vrai croquer la pie. De telles figures à mémoire perpétuelle feit Frapin paindre son tinel et salle basse. Vous la pourrez voir en Angers sur le tertre Sainct Laurent. Ceste figure sus vostre bréviaire posée, me feit penser qu'il y avoit je ne sçai quoi plus que bréviaire. Aussi bien, à quel propos me feriez-vous présent d'un bréviaire ? j'en ai, Dieu merci et vous, des vieulx jusques aux nouveaulx. Sus ce double, ouvrant ledict bréviaire, j'apperceu que c'estoit un bréviaire faict par invention mirifique, et les reglets touts à propos, avoir inscriptions opportunes. Doncques vous voulez qu'à prime je boive vin blanc (522 A) ; à tierce, sexte et none, pareillement : à vespres et comme vin clairet. Cela vous appellez croquer pie ; vraiement vous ne fustes onques de mauvaise pie couvés. Je y donnerai requesté.

Vous dictes. Quoi ? Qu'en rien ne vous ai fasché par touts mes livres ci devant imprimés. Si à ce propos je vous allègue la sentence d'un ancien Pantagrueliste, encore moins vous fascherai.

Ce n'est (dict il) louange populaire
Aux princes avoir peu compiaire.

Plus dictes que le vin du tiers livre ha esté à vostre goust, et qu'il est bon. Vrai est qu'il y en avoit peu, et ne vous plaist ce que l'on dist communément, un peu et du bon. Plus vous plaist ce que disoit le bon Evispan de Verron, beaucoup et du bon. D'abundant m'invitez à la continuation de l'Histoire pantagrueline, alléguant les utilités et fruits perceus en la lecture, entre touts gens de bien, vous excusants de ce que n'avez obtempéré à ma prière, contenant qu'eussiez vous réservé à rire au septante huitiesme livre ? Je le vous pardonne de bien bon cœur. Je ne suis tant farouche, ne implacable que vous penseriez. Mais ce que vous en disois n'estoit pour vostre mal. Et vous di pour response, comme est la sentence d'Hector proférée par Nævius, que c'est belle chose estre loué de gens louables. Par réciproque déclaration, je di et maintien jusques au feu et exclusivement (entendez et

(521). V. note 388.

(522). *Gorge* a fait l'adjectif *gorgias*, fort usité au XVIe siècle, ainsi que le substantif *gorgiasité ; gorgias*, selon le Duchal, se disait d'une personne galamment habillée, parce que les Français, hommes et femmes, qui suivaient la mode à cette époque, portaient des habits forts décolletés et montraient leur gorge. On peut lire dans les *Contes de la Reine de Navarre :* « Elle se retira à Dieu laissant les mondanités et *Gorgiacités* de la Cour » ... « M. D'Avanes est fort *Gorgias* et bien en ordre. »

Les mêmes termes se rencontrent souvent dans Brantome, les cent nouvelles nouvelles, Marot, Montaigne, etc.

(522 A). Allusion à ce proverbe de Gabriel Meurier :

« Au matin boy le *vin blanc*,
Le rouge au soir pour le sang »

pour cause) que vous estes grands gents de bien, tous extraicts de bons pères et bonnes mères, vous promettant foi de piéton, que si jamais vous rencontre en Mésopotamie, je ferai tant avec le petit comte George de la basse Egypte, qu'à chacun de vous il fera présent d'un beau crocodile du Nil et d'un cauquemarre (523) d'Euphrates.

Vous adjugez. Quoi? A qui? Touts les vieux quartiers de lune aux caphards, cagots (523 A), matagots (523 B), botineurs, papelards, burguots, pates pelues, porteurs de rogatons, chattemites. Ce sont noms horrifiques seulement oyant leur son. A la pronunciation desquels j'ai vu les cheveulx dresser en teste (524) de votre noble ambassadeur. Je n'y ai entendu que le haut allemand et ne sçai quelle sorte de bestes comprenez en ces dénominations. Ayant faict diligente recherche par diverses contrées, n'ai trouvé homme qui les advouast, qui ainsi tolérast estre nommé ou désigné. Je présuppose que c'estoit quelque espèce monstrueuse de animaulx barbares, on temps des hauts bonnets, maintenant est dépérie en nature, comme toutes choses sublunaires ont leur fin et période, et ne sçavons quelle en soit

(523). Que faut-il entendre par le *Cauquemare d'Euphrate?* — Je l'ignore, bien que Pierre Dupont nous donne le choix entre les significations que voici : « animal imaginaire ; sodomiste ; *qui Calcat marem*. On appelait aussi *Cauquemare* une sorcière. *Cauquemares*, moines lubriques ». Un commentateur a prétendu que par *Cauquemare d'Euphrate* il fallait entendre un vase de cuivre rempli de l'eau de l'Euphrate. Johanneau a même dit à ce sujet que les eaux de l'Euphrate passent pour très salutaires.

(523 A). *Cagot* fut le nom de certains lépreux appelés aussi *cacots*, *capots* et *gabets*. Ambroise Paré en a parlé en ces termes : « par expérience j'ay veu l'un d'iceux tenant en sa main lespace d'une heure une pomme fresche ; icelle apparoissoit aussi aride et ridée que si elle eust esté l'espace de huict jours au soleil. Or tels ladres sont blancs et beaux ; quasi comme le reste des hommes. »

(523 B). *Matagots* « Rabelais, parmi les enfants d'*Antiphysie* enumère les *matagotz, Cagotz et papelars, Caphars, et aultres monstres difformes en esprit de nature.* De meme que la denomination de *bigot*, le mot *Cagot* semble reconnaître une origine germanique. Selon Littré il serait, peut-être, à la fois provençal et allemand, *Cap Gott*, tête de Dieu. Il remonterait alors à l'époque des invasions des peuples venus de Germanie, et aurait été donné à des chrétiens, dont le zèle religieux leur aurait paru exagéré... l'abbé Venuti pense que ce sont des chrétiens qui entreprirent le pélerinage de la Terre Sainte et en revinrent lépreux. »

LAGNEAU, art *Cagot* du *Dict. encycl. des sc. méd.*

(524). La frayeur occasionne quelquefois un frissonnement général, pendant lequel les bulbes des poils deviennent saillants et les poils se dressent. Ce phénomène ne se produit pas souvent à la tête, quoiqu'en aient pu dire Ovide, Virgile et autres auteurs, pour la plupart poètes, qui en ont augmenté la liste des lieux communs de rhétorique. Exemples :

Obstupui, steteruntque Comœ.
VIRGILE, *Enéide*.

Nubes crepuere sinistræ, horrue-[runt Comœ].
OVIDE, *regia solis*.

Chaque mot sur mon front fait dres-[ser mes cheveux].
RACINE

...ma fille, on nous fait des affaires
Qui font dresser les cheveux aux [beaux-pères].
VOLTAIRE.

D'une subite horreur leurs che-[veux se hérissent].
BOILEAU.

la diffinition, comme vous sçavez que subject péri, facilement périt sa dénomination.

Si, par ces termes, entendez les calumniateurs de mes escripts, plus aptement les pourrez-vous nommer diables, car en grec calumnie est dite *diabolê*. Voyez combien détestable est devant Dieu et les anges, ce vice dict calumnie (c'est quand on impugne le bien faict, quand on mesdit des choses bonnes) que par icelui, non par un autre, quoique plusieurs sembleroient plus énormes, sont les diables d'enfer nommés et appellés. Ceulx-ci ne sont, proprement parlant, diables d'enfer, ils en sont appariteurs et ministres. Je les nomme diables noirs, blancs, diables privés, diables domestiques. Et ce que ont faict envers mes livres, ils feront (si on les laisse faire) envers touts autres. Mais ce n'est de leur invention. Je le di, affin que désormais ne se glorifient au surnom du vieux Caton le censorin. Avez-vous jamais entendu que signifie cracher au (525) bassin ? Jadis les prédécesseurs de ces diables privés, architectes de volupté, éverseurs d'honesteté, comme un Philoxenus, un Gnatho, et autres de pareille farine, quand par les cabarets et tavernes, esquels lieux tenoient ordinairement leurs escholes, voyants les hostes estre de quelques bonnes viandes et morceaux friands servis, ils crachoient villainement dedans les plats, affin que les hostes abhorrents leurs infames crachats et morveaux, désistassent manger des viandes opposées, et tout demourast à ces villains cracheurs et morveux. Presque pareille, non toutesfois tant abominable histoire nous conte l'on du médecin d'eau doulce, neveu de l'advocat, feu Amer, lequel (526) disoit l'aile du chapon gras estre mauvaise, et le croupion redoutable, le col assez bon, pourvu que la peau en fust ostée, affin que les malades n'en mangeassent, tout fust réservé pour sa bouche.

(525). « *Cracher au bassin* c'est, dit le dictionnaire des proverbes de Panckoucke, quand on oblige une personne à faire quelque don. » Ici le sens est tout autre. L'intention de l'auteur apparaît assez clairement sans qu'il soit nécessaire de l'expliquer.

(526). Si nous savons ce qu'il faut entendre par *médecin d'eau douce*, nous n'avons aucun renseignement sur la personne de *feu amer*. Disons toujours qu'on trouve dans les œuvres de Jean Champier une phrase sur le cou de volaille ainsi conçue :

« Vulgus Jactat collum avium, sed prœsertim gallinacei generis, bonum cute detracta » *de re cibaria*.

L'expression *médecin d'eau douce* se trouve à la nouvelle LXXVII de Bonaventure Desperiez.

Il y a dans le *recueil des proverbes populaires* du Dr Bailly, publié en 1626 avec privilége du roy, cette explication naïve :

« Pourquoy dit-on *Médecin d'eau douce*? Est-ce point à cause qu'on void peu ou point de Medecin qui ordonnent les choses simples et sans meslange comme pourroit estre l'eau, et que par cela on veut signifier qu'il n'y entend guère quand il dict les choses simplement, comme feroient les populaires parlant trop intelligiblement? Ou que les médecins qui regardent si souvent et attentivement les urines, ayant esté quelques-fois trompés par supposition de l'eau de la seille ou un peu desguisés, auroient esté mocqués maintes-fois les appellans Medecins d'eau douce. »

(*) Je me contente de marquer de ce signe * les passages ou les termes qu'il est inutile d'expliquer.

Ainsi ont faict ces nouveaux diables engipponnés : voyants tout ce monde en fervent appétit de voir et lire mes escripts par des livres précédents, ont craché dedans le bassin, c'est à dire les ont touts par leur maniment conchiés, descriés et calumniés, en ce te intention que personne ne les eust, fors leurs poltronités. Ce que j'ai vu de mes propres yeulx, ce n'estoit pas des aureilles*, voire jusqu'à les conserver religieusement entre leurs besongnes de nuict, et en user comme de bréviaires à usage quotidian. Ils les ont tollus és malades, és goutteux*, és infortunés, pour lesquels en leur mal esjouir les avois faicts et composés (527). Si je prenois en cure tous ceulx qui tombent en meshaing et maladie, ja besoing ne seroit mettre tels livres en lumière et impression.

Hippocrates ha faict un livre exprès, lequel il a intitulé *De l'estat de parfaict médecin* (Galen l'ha illustré de doctes commentaires), auquel il ha commandé rien n'estre au médecin (voire jusqu'à parculiser es ongles) (528), qui puisse offenser le patient* tout ce qu'est au médecin, gestes, visage, vestements paroles, regards, touchement, complaire et délecter le malade. Ainsi faire en mon endroict et à mon lourdois je me poine et efforce envers ceulx que je prend en cure. Ainsi font mes compagnons de leur costé, dont par adventure sommes dits parabolains (529) au long faucile (529 A) et au grand code, par l'opinion de deux gringuenaudiers aussi follement interprétée comme fadement inventée.

Plus y ha : sus un passage du sixiesme des Epidémies dudit père Hippocrates, nous disputants, à sçavoir, non si la face du médecin chagrin, tétrique (530), rébarbatif, malplaisant, malcontent, contriste

(527). V. notes 1, 70, 290, 289, 167, 275, 346.

(528). « Le vêtement du médecin doit être net et son corps propre, n'ayant absolument aucune odeur : son maintien doit être grave, sans austérité » HIPPOCRATE *du medecin.*

« En entrant chez un malade que le médecin se surveille : qu'il ne néglige ni la manière de s'asseoir, ni la façon de déposer son manteau : le médecin doit s'observer beaucoup, ne pas montrer à nu les parties du corps, ne pas parler longuement devant les gens peu instruits et ne dire que ce qui est nécessaire » HIPPOCRATE *de la médecine.*

« Que les ongles du chirurgien ne soient ni plus courts ni plus longs que le bout de ses doigts » HIPPOCRATE *du chirurgien.*

(529). *Parabolains.* « Les *parabolani* étaient des espèces d'infirmiers dont il est question dans le code de Justinien, et que l'on a quelquefois confondus avec les médecins » DES MARETS ET RATHER. (*Comment.*)

« Parabolain, du grec παραβολον audacieux, temeraire, nom qu'on donnait aux plus hardis gladiateurs. On appelait de ce nom, des les premiers temps de l'église, des gens du peuple qui se consacraient au service des églises, et des hôpitaux, les parabolains formaient une espèce de confrerie. Par extension on appelait parabolain un clerc qui affrontait les plus grands dangers pour secourir les malades et surtout les pestiférés » BESCHERELLE, *dictionn. national.*

Parabolano en Italien signifie *grand parleur.*

(529 A). *Faucile* ou *focile.* V. notes 108 et 691 A.

(530). Voici le passage d'Hippocrate auquel il est fait allusion :

« Il faut des complaisances pour les malades, mettre la propreté qu'ils souhaitent à ce qu'ils doivent boire ou avaler ; avoir soin que tout ce qui les touche soit mollet. Il en

le malade; et du médecin la face joyeuse, sereine, plaisante, riante, ouverte, esjouist le malade* (cela est tout esprouvé et certain) ; mais que telles contristations et esjouissements proviennent par appréhension du malade contemplant ces qualités, ou par transfusion des esperits sereins ou ténébreux, joyeux ou tristes du médecin ou malade, comme est l'advis des platoniques(530A)et averroïstes (530B). Puis donc que possible n'est que de touts malades soye appelé, que touts malades (531) je prenne en cure, quelle envie est ce tollir és langoreux et malades le plaisir et passe temps joyeux sans offense de Dieu, du roi ne d'aultre, qu'ils prennent oyants en mon absence la lecture de ces livres joyeux ?

Or, puisque, par vostre adjudication et décret, ces mesdisants et calumniateurs sont saisis et emparés de vieulx quartiers de lune, je leur pardonne; il n'y aura pas à rire pour touts désormais, quand voirons ces fols lunatiques, aulcuns ladres (532), aultres boulgres, (532 A) aultres ladres et boulgres ensemble, courir les champs, rompre les bancs, grinsser les dents*, fendre quarreaulx, battre pavés, soi pendre, soi noyer, soi précipiter, et à bride avalée courrir à touts les diables, selon l'énergie, faculté et vertu des quartiers qu'ils auront en leurs caboches, croissants, initiants, amphicyrtes, brisants et désinents. Seulement, envers leurs malignités et impostures userai de l'offre que fist Timon le misanthrope à ses ingrats Athéniens.

Timon, fasché de l'ingratitude du peuple athénien en son endroict,

---

faut encore dans bien d'autres choses qui ne peuvent pas nuire ou dont le mal serait facile à réparer; tel qu'est l'usage de l'eau fraîche, quand ils la demandent ; ou bien la liberté de passer dans une autre chambre, quand ils le désirent; leur tenir des discours qui les amusent; les laisser s'habiller à leur gré, se ranger les cheveux, se faire les ongles ; leur permettre de sentir des odeurs, telles qu'ils les veulent. »

Epid. liv. VI.

(530 A). Platon professait que le médecin doit avoir l'air triste et maladif.

(530 B). Averroès fut un excellent médecin arabiste du XII° siècle dont les livres eurent un grand succès mais dont les opinions ne furent pas toujours acceptables : celle que Rabelais rappelle ici serait du nombre.

(531). Voir note 533.

(532). Voir notes 80, 480.

Le roi pourra prendre à son profit l'habit de ladre venant habiter en ville sans permission. Ordonnance des échevins de Douai de 1242.

(532 A). Voir notes 80 et 266: « *Boulgre*, notre *bougre* moderne, vient de *Bulgare* La façon dont le pape Jules porte sa barbe, *boulgrisque*, est la façon ou mode bulgare, c'est-à-dire la barbe complète et à tous crins. »

Dr Moinet, de Jauzon.

« La situation des vésicules séminaires sur le boyau droict nous fournit une explication favorable pour le problème sur l'éjaculation extraordinaire de la semence, en des hommes où le passage ordinaire de l'urethre est bousché, comme il est expliqué au livre de la génération des animaux, pour ce que la semence venant à la longue à pourrir dans un lieu, où elle est retenue en trop grande quantité, elle peut percer le boyau, et sortir dehors par le chemin qui se présente. On a donc, tort de choquer en cet endroict, l'intégrité d'Aristote, et de publier injurieusement qu'il a voulu introduire la *bougrerie*, ou en donner des raisons naturelles. »

Riolan. *Anthropographie* 1629

Voici sur le mot *boulgre* une explication moins savante, mais plus

un jour entra au conseil public de la ville, requérant lui estre donnée audience pour certain négoce concernant le bien public. A sa requeste fut silence faicte, en expectation d'entendre choses d'importance, vu qu'il estoit au conseil venu, qui tant d'années auparavant s'estoit absenté de toutes compagnies et vivoit en son privé. Adonc leur dist : « Hors mon jardin secret, dessoubs le mur, est un ample, beau et insigne figuier, auquel vous autres, messieurs les Athéniens désespérés, hommes, femmes, jouvenceaulx et pucelles, avez de coustume à l'escart vous pendre et estrangler. Je vous adverti que, pour accommoder ma maison, j'ai délibéré dedans huictaine démolir icelui figuier : pourtant, quiconque de vous aultres, et de toute la ville, aura à se pendre, s'en dépesche promptement. Le terme susdit expiré, n'auront lieu tant apte, ne arbre tant commode. »

A son exemple, je dénonce à ces calumniateurs diaboliques, que touts ayant à se pendre dedans le dernier chanteau de cette lune ; je les fournirai de licols. Lieu pour se pendre je leur assigne entre Milly et Faverolles. La lune nouvellée, ils n'y seront receus à si bon marché, et seront contraincts eulx mêmes à leurs despens achapter cordeaulx et choisir arbre pour pendage, comme feit la seignore Leontium, calumniatrice du tant docte et éloquent Théophraste.

claire : « quelques lecteurs seront peut-être bien aises de savoir qui étaient ces étranges gens, qui parurent si méchants qu'on les traita d'*hérétiques*, et dont ensuite on donna le nom en France aux non-conformistes qui n'ont pas pour les dames toute l'attention qu'ils leur doivent ; de sorte qu'aujourd'hui on appelle ces messieurs *Boulgares*, en retranchan *l* et *a*. Les anciens Boulgares ne s'attendaient pas qu'un jour dans les halles de Paris, le peuple, dans la conversation familière, s'appellerait mutuellement *Boulgares*, en y ajoutant des épithètes qui enrichissent la langue. Ces peuples étaient originairement des Huns qui s'étaient établis auprès du Volga ; et de *Volgares* on fit aisément *Boulgares*. Sur la fin du VIIe siècle, ils firent des irruptions vers le Danube, ainsi que tous les peuples qui habitaient la Sarmatie ; et ils inondèrent l'empire romain comme les autres. Ils passèrent par la Moldavie, la Valachie, où les Russes, leurs anciens compatriotes, ont porté leurs armes victorieuses en 1769, sous l'empire de Catherine II. »

VOLTAIRE. *Diction. philosoph.*

A très illustre Prince et reverendissime Monseigneur Odet Cardinal de Castillon

Vous estes deument adverti, prince très-illustre, de quants grands personnages j'ai esté et suis journellement stipulé, requis et importuné, pour la continuation des mythologies pantagruéliques, alléguants que plusieurs gents langoureux, malades*, ou autrement faschés et désolés avoient à la lecture d'icelles trompé leurs ennuis, temps joyeusement passé, et receu alaigresse et consolation nouvelle. Esquels je suis coustumier de respondre, que icelles par esbat composant ne prétendois gloire en louange aulcune : seulement avois esgard et intention par escript donner ce peu de soulagement que povois és affligés et malades (533) absents : ce que voluntiers, quand besoing est, je fais és présents qui soi aident de mon art et service.

Quelques fois je leur expose par long discours, comment Hippocrates (534) en plusieurs lieux, mesmement on sixiesme livre des épidémies, descripvant l'institution du médicin son disciple ; Soranus Ephésien, (534 A) Oribasius, (534 B) Cl. Galen, Hali Abbas, (534 C) aultres auteurs conséquents pareillement, l'ont composé en gestes, maintien, regard, touchement, contenance, grace, honesteté, netteté de face, vestements, barbe, cheveulx, mains, bouche, voire jus-

---

(533) Donc Rabelais était un *médecin gai*, pour ce que « rire est le propre de l'homme ». Le docteur Pantagruelique, allant voir les malades, accompagnait ses ordonnances d'une plaisanterie, faisait passer une drogue amère avec un mot salé ; pour les malades absents il écrivait ses livres.

(534) Voir note 530.

(534 A) *Soranus*, médecin d'*Ephèse*, vivait au deuxième siècle. C'est à lui que nous devons la première observation sur le dragonneau, appelé par Paul d'Œgine *gordius Medinensis*.

(534 B) *Oribase*, médecin de Pergame, vivait au quatrième siècle. On lui a attribué la découverte des glandes salivaires. Les œuvres d'Oribase ont été traduites en français par Daremberg en 1851.

(534 C) *Hali Abbas* dit le mage, est un médecin Arabe du dixième siècle qui a tracé des préceptes sur l'ablation du sein cancéreux. Il est souvent cité dans *l'histoire de la médecine* de Sprengel. Une édition des œuvres d'Hali Abbas a été publiée à Lyon du temps de Rabelais, sous le titre de *liber totius medicinæ*.

— « Le médecin doit, quant à son extérieur, être d'une couleur et d'un embompoint tels que son tempérament le comporte. Si le public lui voyait le corps priétre et perdu, comment le croirait-il capable de soigner la santé des autres ». HIPPOCRATE, *du médecin*.

« Le chirurgien ayant la face piteuse,
rend à son malade la playe vermineuse.

A. PARÉ *introd. à la Chirurgie*.

ques à particulariser les ongles, (535) comme s'il deust jouer le rôle de quelque amoureux ou poursuivant en quelque insigne comœdie, ou descendre en camp clos pour combatire quelque puissant ennemi. De faict la practique de médecine bien proprement est par Hippocrates comparée à un combat, et farce jouée à trois personnages : (535 A) le malade, le médiciu, la maladie. Laquelle composition lisant quelque fois, m'est soubvenu d'une paroie de Julia à Octavian Auguste son père. Un jour, elle s'estoit devant lui présentée en habits pompeux, dissolus, et lascifs, et lui avoit grandement desplu, quoi qu'il en sonnast mot. Au lendemain, elle changea de vestement et modestement se habilla, comme lors estoit la coustume des chastes dames romaines. Ainsi vestue se présenta devant lui. Il, qui le jour précédent n'avoit par paroles déclairé le desplaisir qu'il avoit eu la voyant en habits impudiques, ne put céler le plaisir qu'il prenoit la voyant ainsi changée, et lui dit : « O combien cestui vestement plus est séant et louable en la fille de Auguste ! » Elle eut son excuse prompte, et lui respondit : « Hui me suis-je vestue pour les œils de mon père ; hier je l'estois pour le gré de mon mari ».

Semblablement pourroit le médicin,* ainsi desguisé en face et habits, mesmement revestu de riche et plaisante robe à quatre manches (comme jadis estoit l'estat, et estoit appelée *Philonium*, (536) comme dict Petrus Alexandrinus (536 A) *in 6. Epid*), respondre à ceulx qui trouveroient la prosopopée estrange : « Ainsi me suis-je accoustré, non pour me gorgiaser* et pomper ; mais pour le gré du malade, lequel je visite, auquel seul je veulx entièrement complaire,* en rien ne l'offenser ne fascher. » Plus y ha : sus un passage du père Hippocrates, on livre ci-dessus allégué, nous suons disputants et recherchants, non si le minois du médicin chagrin, tétrique, (537) rebarbatif, catonian, mal-plaisant,

(535) Voici une curieuse note de Leduchat sur ce passage : « les *ongles* sont proprement les armes des femmes. Aussi la loi des Lombards, touchant les duels, voulait-elle que dans la visite qui se faisait des deux champions avant le combat, on prit bien garde que leurs ongles fussent rognés de si près, qu'ils ne pussent en être offensés. C'est ici une allusion à cet usage. »

J'aime beaucoup mieux cette observation de Corlieu, à propos de la taille : il est une chose à noter, dit-il, c'est que Celse recommande à l'opérateur de couper soigneusement ses *ongles*, comme le font nos chirurgiens actuels, *diligenter unguibus circumcisis*. Etait-ce par antisepsie?

(535 A) J'ai lu très attentivement les œuvres d'Hippocrate sans avoir trouvé la comparaison ici indiquée.

(536). Le célèbre médecin grec *Philon*, de Tarse, qui vivait au premier siècle, avait donné son nom à un collyre dit *philonium*, cité par Celse, et à un antidote dit *philenianum* cité par Marcellus Empiricus. Aurait-il également servi de parrain à une robe grotesque ? Je l'ignore. Ce que je sais c'est que ce Philon n'a eu l'honneur d'une mention ni dans la *biographie médicale* de Daniel Leclerc, ni dans le *dictionnaire historique* de Dezeimeris. — Quant à la robe appelée *Philonion*, Le Duchat dit que c'était un vétement semblable à une chape de prêtre.

(536. A). Ce *Petrus Alexandrinus* serait *Alexandrini* (Jean) auteur de commentaires sur Hippocrate publiés à Venise en 1483.

(537). *Tetrique*, de *tetricus*, sombre ; *catonian*, sévère comme le visage de Caton.

mal-content, sévère, rechigné, contriste le malade ; et du medicin la face joyeuse, sereine, gratieuse, ouverte, plaisante, resjouit le malade (cela est tout esprouvé et très-certain) ; mais si telles contristations et esjouissements proviennent par appréhension du malade contemplant ces qualités en son médicin, et par icelles conjecturant l'issue et catastrophe de son mal ensuivir, sçavoir est, par les joyeuses, joyeuse et désirée ; par les fascheuses, fascheuse et abohorrente : ou par transfusion des esprits sereins ou ténébreux, aérés ou terrestres, joyeux ou mélancoliques du médicin en la personne du malade, comme est l'opinion de Platon (537 A) et Averrois (537 B).

Sus toutes choses, les auteurs susdicts ont au médicin baillé advertissement particulier des paroles, propos, abouchement et confabulations, qu'il doibt tenir avecques les malades, de la part desquels seroit appelé (538) lesquelles toutes doibvent à un but tirer et tendre à une fin, c'est le resjouir sans offense de Dieu et ne le contrister en façon quelconque. Comme grandment est par Herophilus blasmé Callianax (539), médicin, qui, à des moindres contumélies dont ils

(537 A). « Celui-la deviendrait habile médecin, qui, après avoir appris à fond les principes de son art, aurait traité dès sa jeunesse le plus grand nombre de corps très mal constitués, et qui lui-même d'une complexion malsaine, aurait été sujet à toutes sortes de maladies ; car ce n'est point, suivant moi, par le corps que les médecins guérissent le corps, autrement ils ne devraient jamais être naturellement ou accidentellement malades ; c'est par l'ame, qui ne peut guérir comme il faut quelque mal que ce soit, si elle est malade elle même. »

Platon. *La République*, liv. III

(537 B). *Averrhoès*, « C'était un raisonneur hardi et dangereux, qui sapait les fondements de toutes les religions, et dont la lecture a été interdite aux chrétiens par plusieurs conciles ». Lory, *mem. pour l'hist. de la fac. de Montpellier*. V. note 530 B.

(538). L'interrogatoire bien conduit est un des meilleurs éléments du diagnostic.

(539). Le Dr Andrevetan, qui a mis tant de choses en vers, a rimé la reponse de Callianax comme suit :

« En faits de cruauté, de pronostics [funèbres,
Ceux de Callianax passent les plus [célèbres :
Le barbare y joignait le sarcasme à [l'effroi.
« Succomberai-je au mal que vous [voyez en moi ? »
Lui dit à sa visite un homme fort [malade.
Il répondit ces mots tirés de l'Illiade :
« Quoi ! tu peux demander si tu succomberas :
Patrocle mourut bien, et tu ne le [vaux pas ; »
Exécrable franchise et raillerie [atroce
Qui n'ont pu traverser qu'une bou-[che féroce ! »

Code moral du médecin chant III.

Voici le passage de Galien sur ce sujet : « Si quelques-uns d'entre les médecins tiennent des discours d'une fatuité incroyable, semblables à ceux que cite Zeuxis du livre de Bacchius, où cet auteur a rapporté les paroles et les actions d'*Herophile* et de ses sectateurs. Il raconte de *Callianax* l'Herophilien que voyant un malade qui lui disait : mourrai-je ? oui, lui répondit-il, par un vers grec « oui, sans doute ; à moins que vous ne soyez fils de Latone ». A un autre malade qui lui demandait la même chose, il répondit. « Patrocle est bien mort, qui valait infiniment mieux que vous » Galien, *sur Hippocrate epidem*.

De ce passage du médecin de Pergame, nous croyons devoir, pour bien rendre la pensée de Rabelais,

un patient l'interroguant et demandant: « Mourrai-je ? » impudentement respondit.

« Et Patroclus à morl succomba [bien :
Qui plus estoit que n'es, homme de [bien. »

A un aultre voulant entendre l'estat de sa maladie, et l'interroguant à la mode du noble Patelin : « Et mon urine vous dict-elle poinct que je meure ? (539 A) » il follement respondit : « Non, si t'eust Latona mère des beaux enfants Phœbus et Diane eugendré. » Pareillement est de Cl. Galen., *lib. 4. comment in. 6. Epidem* (540), grandement vitupéré Quintus (540 A) son précepteur en médicine, lequel à un certain malade en Rome, homme honorable, lui disant : « Vous avez desjeuné, nostre maistre, vostre haleine me sent le vin ! » arrogamment respondit : « la tienne me sent la fiebvre duquel est le fllair et l'odeur plus délicieux, de la fiebvre ou du vin ? »

Mais la calumnie de certains canibales, misanthropes, agélastes, avoit tant contre moi esté atroce et desraisonnée, qu'elle avoit vaincu ma patience ; et plus n'estois délibéré en escripre un iota. Car l'une usoient, estoit, que tels livres tous estoient farcis d'hérésies ; n'en povoient toutesfois une seule exhiber en endroit aulcun : de follastries joyeuses, hors l'offense de Dieu, et du roi, prou (c'est le subjet et thème unique d'iceulx livres) ; d'hérésies poinct, sinon, perversement et contre tout usage de raison et de langage commun, interprétants ce que à poine de mille fois mourir, si aultaut possible estoit, ne vouldrois avoir pensé : comme qui pain interprèteroit pierre ; poisson, serpent ; œuf, scorpion. Dont quelque fois me complaignant en vostre présence, vous dis librement, que si meilleur christian je ne m'estimois, qu'ils ne monstrent estre en leur part ; et que si en ma vie, escripts, paroles, voire certes pensées, je recognoissois scintille aulcune d'hérésie, ils ne tomberoient tant détestablement ès lacs de l'esperit calumniateur, c'est *diabolos*, qui par leur ministère me suscite tel crime.

---

rapprocher cet extrait d'un écrivain médical fort estimé : « Si l'inquiétude d'esprit est elle même en quelque sorte une maladie, l'espérance, qui met l'ame dans un état opposé, verse un baume salutaire sur toutes les douleurs. Combien serait cruel celui qui, sans pitié, détruirait l'illusion de ce malade qui s'avance à son insu vers la tombe. La franchise à l'égard d'un malade mortellement atteint n'est permise que bien rarement ». RAIGE-DELORME. *Dict. de méd.* t. XIV.

M'est avis que la théorie de Raige-Delorme pourrait être rappelée, quelquefois, aux médecins professant qu'il faut dire toute la vérité aux tuberculeux.

— « *Callianax* partisan de la secte d'Herophile est célèbre seulement par son indifférence et ses procédés barbares envers ses malades. » SPRENGEL. *Hist. pragm. de la médecine.*

« Lorsqu'on lui demandait si le malade était en danger de mourir, il répondait: n'est-il pas né de Lato, la mère des beaux enfants. » GALIEN, *épid.*

(539 A). « ... Et mon urine.
Vous dit-elle point que je meure? » *maistre Pierre Pathelin.* — Voir notes 202 A. 255.

(540). Voir 539.

(540 A). *Quintus.* « Il y a eu dans l'antiquité deux médecins célèbres portant ce nom. L'un fut regardé par Galien comme l'uu des plus habiles praticiens de son temps » A. DUREAU. *Dict. encycl. sc. méd.*

Par moi-mesme, à l'exemple du Phœnix (541), seroit le bois sec amassé, et le feu allumé, pour en icellui me brusler.

Alors me distes que de telles calumnies avoit esté défunct roi François d'éterne mémoire adverti ; et curieusement ayant par la voix et pronunciation du plus docte et fidèle anagnoste de royaulme, oui et entendu lecture distincte d'iceulx livres miens (je le di, parce que méchammont l'on m'en ha aulcuns supposé faux et infames), n'avoit trouvé passage aulcun suspect. Et avoit eu en horreur quelque mangeur de serpents, qui fondoit mortelle hérésie sus une N mise pour une M par la faulte et négligence des imprimeurs. Aussi avoit son fils, nostre tant bon, tant vertueux et des cieulx bénist roi Henri, lequel Dieu nous veuille longuement conserver: de manière que pour moi il vous soit octroyé privilège et particulière protection contre les calumniateurs. Cestui évangile depuis m'avez de vostre bénignité réitéré à Paris, et d'abundant lorsque nagaires visitastes monseigneur le cardinal du Bellay (541 A), qui, pour recouvrement de santé, après longue et fascheuse maladie, s'estoit retiré à Sainct-Maur, lieu, ou (pour mieulx et plus proprement dire) paradis de salubrité, aménité, sérénité, commodité, délices, et tous honestes plaisirs d'agriculture et vie rustique (541 B).

C'est la cause, monseigneur, pourquoi présentement, hors toute intimidation, je mets la plume au vent, espérant que par vostre bénigne faveur me serez contre les calumniateurs comme un second Hercules gaulois, en sçavoir, prudence et éloquence; Alexicacos (541 C) en vertus, puissance et autorité, duquel véritablement dire je peulx ce que Moses le grand prophète et capitaine en Israël dict le sage roi Salomon, *Ecclésiast.* 45, homme craignant et aimant Dieu, agréable à touts humains, de Dieu et des hommes bien aimé, duquel heureuse est la mémoire. Dieu en louange l'ha accomparé aux preux, l'ha faict grand en terreur des ennemis. En sa faveur ha faict choses prodigieuses et espouvantables; en presence des rois l'ha honoré. Au peuple par lui a son vouloir déclairé, et par lui sa lumière ha

(541). Nous n'avons pas besoin de dire que Rabelais, qui a protesté contre la fable de la *Salamandre* (note 512) ne croyait pas à l'oiseau fabuleux le *phœnix*. Cet animal, unique individu de son espèce, avait le privilège de renaître de ses cendres, les Égyptiens, dit H. Corneille Agrippa, ont assuré que c'est une femelle.

(541 A). Rabelais fut le médecin du cardinal *du Bellay*, ami dévoué que Brantome qualifie ainsi: « Un des plus savants, éloquents, sages et avisés de son temps. »

(541 B). Pour la première fois, il y a, trente ans, je suis venu à *Saint-Maur*, espérant y trouver quelque souvenir de Rabelais. Je continue à y passer tous mes dimanches « en honnestes plaisirs de vie rusticque » sans avoir jamais rencontré ce que je cherchais. L'air y est vif et pur, comme du temps du cardinal Du Bellay, mais tout ce que les habitants savent de mon heros, c'est que non loin du Cimetière, il y a une rue portant le nom de Rabelais.

(541 C). *Alexcicaque*. — Ce mot singulier constitua le sobriquet d'Hercule et signifiait : qui chasse le mal. C'est à peu près dans ce sens que l'a pris Bernier lorsqu'il a écrit: « Dieu est reconnu par les chrétiens pour le véritable Alexicaque, pour le conservateur et pour le réparateur de la santé « *essais de médecine* 1695 ».

monstré. Il l'ha en foi et débonnaireté consacré et esleu entre touts humains. Par lui ha voulu estre sa voix ouïe, et à ceulx qui estoient en ténèbres estre la loi de vivifique science annuncée.

Au surplus, vous promettant que ceulx qui par moi seront rencontrés congratulants de ces joyeux escripts, touts je adjurerai vous en sçavoir gré total, uniquement vous en remercier, et prier nostre Seigneur pour conservation et accroissement de ceste vostre grandeur; à moi rien ne attribuer fors humble subjection et obéissance voluntaire à vos bons commandements. Car par vostre exhortation tant honorable m'avez donné et courage et invention; et sans vous m'estoit le cœur failli, et restoit tarie la fontaine de mes esperits animaulx (542). Nostre Seigneur vous maintienne en sa saincte grace. De Paris, ce 28 de janvier, MDLII.

Vostre très-humble et très-obéissant serviteur.

François Rabelais,
médecin (543).

(542). Voir notes 81 ter, 312, 330, 438 « les effets d'une étude opiniâtre sont à peu près les mêmes que ceux du chagrin. L'étude épuise les *esprits animaux*, ruine l'appétit et derange les digestion » Buchan *médecine domestique*.

(543). On remarquera que ce ne fut qu'à la publication du quatrième livre que Rabelais abandonna son pseudonyme d'*Alcofribas*, pour signer de son nom et de son titre de médecin.

PROLOGUE DE L'AUTEUR

M. FRANCOIS RABELAIS

Gents de bien, Dieu vous saulve et gard. Où estes vous ? Je ne vous peulx voir. Attendez que je chausse mes lunettes. Ha, ha. Bien et beau s'en va quaresme, je vous voi. Et doncques ? Vous avez eu bonne vinée, à ce que l'on me ha dict. Je n'en serois en pièce marri. Vous, avez remède* trouvé infallible contre toutes altérations. C'est vertueusement opéré. Vous, vos femmes, enfants, parents et familles estes en santé désirée. Cela va bien, cela est bon, cela me plaist. Dieu, le bon Dieu, en soit éternellement loué ; et (si telle est sa sacre volunté) y soyez longuement maintenus. Quant est de moi, par sa saincte bénignité, j'en suis là, et me recommende. Je suis, moyennant un peu de pantagruélisme (vous entendez que c'est certaine gaieté d'esperit conficte en mespris des choses fortuites), sain et dégourt, prest à boire, si voulez. Me demandez-vous pourquoi, gents de bien ? Response irréfragable. Tel est le vouloir du très-bon, très-grand Dieu : onquel je acquiesce, onquel je obtempère, duquel je révère la sacrosaincte parole de bonnes nouvelles. C'est l'Evangile, onquel est dict, Luc, 4, en horrible sarcasme et sanglante dérision au médicin négligent de sa propre santé : « Médicin, ô, guéris toi, mesme. » (544) Cl. Gal., non pour telle révérence, en santé soi maintenoit, quoique quelque sentiment il eust des sacres Bibles, et eust cognu et fréquenté les saincts christians de son temps, comme appert *lib.* II. *de Usu partium*, *lib.* II. *de Differentiis pulsuum*, *cap.* 3 *et ibidem lib.* II. *cap.* 2. *et lib. de Rerum affectibus* (544 A) (s'ils est de

---

(544). « Le médecin doit, quant à son extérieur, être d'une couleur et d'un embompoint tels que son tempérament le comporte. Si le public lui voyait le corps piètre et perdu, comment le croirait-il capable de soigner la santé des autres. » HIPPOCRATE. *Du médecin.*

« Je ne comprends pas comment la pluspart de ces languissants et presque moribonds, peuvent avoir le front de se qualifier médecins, et de nous faire les merveilleux récits des malades qu'ils ont guéris. Ne remarquent-ils pas que leurs visages donnent le démenty à tous leurs discours ; n'entendent-ils pas que tout le monde reconnoist leur mommerie, lorsque par dérision on leur dit à leur nez ce proverbe ancien, *Médecin guéris-toy toy-mesme.* En vérité, Sosandre, j'ay quelquefois honte moy-mesme des railleries que l'on en fait. »

DE BEZANÇON, *Les médecins à la Censure.*

(544 A). Voir note 496.

Galen); mais par crainte de tomber en ceste vulgaire et satyrique moquerie :

Ιατρὸς ἄλλων, αὐτὸς ἕλκεσι βρύων.
Médecin est des aultres en effect:
Toutesfois est d'ulcères tout infect.

De mode qu'en grande braveté il se vante, et ne veult estre médicin estimé, si, depuis l'an de son age vingt et huictiesme jusques en sa haulte vieillesse, il n'ha vescu en santé entière, exceptez quelques fièbvres éphémères (544 B) de peu de durée : combien que de son naturel il ne fust des plus sains, et eust l'estomach évidentement dyscrasié (544 C). « Car, dict-il, *lib.* v. *de Sanit. tuend.*, difficilement sera cru le médicin avoir soing de la santé d'aultrui, qui de la sienne propre est négligent. »

Encore plus bravement se vantoit Asclepiades (545) médicin avoir avecques Fortune convenu en cette paction, que médicin réputé ne fust, si malade avoit esté depuis le temps qu'il commençea practiquer en l'art, jusques à sa dernière vieillesse. A laquelle entier il parvint et vigoureux en touts ses membres, et de la Fortune triumphant. Finablement, sans maladie aulcune précédente, feit de vie à mort eschange, tombant par male garde du hault de certains degrés mal emmortaisés et pourris.

Si, par quelque désastre, s'est santé* de vos seigneuries émancipée, quelque part, dessus, dessoubs, devant, derrière, à dextre, à senestre, dedans, dehors, loing ou près vos territoires qu'elle soit, la puissiez-vous incontinent, avecques l'aide du benoist Servateur, rencontrer. En bonne heure de vous rencontrée, sus l'instant soit par vous asseurée, soit par vous vendiquée, soit par vous saisie et mancipée. Les loix vous le permettent; le roi l'entend : je le vous conseille : ne plus ne moins que les législateurs antiques autorisoient le seigneur vendiquer son serf fugitif, la part qu'il seroit trouvé. Li bon Dieu et li bons homes, n'est-il escript et practiqué par les anciennes coustumes de ce tant noble, tant antique, tant beau, tant florissant, tant riche royaulme de France que le mort saisit le vif. Voyez ce qu'on a récemment exposé le bon, le docte, le sage, le humain, tant débonnaire et équitable André Tiraqueau (545 A), conseiller du grand, victorieux et triumphant roi Henri second de ce nom, en sa très-redoutée court de parlement à Paris. Santé est nostre vie comme très-bien déclaire Ariphron sicyonien. Sans santé n'est la vie (546), n'est la vie viable, *abios bios, bios abiotos*. Sans

(544 B). Voir note 424.

(544 C). *Dyscrasie,* mauvais tempérament.

(545). « De tous les médecins Asclépiade de Prusium s'est rendu le plus illustre, en fondant une nouvelle secte, en dédaignant l'ambassade et les invitations du roi Mithridate, en faisant servir le vin à la guérison des maladies, en rappelant à la vie un homme que déjà l'on portait au bucher, mais surtout en gageant, contre la fortune même, sa réputation de médecin qu'il ne lui arriverait jamais d'être malade : et il gagna, étant mort dans une vieillesse très avancée, en tombant d'un escalier. » PLINE *Hist. nat.* VII 37.

(545 A). Voir note 180 A.

(546). Cet *Ariphron* est un poète, né à Sicyone. Nous ne possédons de lui qu'une *Ode à la santé* qui était populaire en Grèce, elle se trouve dans le recueil des œuvres d'Athénée.

santé n'est la vie que langueur : la vie n'est que simulachre de mort. Ainsi doncques vous, estants de santé privés, c'est à dire morts, saisissez-vous du vif; saisissez-vous de vie. c'est santé (546 A).

J'ai cestui espoir en Dieu, qu'il oira nos prières, vue la ferme foi en laquelle nous les faisons ; et accomplira cestui nostre soubhait, attendu qu'il est médiocre. Médiocrité ha esté par les sages anciens dicte aurée, c'est à dire précieuse, de tous endroicts agréable. Discourez par les sacres Bibles, vous trouverez que de ceulx les prières n'ont jamais esté esconduites qui ont médiocrité requis.

Exemple : on petit Zachée, duquel les musaphis de Sainct Ayl, près Orléans, se ventent avoir le corps et reliques et le nomment sainct Sylvain (546 B). Il soubhaitoit rien plus, voir nostre benoist Servateur autour de Hierusalem. C'estoit chose médiocre et exposée à un chascun. Mais il estoit trop petit, et parmi le peuple ne le povoit voir. Il trépigne, il trottine, il s'efforce, il s'escarte, il monte sus un sycomore. Le très bon Dieu cognut sa sincère et médiocre affectation ; se présenta à sa vue, et fut non seulement de lui vu, mais oultre ce, fut ouï, visita sa maison et benist sa famille. A un fils de prophète en Israël, fendant du bois près le fleuve Jordan, le fer de la coignée eschapa (comme est escript 4. Reg. 6.) et tomba dedans icelui fleuve. Il pria Dieu le lui vouloir rendre. C'estoit chose médiocre. Et en ferme foi et constance jecta non la coingnée après le manche, comme un scandaleux solœcisme chantent les diables censorins, mais le manche après la coingnée, comme proprement vous dictes. Soubdain apparurent deux miracles : le fer se leva du profond de l'eau et se adapta au manche. S'il eust soubhaité monter és cieux dedans un charriot flamboyant, comme Helie ; multiplier en lignée, comme Abraham ; estre aultant riche que Job, autant fort que Samson, aussi beau que Absalon : l'eust-il impétre ? C'est une question.

A propos de soubhaits médiocres en matière de coingnée (advisez quand sera temps de boire), je vous racompterai ce qu'est esprit parmi les apologues du sage Esope le françois.

J'entend phrygien, et troian comme afferme Maxime Planudes duquel peuple, selon les plus véridiques chroniqueurs, sont les nobles François descendus. Élian escript qu'il feut thracian ; Agathias, après Hérodote qu'il estoit samien : ce m'est tout un.

De son temps, estoit un pauvre homme villageois, natif de Gravot, nommé Couillatris, abbateur et fendeur de bois, et en cestui bas

---

(546 A). « La santé, dans ce monde,
étant le premier bien.
Tout homme de bon sens n'y doit
ménager rien.
REGNARD.

« Sans la santé on n'a ni plaisir, ni philosophie, ni idées. »
VOLTAIRE. *Corresp.*

(546 B). « Au moyen-âge, *Saint Sylvain*, de Livroux, dans l'Indre, avait le privilège de guérir les lépreux, depuis une épidémie qui sévit sous le règne de Saint-Louis. Le porche servait de refuge aux lépreux, et leur guérison leur imposait de devenir serfs du chapitre. » E. NEBET *proph. de la lépre.* V. notes 39 et 168.

Un autre *Saint-Sylvain* guérissait le mal de tête.

estat gaingnant cahin caha sa pauvre vie. Advint qu'il perdit sa coingnée. Qui fut bien fasché et marri, ce fut-il. Car de sa coingnée dépendoit son bien et sa vie ; par sa coingnée vivoit en honeur et réputation entre touts riches buscheteurs ; sans coingnée, mouroit de faim. La mort, six jours après, le rencontrant sans coingnée, avecques son dail l'eust faulché et cerclé de ce monde. En cestui estrif, commencea crier, prier, implorer, invoquer Jupiter par oraisons moult disertes (comme vous sçavez que Nécessité fut inventrice d'éloquence), levant la face vers les cieulx, les genoils en terre, la teste nue, les bras haults en l'aer, les doigts (546 C) des mains escarquilés, disant à chascun refra-n de ses suffrages à haulte voix infatigablement : « Ma coingnée, ma coingnée : rien plus, ô Jupiter, que ma coingnée, ou deniers pour en achapter une aultre. Hélas ! ma pauvre coingnée. » Jupiter tenoit conseil sus certains urgents affaires, et lors opinoit la vieille Cybele, ou bien le jeune et clair Phœbus, si voulez. Mais tant grande fut l'exclamation de Couillatris, qu'elle fut en grand effroi ouïe en plein conseil et consistoire des Dieux.

« Quel diable, demanda Jupiter, est là bas, qui hurle si horrifiquement ? Vertus de Styx, n'avons-nous par ci-devant esté, présentement ne sommes-nous assez ici à la décision empesché de tant d'affaires controvers et d'importance ? Nous avons vidé le débat de Presthan, roi des Perses et de sultan Soliman empereur de Constantinople. Nous avons clos le passage entre les Tartares et les Moscovites. Nous avons respondu à la requeste du Cherip. Aussi avons-nous à la dévotion de Guolgots Rays. L'estat de Parme est expédié, aussi est celui de Maydembourg, de la Mirandole et d'Afrique. Ainsi nomment les mortels ce que sus la mer Méditerranée nous appellons *Aphrodisium*. Tripoli ha changé de maistre par malegarde : son période estoit venu.

« Ici sont les Gascons reniants et demandants restablissements de leurs cloches.

« En ce coing sont les Saxons, Estrelins, Ostrogots et Allemans, peuple jadis invincible, maintenant abergeiss, et subjugués par un petit homme estropié. Ils nous demandent vengeance, secours, restitution de leur premier bon sens et liberté antique. Mais que ferons-nous de ce Rameau et de ce Galland, qui, caparassonnés de leurs marmitons, susposts et adstipulateurs, brouillent toute cette académie de Paris ? J'en suis en grande perplexité ; et n'ai encore résolu qu'elle part je doibve encliner.

« Tous deux me semblent aultrement bons compagnons et bien couillüs (547).

« L'un ha des escuts au soleil, je

(546 C). Tous les grands peintres ont représenté leurs personnages en attitude suppliante avec les doigts écartés. Pour prendre quelques exemples dans l'école Italienne seulement, je citerai :
Antoine Carache, *le Déluge*.
Michel-Ange de Caravage, *Jésus porté au tombeau* ;
Jules Romain, *Une ville incendiée* ;
César Gennari, *Madeleine au désert*.
Guerchain, *Romains et Sabins*.

(547). Voir notes 60, 129, 387.
« Mme de Langey avait fait un procès à son mari pour impuissance. Deux médecins soutenaient la

di, beaulx et tres-buchants : l'autre en vouldroi. bien avoir.

« L'un ha quelque sçavoir ; l'aultre n'est ignorant.

« L'un aime les gents de bien ; l'autre est des gens de bien aimé.

« L'un est un fin et caut regnard ; l'aultre, mesdisant, mesescripvant et abayant contre les antiques philosophes et orateurs comme un chien. Que t'en semble, di, grand vietdaze (548) Priapus ? J'ai maintefois trouvé ton conseil et advis équitable et pertinent,

.....Et habet tua mentula* mentem.

— Roi Jupiter, respondit Priapus, défublant son capusson (549) le teste levée, rouge, flamboyante et asseurée, l'un vous comparez à un chien abayant, l'autre à un fin freté regnard, je suis d'avis, que sans plus vous fascher ne altérer, d'eulx feriez ce que jadis feistes d'un chien et d'un regnard.— Quoi ? demanda Jupiter. Quand ? Qui estoient-ils ? Où fut-ce ? — O belle mémoire ! respondit Priapus. Ce vénérable père Bacchus, lequel voyez-ci à face cramoisie (549 A), avoit, pour soi venger des Thébains un regnard féé, de mode que quelque mal et dommage qu'il feist, de beste du monde ne seroit prins ne offensé.

« Ce noble Vulcan avoit d'aerain monesian faict un chien, et à force de souffler l'avoit rendu vivant et animé. Il le vous donna : vous le donnastes à Europe vostre mignonne. Elle le donna à Minos, Minos à Procris ; Procris enfin le donna à Cephalus. Il estoit pareillement féé, de mode que, à l'exemple des advocats de maintenant, il prendroit toute beste rencontrée, rien ne lui eschaperoit. Advint qu'ils se rencontrarent. Que feirent ils ? Le chien, par son destin fatal, doibvoit prendre le regnard : le regnard, par son destin, ne doibvoit estre prins.

« Le cas fut rapporté à vostre conseil. Vous protestastes non contrevenir aux destins. Les destins es

---

cause du mari. Ce qui fit dire plaisamment «... qu'ils étaient les deux *Couillons* de Langey : M. L. le droit et M. G. le gauche.» TALLEMAND DES RÉAUX, *historiettes*.

(548). Voir notes 9, 191 H, 216 E. « J'avisoi un aloyau qui me sembla de bonne grâce, et m'en allai le marchander. La rotisseuse avait été nouvellement mariée ; elle n'entendait pas encore le train de la marchandise : Je lui demandai ce que valoit son aloyau, elle me le fit vingt-quatre sols, qui était trois fois plus qu'il ne valoit. Un *viedaze*, lui dis-je en m'en allant. Et alors son mari, voyant qu'elle chassoit les chalands de sa boutique, en surfaisant par trop la marchandise, lui dit : Je ne sçais à quoi tu songes de faire cela si cher. Si tu faisois toujours ainsi, je ne vendrois rien ; rappelle-moi ce garçon. Voulant alors réparer sa faute, et croyant qu'un *viedaze* fût quelque monnaie étrangère qui eut cours depuis peu, elle me rappela le plus haut qu'elle put, me disant : Hola, marchand, en voulez-vous donner viedaze et demi ? » CH. SOREL, *hist. Comique de Francion*.

Sur la signification du mot *viedaze* on peut encore voir la 4e épitre du *Coq-à-l'asne* de Marot. On conviendra sans doute, après l'avoir lue, que pour le valet de chambre de François Ier, comme pour Rabelais et tant d'autres, « Viedaze » ne signifiait pas « figure de baudet », ainsi que l'a prétendu un commentateur presque officiel.

(549). Il suffit de faire remarquer que *Capussion* est un des noms du *prépuce* pour que le sens de la phrase soit nettement compris.

(549 A). Allusion au facies enluminé des buveurs. Voir note 171 A.

toient contradictoires. La vérité, la fin, l'eflet de deux contradictions ensemble fut déclairé impossible en nature. Vous en suastes d'ahan. De vostre sueur tombant en terre nasquirent les choulx cabus(550). Tout ce noble consistoire, par défault de résolution catégorique, encourut altération mirifique ; et fut en icellui conseil bu plus de soixante et dixhuict bussards de nectar. Par mon advis, vous les convertistes en pierres. Soubdain fustes hors toute perplexité ; soubdain feurent tresves de solf criées par tout ce grand Olympe. Ce feut l'année des couilles (551) molles, près Teumesse, entre Thebes et Chalcide. A cestui exemple, je suis d'opinion que pétrifiez ces chien et regnard. La métamorphose n'est incognue. Tous deux portent nom de Pierre. Et parce que, selon le proverbe des Limosins, à faire la gueule d'un four sont trois pierres nécessaires, vous les associerez à maistre Pierre du Coingnet, par vous jadis pour mesme cause pétrifié. Et seront en figure trigone équilatérale, au grand temple de Paris, ou au milieu du parvis, posées ces trois pierres mortes, en office de esteindre avecques les nez, comme au jeu de Fouquet, les chandelles, torches, cierges, bougies et flambeaulx allumés : lesquelles viventes allumoient couillonniquement (551 A) le feu de faction, simulté, sectes couillonniques (551 B) et partialité entre les

(550). *Chou-Cabu*, ou chou pommé (*brassica capitata*). Voir le mot *chou* dans mon *dictionnaire de la table*.

(551). Ici le synonyme de *testicule* (ce que nous disons du radical s'applique à ses nombreux dérivés) est pris avec un sens différent de celui qu'il a aux notes 60 et 129. Le chef-lieu de mon département avait un poëte, à qui les *pediculi pubis* fournirent l'occasion de rimer ainsi, sur le double sens indiqué :

« O Fortune, lorsque je vois
Tant de faquins à qui tu donnes
De l'or, des honneurs, des emplois
Et voire même des couronnes,
Je te compare aux morpions,
Vous avez le même génie :
Ils ont comme toi la manie,
De s'attacher à des *couillons* »

(551 A). Les gens de gout désireraient un peu moins de termes gras de ce genre ; Rabelais en abuse évidemment, mais je suis de ceux qui pensent qu'il était forcé d'en user, pour faire accepter son livre : La trivilialité des mots faisait passer l'audace de la pensée ; l'auteur des *Iambes*, Barbier, s'en est peut-être souvenu en ciselant ces vers.

« Le cynisme des mœurs doit salir la parole,
Et la haine du mal engendre l'hyperbole. »

(551 B). Voir 551 A. Tous les écrivains sont parfois obligés de sacrifier au gout du jour, ce gout fut-il détestable ; Voltaire, qui n'aimait pas assez Rabelais, a plaidé cette cause pour Molière.

« Quittant pour le bouffon l'agréable et le fin
Et sans honte à Térence alliant Tabarin. »

Molière, dit-il, « ne serait point descendu si bas s'il n'eût eu pour spectateurs que des Louis XIV, des Condé, des Turenne, des ducs de La Rochefoucauld, des Montansier, des Beauvilliers, des dames de Montespan et de Thiange : mais il travaillait aussi pour le peuple de Paris, qui n'était pas encore décrassé : le bourgeois aimait la grosse farce, et la payait. Les *Jodelets* de Scarron étaient à la mode. On est obligé de se mettre au niveau de son siècle avant d'être supérieur à son siècle : et, après tout, on aime quelquefois à rire. Qu'est-ce que la *Batrachomyomachie* attribuée à Homère, sinon une bouffonnerie, un poëme burlesque ? » VOLTAIRE. *Dic. phylosoph.*

otieux escholiers. A perpétuelle mémoire, que ces petites philauties couillonniformes plustost devant vous contemnées feurent que condamnées. J'ai dict.

— Vous leur favorisez, dist Jupiter à ce que je voi, bel messer Priapus. Ainsi n'estes à touts favorable. Car vu que tant ils convoitent perpétuer leur nom et mémoire, ce seroit bien leur meilleur estre ainsi après leur vie en pierres dures et marbrines convertis, que retourner en terre et pourriture.

Ici derrière, vers ceste mer Tyrrhène et lieux circumvoisins de l'Apennin, voyez-vous quelles tragédies sont excitées par certains pastophores ? Ceste furie durera son temps comme les fours des Limosins, puis finira; mais non si tost. Nous y aurons du passetemps beaucoup. J'y voi un inconvénient. C'est que nous avons petite munition de fouldres, depuis le temps que vous aultres condieux par mon octroi particulier en jecticz sans espargne, pour vos esbats, sus Antioche la neuve. Comme depuis, à vostre exemple, les gorgias (552) champions, qui entreprindrent garder la forteresse de Dindenarois contre touts venents, consumarent leurs munitions à force de tirer aux moineaulx. Puis n'eurent de quoi en temps de nécessité soi deffendre ; et vaillamment cédarent la place, et se rendirent à l'ennemi, qui ja levoit son siége, comme tout forsené et désespéré : et n'avoit pensée plus urgente que de sa retraicte accompagnée de courte honte. Donnez y ordre fils Vulcan ; éveillez vos endormis cyclopes, Asteropas, Brontes, Arges, Polypheme, Steropes, Pyracmon ; mettez-les en besoingne, et les faictes boire d'aultant. A gens de feu ne fault vin espargner. (553) Or dépeschons ce criard là bas. Voyez, Mercure, qui c'est : et sçaichez qu'il demande. »

Mercure regarde par la trappe des cieulx, par laquelle ce que l'on dict ça bas en terre ils escoutent ; et semble proprement à un escoutillon de navire: Icaromenippe disoit qu'elle semble à la gueule d'un puits. Et voit que c'est Couillatris, qui demande sa coingnée perdue ; et en faict le rapport au conseil.

« Vraiement, dist Jupiter, nous en sommes bien. Nous, à ceste heure, n'avons aultre faciende, que rendre coingnées perdues ? Si fault-il lui rendre. Cela est escript és Destins, entendez-vous? aussi-bien comme si elle valust la duché de Milan. A la vérité, sa coingnée lui est en tel prix et estimation, que seroit à un roi son royaulme. Ça, ça, que ceste coingnée soit rendue. Qu'il n'en soit plus parlé. Resolvons le différent du clergé et de la taulpetière de Landerousse. Où en estions-nous ? »

Priapus restoit debout au coing de la cheminée. Il entendant le rapport de Mercure, dist en toute courtoisie et joviale honesteté : « Roi Jupiter, au temps que, par vostre ordonnance et particulier bénéfice, j'estois gardian des jardins en terre, je notai que ceste diction, coingnée, est équivoque à plusieurs choses. Elle signifie un certain instrument, par le service duquel est fendu et coupé bois. Signifie aussi (au moins jadis signifioit) le femelle bien à poinct et souvent gimbretiletolletée. Et vid que tout bon compagnon appelloit sa garse fille de

(552) Voir note 522.

(553) La chaleur augmente la soif.

Joie, ma coingnée. Car avecques cestui ferrement (cela disoit exhibant son coing noir drodrantal) ils leur coingnent si fièrement et d'audace leurs emmanchoirs, qu'elles restent exemptes d'une paour épidémiale entre le sexe féminin : c'est que du bas ventre ils leur tumbassent sur les talons, par défault de telles agraphes. Et me soubvient (car j'ai mentule, (553 A) voire di je, mémoire, bien belle, et grande assez pour emplir un pot beurrier) avoir un jour du tubilustre, ès féries de ce bon Vulcan en mai, ouï jadis en un beau parterre Josquin des Prés, Ockeghem, Hobrecht, Agricola, Brumel, Camelin, Vigoris, de la Fage, Bruyer, Prioris, Seguin, De la Ruë, Midy, Moulu, Mouton, Cascogne, Loysel, Compere, Penel, Fevin, Rouzée, Richardfort, Rousseau, Consilion, Constnatio Festi, Jacquet Bercan, chantants melodieusement :

Grand Thibault, se voulant coucher
Avecques sa femme nouvelle,
S'en vint tout bellement cacher
Un gros mailleten la ruëlle.
« O ! mon doulx ami, ce dict-elle,
Quel maillet vous voi-je empoigner ?
— C'est dit-il, pour mieux vous coin- [gner.
— Maillet ? dist elle, il n'y fault [nul :
Quand gros Jean me vient besoin- [gner,
Il ne me coingne que du cul.*

« Neuf olympiades, et un an intercalare après (ô ! belle mentule, voire di-je, mémoire : je solœcise souvent en la symbolisation et colliguance de ces deux mots), je ouï Adrian Villart, Gombert, Janequin, Arcadelt, Claudin, Certon, Manchicourt, Auxerre, Villiers, Sandrin, Sohier, Hesdin, Morales, Passereau, Maille, Maillart, Jacotin, Hourteur Verdelot, Carpentras, l'Heritier, Cadeac, Doublet, Vermont, Bouteiller, Lupi, Pagnier, Millet, du Moulin, Alaire, Marault, Morpain, Gendre et autres joyeux musiciens, en un jardin secret soubs belle feuillade autour d'un remport de flacons, jambons (554), pastés et diverses cailles coiphées, mignonnement chantants :

S'il est ainsi que coingnée, sans [manche
Ne sert de rien, ne oustil sans poi- [gnée,
Affin que l'un dedans l'aultre s'em- [manche,
Prend que sois manche, et tu seras [coingnée.

« Ores seroit à sçavoir quelle espèce de coingnée demande ce criard Couillatris. »

A ces mots, touts les vénérables dieux et déesses s'esclatarent de rire, comme un microcosme de mousches (554 A). Vulcan, avecques sa jambe torte*, en feit pour l'amour de s'amie trois ou quatre beaulx petits saults en plate forme. « Ça, ça, dist Jupiter à Mercure, descendez présentement là bas, et jectez ès pieds de Couillatris trois coingnées : la sienne, une aultre d'or, et une tierce d'argent, massives, toutes d'un qualibre. Lui ayant baillé l'option de choisir, s'il prend la sienne et s'en contente, donnez-lui les deux aultres. S'il prend aultre que la sienne, coupez-lui la teste avecques la sienne propre. Et désormais ainsi faictes à ces perdeurs de coingnées. »

Ces paroles achevées, Jupiter, contournant la teste comme un

(553 A). Voir note 549.
(554) Voir notes 15 et 206.
(554 A). Voir note 314 A.

juge qui avalle pilules, (555) feit une morgue tant espouventable, que tout le grand Olympe trembla. Mercure, avecques son chapeau poinctu, sa capeline. talonnières et caducée, se jecte par la trappe des cieulx, fend le vide de l'aer, descend légèrement en terre et jecte és pieds de Couillatris les trois coingnées ; puis lui dict : « Tu as assez crié pour boire (556). Tes prières sont exaucées de Jupiter. Regarde laquelle de ces trois est ta coingnée, et l'emporte. » Couillatris sublève la coingnée d'or : ia regarde et la trouve bien poisante ; puis dict à Mercure : « Marmes, ceste-ci n'est mie la mienne. Je n'en veulx grain. » Aultant faict de la coingnée d'argent, et dict : « Non est ceste-ci. Je la vous quitte. » Puis prend en main la coingnée de bois : il regarde au bout du manche, en icellui recognoit sa marque, et tressaillant tout de joie, comme un regnard qui rencontre poulles esgarées, et soubriant du bout du nez (557) dict : « Merdigues, ceste-ci estoit mienne. Si me la voulez laisser, je vous sacrifierai un bon et grand pot de laict tout fin couvert de belles fraières, aux ides (c'est le quinziesme jour de mai). — Bon homme, dist Mercure, je te la laisse, prend-la. Et pour ce que tu as opté et soubhaité médiocrité en matière de coingnée, par le veuil de Jupiter je te donne ces deux aultres. Tu as de quoi doresenavant te faire riche ; sois homme de bien. »

Couillatris courtoisement remercie Mercure, révère le grand Jupiter, sa coingnée antique attache à sa ceinture de cuir et s'en ceinct sur le cul, comme Martin de Cambrai. Les deux aultres plus poisantes il charge à son col. Ainsi s'eu va prélassant par le pays, faisant bonne trogne parmi ses parochiens et voisins et leur disant le petit mot de Patelin : « En ai-je ? » Au lendemain, vestu d'une sequenie blanche, charge sus son dos les deux prétieuses coingnées, se transporte à Chinon, ville insigne, ville noble, ville antique, voire première du monde, selon le jugement et assertion des plus doctes massorets. En Chinon, il change sa coingnée d'argent en beaux testons et aultres monnoies blanches, sa coingnée d'or en beaulx saluts, beaulx moutons à la grande laine, belles riddes, beaulx royaulx, beaux escuts au soleil. Il en achapte force métairies, force granges, force censes, force mas, force bordes et bordiaux, force cassines, prés, vignes, bois, terres labourables, pastis, estangs, moulins, jardins, saulsayes, bœufs, vaches, brebis, moutons, chèvres, truies, pourceaulx, asnes, chevaulx, poulles, coqs, chapons, pullets, oies, jars, canes, canars, et du menu.

(555). *Comme un singe qui avalle pilules*, d'autres éditions portent *comme un juge* : l'animal importe peu. Dans les mouvements de deglutition necessaires pour avaler une pilule, il se produit une contraction des muscles de la face qui fait fatalement un peu grimacer.

(556). L'exercice de la parole fait naître la soif, témoin le traditionnel verre d'eau sucrée de la tribune parlementaire, sans parler des tournées nombreuses absorbées, par les sublimes collectivistes ou autres impossibilistes qui pérorent chez les mastroquets.

(557). Quand la physionomie exprime le contentement, les ailes du nez s'écartent et le bout de cet organe paraît relevé.

Et en peu de temps fut le plus riche homme du pays ; voir plus que Maulevrier le boiteux.

Les francs gontiers et Jacques bons homes du voisinage, voyant ceste heureuse rencontre de Couillatris, furent bien estonnés : et fut en leurs esperits la pitié et commisération, que auparavant avoient du pauvre Couillatris, en envie changée de ses richesses tant grandes et inopinées. Si commencearent courrir, s'enquérir, guémenter, informer par quel moyen, en quel lieu, en quel jour, à quelle heure, comment et à quel propes lui estoit ce grand thrésor advenu. Entendants que c'estoit par avoir perdu sa coingnée. « Hen, hen, dirent-ils ; ne tenoit-it qu'à la perte d'uue coingnée que riches ne fussions ? Le moyen est facile, et de coust bien petit. Et doncques telle est au temps présent la révolution des cieulx, la constellation des astres, et aspect des planétes, que qui conque coingnée perdra, soubdain deviendra ainsi riche ! Hen, hen, ha, par Dieu, coingnée vous serez perdue, et ne vous en déplaise. »

Adoncques touts perdirent leurs coingnées. Au diable l'un à qui demoura coingnée. Il n'estoit fils de bonne mère, qui ne perdist sa coingnée. Plus n'estoit abbatu, plus n'estoit fendu bois au pays en ce défault de coingnées. Encore, dict l'apologue ésopique, que certains petits janpillhommes de bas relief, qui à Couillatris avoient le petit pré et le petit moulin vendu pour soi gorgiaser (558) à la monstre, advertis que ce thrésor lui estoit ainsi et par ce moyen seul advenu, vendirent leurs épées pour achepter coingnées, affin de les perdre comme les paysans, et par icelle perte recouvrir montjoie d'or et d'argent. Vous eussiez proprement dict que fussent petits romipètes vendants le leur, empruntants l'aultrui pour achapter mandats à tas d'un pape nouvellement créé. Et de crier, et de prier, et de lamenter et invoquer Jupiter. « Ma coingnée, ma coingnée, Jupiter. Ma coingnée deça, ma coingnée delà, ma coingnée, ho, ho, ho, ho, Jupiter ma coingnée. » L'aer tout autour retentissoit aux cris et ullement de ces perdeurs de coingnées.

Mercure fut prompt à leur apporter coingnées, à chascun offrant la sienne perdue, une aultre d'or et une tierce d'argent. Tous choisissoient celle qui estoit d'or, et l'amassoient, remerciants le grand donateur Jupiter : mais sus l'instant qu'ils la levoient de terre, courbés et enclins. Mercure leur tranchoit les testes, comme estoit l'édict de Jupiter. Et fut des testes coupées le nombre égal et corréspondant aux coingnées perdues.

Voilà que c'est. Voilà qu'advient à ceulx qui en simplicité soubhaitent et optent chose médiocre. Prenez y tous exemple, vous aultres galliers de plat pays, qui dictes que pour dix mille francs d'intrade ne quitteriez vos soubhaits, et désormais ne parlez ainsi impudentement, comme quelquefois je vous ai ouï soubhaitants : « Plust à Dieu que j'eusse présentement cent soixante et dix-huit millions d'or ! Ho, comment je triumpherois ! » Vos males mules (559). Que soubhaiteroit un roi, un empereur,

(558). Se *gorgiaser*, se parer, se rengorger, voir note 597.

(559) Voir note 420. Dans la *farce du goutteux,* jouée au commence-

un pape d'avantage? Aussi voyez-vous par expérience, que ayants faicts tels oultrés soubhaits, ne vous en advient que le tac (560) et la clavelée, en bourse pas maille : non plus que aulx deux belistrandiers soubhaiteux à l'usage de Paris. Desquels l'un soubhaitoit avoir en beaulx escuts au soleil aultant que ha esté à Paris despendu, vendu et achapté depuis que pour l'édifier on y jecta les premiers fondements jusques à l'heure présente : le tout estimé au taux, vente et valeur de la plus chère année, qui ait passé en ce laps de temps. Cestui, à vostre advis, estoit-il desgousté? Avoit-il mangé prunes aigres sans pelées? Avoit-il les dents (561) esguassées? L'aultre soubhaitoit le temple de Nostre Dame tout plein d'aguilles acérées, depuis le pavé jusques en hault des voultes ; et avoir aultants d'escuts au soleil, qu'il en pourroit entrer en aultant de sacs que l'on pourroit couldre de toutes et chascune aiguille, jusques à ce que toutes fussent crevées ou espointées. C'est soubhaité cela. Que vous en semble? Qu'en advint-il? Au soir un chascun d'eulx eut :

Les mules (562) au talon,
Le petit cancre (562 A) au menton,
La male toux au poulmon (562 B),
Le catarrhe au gavion (562 C),
Le gros froncle au croupion (562 D).

ment du XVIe siècle, un malade heurté s'écrie :

« Hélas, j'avois icy la *mule*,
Que ce vilain m'a fait saigner ».

(560) Le *tac* est le nom d'une maladie épidémique, observée en 1412; on l'appella aussi *Horion* : elle intéressait les bronches et le tissu pulmonaire. La *clavelée* n'est pas autre chose que la variole des bêtes à laine. A propos du tac, le Dr Brissaud, qui fut professeur d'histoire de la médecine et qui ne l'est plus, a écrit, avant de l'être : « les documents historiques ne nous renseignent que très imparfaitement sur les modes de désignation de la coqueluche, depuis l'époque assez problématique de son apparition vers le XIIIe siècle. Mezeray, qui n'est point une autorité médicale, l'avait confondue avec la grippe, sous le nom collectif de *tac*. » E. Brissaud, *hist. des express. popul*. Voir note 767.

(561) Comparaison empruntée à la vie animale, encore usitée de nos jours. On dit très bien d'un individu qui voudrait être riche : « Il n'a pas les dents *agacées* par l'acidité des fruits aigres! ». L'agacement est surtout produit par l'acide malique : l'épiderme des prunes en contient.

(562) Voir note 559. En sa *grande chirurgie* Guy de Chauliac conseille de traiter les *mules* qui viennent au talon avec du cuir pulvérisé.

(562 A) « Les françois ont emprunté de l'Italian des façons de maugréer et ceste ci entr'autres : Te vienne le *chancre* : toutefois ceste ci en Italie est tenue pour une des plus légères, *te venga'l cancaro*, comme aussi à Venise, *te venga la ghiaudussa, te venga'l mal di san Lazaro.* » H. Estienne. *Apol. p. Hérodote.*

« Que le *cancre* te mange et qu'il n'en demeure rien. » Merlin Coccaie *liv. XX.*

(562 B) La *toux* est bien placée au poumon, elle est produite par l'air s'échappant avec force du poumon, momentanément fermé par occlusion ou rétrécissement de la glotte.

(562 C) Pour Rabelais et pour les médecins de son temps, le *catarrhe* était une fluxion venant du cerveau et se portant vers les yeux, les fosses nasales ou les voies aériennes (voir note 79), le catarrhe au *gavion* (gorge) n'est autre chose que la laryngite.

(562 D) Le gros *froncle* au *croupion*, si le mot croupion ne s'est point trouvé là pour les besoins de la rime, pourrait bien signifier la plaie, dite « de position », produite au coccyx par le séjour prolongé au lit, si difficile à guérir. Le simple *furoncle* me semble trop bénin pour avoir pu donner naissance à une imprécation spéciale.

Et au diable le boussin de pain pour s'escurer les dents. Soubhaitez doncques médiocrité : elle vous adviendra, et encore mieulx, duement cependant laborants et travaillants. « Voire mais, dictes-vous, Dieu m'en eust aussi-tost donné soixante mille, comme la trèziesme partie d'un demi. Car il est tout puissant. Un million d'or est aussi peu qu'un obole. » Hay, hay, hay. Et de qui estes-vous apprins ainsi discourir et parler de la puissance et prédestination de Dieu, pauvres gens ? Paix : st, st, st, humiliez-vous devant sa sacrée face, et recongnoissez vos imperfections. C'est, goutteux, (563) sur quoi je fonde mon espérance, et croi fermement, que (s'il plaist au bon Dieu) vous obtiendrez santé : vu que rien plus que santé pour le présent ne demandez. Attendez encores un peu, avecques demie once de patience.

Ainsi ne sont les Genevois, quand au matin, avoir dedans leurs escriptoires et cabinets discouru, propensé et résolu, de qui et de quels cellui jour ils pourront tirer denares et qui par leur astuce sera beliné, corbiné, trompé et affiné, ils sortent en place, et s'entresaluant disent : *Sanita* (563 A) *et guadain, messer*. Ils ne se contentent de santé, et d'abundant ils soubhaitent gaing, voire les escuts de Guadagne. D'ond advient qu'ils souvent n'obtiennent l'un ne l'aultre. Or, en bonne santé toussez* un bon coup, buvez en trois, secouez de hait vos aureilles, et vous oirez dire merveilles du noble et bon Pantagruel.

(563) Voir notes 1, 133, 289, 297, etc.

« Il n'y a pas de mal plus aimable et plus charmant que la goutte : elle vous laisse la libre et permanente disposition de votre esprit ; elle vous débarrasse d'une infinité de petites misères, et tant qu'elle ne vous a pas tué elle vous sauve ! » JULES JANIN. *Corresp.*

(563) La santé est le fondement de la félicité humaine. PYTHAGORE. *Régime*.

CHAPITRE PREMIER

Comment Pantagruel monta sus mer pour visiter l'oracle de la dive Bacduc

On moins de juin, au jour des festes vestales, cellui propre onquel Brutus conquesta Hespagne, et subjugua les Hespagnols, onquel aussi Crassus l'avaricieux fut vaincu et défaict par les Parthes, Pantagruel, prenant congé du bon Gargantua son père, icellui bien priant, comme en l'ecclise primitive estoit louable coustume entre les saincts christians, pour le prospère navigage de son fils et toute sa compagnie, monta sus mer au port de Thalasse, accompagné de Panurge, frère Jean des Entommeures, Epistemon, Gymnaste, Eusthenes, Rhizothome, Carpalim et aultres siens serviteurs et domestiques anciens, ensemble de Xenomanes le grand voyageur et traverseur des voies périlleuses, lequel certains jours paravant estoit arrivé au mandement de Panurge. Icellui, pour certaines et bonnes causes, avoit à Gargantua laissé et signé, en sa grande et universelle Hydrographie, la route qu'ils tiendroient visitants l'oracle de la dive bouteille Bacbuc.

Le nombre des navires fut tel que vous ai exposé on tiers livre, en conserve de trirèmes, ramberges, gallions et liburniques, nombre pareil : bien équippées, bien calfatées, bien munies, avecques abundance de pantagruélion. L'assemblée de touts officiers, truchements, pilots, capitaines, nauchers, fadrins, hespalliers et matelots fut en la thalamège. Ainsi estoit nommée la grande et maistresse nauf de Pantagruel, ayant en pouppe pour enseigne une grande et ample bouteille à moitié d'argent bien lis et poli : l'aultre moitié estoit d'or esmaillé de couleur incarnat. En quoi facile estoit juger que blanc et clairet estoient les couleurs des nobles voyagiers et qu'ils alloient pour avoir le mot de la bouteille.

Sus la pouppe de la seconde estoit haut enlevée une lanterne antiquaire, faicte industrieusement de pierre phengitide (564) et spéculaire : dénotant qu'ils passeroient par Lanternois. La tierce pour divise avoit un beau et profond hanap de porcelaine. La quarte un potet d'or à deux anses, comme si fust une urne antique. La quinte un broc insigne de sperme d'esme-

---

(564) Pline, au chapitre 46e du livre XXXVI de son *histoire naturelle* décrit, sous le nom de *Phengites*, une pierre qui devait être une variété de marbre de Paros. « Cette pierre, dit-il, était translucide et dure comme le marbre. Néron en avait fait construire un temple dans lequel, les portes fermées, on pouvait jouir de la clarté du jour. »

raugde (565). La sixiesme un bourrabaquin monachal faict des quatre métaulx ensemble. La septiesme un entonnoir de ébène tout requamé d'or à ouvrage de tauchie. La huictiesme un goubelet de lierre (566) bien prétieux, batu d'or à la damasquine. La neuviesme une brinde de fin or obryzé. La diziesme une breusse de odorant agalloche (567) (vous l'appellez bois d'aloës) porfilée d'or de Cypre à ouvrage d'Azemine. L'unziesme, une portoire d'or faicte à la mosaïque. La douziesme un barrault d'or terni, couvert d'une vignette de grosses perles indiques en ouvrage topiaire.

De mode que personne n'estoit, tant triste, fasché, rechiné, ou mélancholique fust, voire y fust Héraclitus le pleurart, qui n'entrast en joie nouvelle, et de bonne rate (568) ne soubrist, voyant ce noble convoi de navires en leurs divises ; ne dist que les voyagiers estoient touts buveurs, gents de bien ; et ne jugeast en prognostic asseuré que le voyage, tant de l'aller que du retour, seroit en alaigresse et santé* parfaict. En la thalamége doncques fut l'assemblée de touts. Là Pantagruel leur feit une briève et saincte exhortation toute autorisée de propos extraicts de la saincte Escripture, sus l'argument de navigation. Laquelle finie, fut hault et clair faicte prière à Dieu, oyants et entendants touts les bourgeois et citadins de Thalasse, qui estoient sus le mole accourrus pour voir l'embarquement. Après l'oraison fut mélodieusement chanté le psaulme du sainct roi David, lequel commence : *Quand Israël hors d'Egypte sortit.* Le psaulme parachevé, furent sus le tillac les tables dressées, et viendes promptement apportées. Les thalassiens, qui pareillement avoient le psaulme susdict chanté, feirent de leurs maisons force vivres et vinage apporter. Touts burent à eulx : ils burent à touts. Ce fut la cause pourquoi personne de l'assemblée onques par la marine ne rendit sa gorge, (569) et n'eut perturbation d'estomach ne de teste. Auquel inconvénient n'eussent tant commo-

(565) Le *sperme d'émeraude*, ou prase (*prasius lapis* de Pline) est une pierre précieuse de couleur vert pâle, constituant une variété de Quartz agate.

(566) Voir notes 102 et 510. « Pline et plusieurs apres lui soutiennent qu'une tasse de *lierre* a la propriété de séparer l'eau d'avec le vin et que celui-ci passe au travers des pores, tandis que l'eau reste. Pour nous, nous en avons fait l'expérience, et nous avons vu que l'eau et le vin passaient également. »

THOMAS BROWN, *essai sur les erreurs pop.*

Du temps de Petrone on appelait *cissybium* la tasse des grecs, avec une anse; à l'origine elle était faite de bois de lierre, mais, dans la suite, elle n'eut de particulier qu'une guirlande de feuilles et de baies de lierre sculptée à l'entour.

(567) L'*agalloche*, appelé aussi *aquilaire*, *bois d'aloès*, *Calambouc* et *bois d'aigle*, est fourni par un grand arbre des Indes, de la famille des aquilarinées. Il exhale une odeur aromatique douce, fort agréable. On s'en servit en médecine pour faire des fumigations toniques.

(568) « S'épapouir la *Rate*, est une expression populaire qui subsiste dans le langage comme pour attester l'ancienne erreur de physiologie, qui plaçait dans ce viscère le siége du rire et de la gaité. »

RICHERAND, *des erreurs populaires.*

(569) Le *mal de mer*, qui consiste en vomissements pénibles, provoqués par les mouvements des navires, est un de ces états fâcheux qui n'épargnent qu'un très petit nombre d'individus et que les médicaments modifient fort peu. Aussi

dement obvié, buvants par quelques jours paravant de l'eau marine, ou pure, ou mistionnée avecques le vin, usants de chairs de coings, de l'escorce de citron, de jus de grenade aigres et doulces, ou teuants longue diète : ou se couvrants l'estomach de papier, ou aultrement faisants ce que les fols médicins ordonnent à ceulx qui montent sus mer.

Leurs buvettes souvent réitérées, chacun se retira en sa nauf ; et en bonne heure feirent voile au vent grec levant selon lequel le pilot principal, nommé Jamet Brayer, (570) avoit désigné la route et dressé la calamite de toutes les boussoles. Car l'advis sien et de Xenomanes aussi fut, vu que l'oracle de la dive Bacbuc estoit près le Catay, en Indie supérieure, ne prendre la route ordinaire (571) des Portugalois, lesquels passants la ceinture ardente, et le cap de Bona-Speranza sur la poincte méridionale d'Afrique, oultre l'équinoctial, et perdant la vue et guide de l'aisseuil septentrional, font navigation énorme. Ains suivre au plus près le parallèle de ladicte Indie, et gyrer autour d'icellui pole par Occident : de manière que, tournoyants soubs septentrion, l'eussent en pareille élévation comme il est au port de Olone, sans plus en approcher, de paour d'entrer et estre retenus en la mer Glaciale ; et suivants ce canonique destour par mesme parallèle, l'eussent à dextre vers le levant, qui au département leur estoit à senestre. Ce que leur vint à profict incroyable : car sans naufrage, sans danger, sans perte de leurs gents, en grande sérénité (exceptez un jour près l'isle des Macreons) feirent le voyage de Indie supérieure en moins de quatre mois : lequel à poine feroient les Portugalois en trois ans, avecques mille fascheries et dangers innumérables. Et suis en ceste opinion, sauf meilleur jugement, que telle route de fortune fut suivie par ces Indians, qui naviguarent en Germanie, et furent honorablement traictés par le roi des Suèdes, on temps que Q. Metellus Celer estoit proconsul en Gaulle comme descripvent Corn. Nepos, Pomp. Mela, et Pline après eulx.

---

n'est-il pas étonnant qu'on ait proposé une foule de moyens pour le guérir. On a conseillé : un sachet de safran sur l'épigastre (Bacon avait grande confiance dans ce préservatif) ; une large ceinture comprimant les viscères abdominaux ; les emplâtres de thériaque et de belladone ; une simple feuille de papier appliquée sur le ventre. Tous ces moyens « ordonnés par les fols médecins » sont inutiles et le mieux est de bien boire et de bien manger. S'il est quelques individus qui ne souffrent pas du mal de mer, ce sont ceux qui l'ont ainsi combattu par le mépris. Rabelais insiste un peu sur le piot. c'était dans son programme. Or, il a trouvé des imitateurs parmi des praticiens de nos jours, qui rougiraient d'avoir écrit pour « les beuveurs très illustres ».

(570) Si M. Ferdinand Denis n'avait assuré que *Jamet Brayer* a réellement existé, nous aurions cru que ce nom de *Brayer*, donné à un pilote, était un de ces jeux de mots si chers à Rabelais : un pilote maintient son navire sur la bonne route ; un Brayer (bandage à hernie) empêche l'intestin de prendre une voie qui ne lui est pas naturelle.

(571) Mayrargues a commenté ce passage ainsi : « nous laissons-nous abuser, ou Rabelais fait-il ici une allusion à ce fameux passage par le Pôle Nord, tant cherché par les gens qui veulent gagner l'Extrême Orient ? »

On peut consulter, sur ce point, un curieux travail publié à Tours en 1894 par P. Ducrot, avec ce titre qui en dit long : *la géographie dans Rabelais.*

CHAPITRE II

Comment Pantagruel, en l'isle de Medamothi achapta plusieurs belles choses

Cestui jour, et les deux subséquents, ne leur apparut terre ne aultre chose nouvelle ; car aultresfois avoient aré ceste route. Au quatriesme descouvrirent une isle nommée Medamothi, belle à l'œil et plaisante, à cause du grand nombre des phares et haultes tours marbrines, desquelles tout le circuit estoit orné, qui n'estoit pas moins grand que de Canada, P3ntagruel, s'enquérant qui en estoit dominateur, entendit que c'estoit le roi Philophanes, lors absent pour le mariage de son frère Philotheamon avecques l'infante du royaulme de Engys. Adoncques descendit au havre, contemplant, ce pendent que les chormes des naufs faisoient aiguade, divers tableaux, diverses tapisseries, divers animaulx, poissons, oiseaulx et aultres marchandises exotiques et pérégrines, qui estoient en l'allée du mole et par les halles du port. Car c'estoit le tiers jour des grandes et solennelles foires du lieu, esquelles annuellement convenoient touts les plus riches et fameux marchands d'Afrique et Asie ; d'entre lesquelles frère Jean achapta deux rares et prétieux tableaux : en l'un desquels estoit au vif painct le visage d'un appellant ; (571 A) en l'aultre estoit le portraict d'un varlet qui cherche maistre en toutes qualités requises, gestes, maintien, minois, allures, physionomie et affections : painct et inventé par maistze Charles Charmois, painctre du roi Mégiste ; et les paya en monnoie de singe.

Panurge achapta un grand tableau painct et transsumpt de l'ouvrage jadis faict à l'aiguille par Philomela, exposante et représentante à sa sœur Progné comment son beau-frère Tereus l'avoit despucellée, et sa langue coupée, affin que tel crime ne décelast. Je veus jure par le manche de ce fallot, que c'estoit une paincture galante et mirifique. Ne pensez, je vous prie, que ce fust le pourtraict d'un homme couplé sus une fille. Cela est trop sot et trop lourd. La paincture estoit bien aultre, et plus intelligibte. Vous la pourrez voir en Thélème, à main gauche, entrants à la haulte gallerie. Epistemon en achapta un aultre, onquel estoient au vif painctes les idées de Platon et les atomes d'Epicurus. Rhizotome en achapta un aultre, onquel estoit Echo selon le naturel représentée.

---

que les médecins avoient condamné, mais qui en a appelé, comme on parle ». Le Duchat, *Comment.*

(571 A) « Avoir le visage d'un *appellant, viso pallido*, comme dit l'italien, c'est avoir la mine d'un homme

Pantagruel par Gymnaste feit achapter la vie et gestes de Achilles en soixante et dix-huict pièces de tapisserie à haultes lisses, longues de quatre, larges de trois toises, toutes de saie phrygienne, requamée d'or et d'argent. Et commeuceoit la tapisserie aux nopces de Peleus et Thetis, continuant la nativité d'Achilles, sa jeunesse descripte par Stace Papinie ; ses gestes et faict d'armes célébrés par Homère ; sa mort et exsèques descripts par Ovide et Quinte Calabrois, finissant en l'apparition de son umbre, et sacrifice de Polyxène, descript par Euripides. Feit aussi achapter trois beaulx et jeunes unicornes : (572) un masle de poil alezan tostade, et deux femelles de poil gris pommelé. Ensemble un tarande (572 A), que lui vendit un Scythien de la contrée des Gelones.

Tarande est un animal grand comme un jeune taureau, portant teste comme est d'un cerf, peu plus grande, avecques cornes insignes

---

(572) *Unicorne*, c'est la licorne, voir notes 72 et 160. « Au dire des bestiaires, la *licorne* est un cheval-chèvre de couleur blanche et sans tache. Cette bête intrépide porte au front, en guise de corne, une merveilleuse et redoutable épée. Douée en même temps de pieds rapides, elle défie ainsi à la fois les atteintes meurtrières et les poursuites du veneur. Mais si, dans la clairière des bois, quelque jeune fille se rencontre sur son passage, soudain la licorne s'arrête : elle obéit à la voix de la vierge, incline humblement sur son giron sa blanche tête et se laisse prendre aisément par la main de cette enfant. » (VALLET DE VIRIVILLE, *Charles VII et son temps*).

« On se servait de la corne de licorne pour faire l'épreuve des mets dans lesrepas, car on était persuadé non seulement qu'elle préservaitdes maléfices, mais que, mise en contact avec des substances toxiques, elle devait immédiatement annihiler le poison. Aussi voyons-nous, au cours des XIVe, XVe et XVIe siècles, employer cette licorne comme antidote. La licorne était considérée comme l'emblème de la pureté, tous les bestiaires de l'époque prétendant que cet animal, qu'on regardait comme indomptable, ne pouvait être vaincu que par une vierge ; dès qu'il en apercevait une, il venait se reposer sur son sein et perdait toute sa férocité. » *Journal de médecine de Paris*.

« Le grand inquisiteur Torquemada portait toujours sur lui une corne de licorne, pour se préserver du poison et des assassins. » COLLIN DE PLANCY, *Diction. infernal*.

(572 A) La vente a lieu, ne l'oublions pas, dans l'île de *Médamothi*, qui signifie : nulle part.

On peut donc trouver, au marché de ce pays imaginaire, des animaux plus ou moins fabuleux. « le *tarande* des scythes change de couleur comme le caméléon. C'est le seul des animaux à poils qui ait cette propriété, si l'on excepte le *lycaon* de l'Inde... Le tarande a la taille du bœuf, la tête est semblable à celle du cerf, mais plus grande, les cornes rameuses, le pied fendu, le poil aussi long que celui de l'ours. Sa couleur naturelle, quand il veut la revêtir, est celle de l'âne. Sa peau est si dure qu'on en fait des cuirasses. Il contracte la couleur des arbres, des broussailles, des fleurs, et des lieux où il se cache. » PLINE, *hist. nat.* VIII 52.

Cette histoire du *tarande*, dit G. Cuvier, dans ses notes zoologiques sur Pline, s'explique par les grandes variétés auxquelles le pelage du renne est sujet et parce que cet animal devient souvent blanc en hiver. Quelqu'un de ces Grecs qui négocient en Scythie, et dont Hérodote avait déjà reçu tant de contes extravagants, aura entendu dire que le tarande change de couleur, qu'il prend en hiver celle de la neige et il aura embelli l'histoire au point où nous la voyons, et, comme l'ont copiée Antigone de Caryste, Théophraste, Elien, Pline, etc.

largement ramées ; les pieds forchus, le poil long comme d'un grand ours ; la peau peu moins dure qu'un corps de cuirasse. Et disoit le Gelon peu en estre trouvé parmi la Scythie, parce qu'il change de couleur selon la variété des lieux esquels il paist et demoure. Et représente la couleur des herbes, arbres, arbrisseaulx, fleurs, lieux, pastis, rochers, généralement de toutes choses qu'il approche. Cela lui est commun avecques le poulpe marin (573) (c'est le polype), avecques les thoës, (573 A) avecques les lycaons (573B) Indie, avecques le chaméléon (573 C) de qui est une espèce de lizart tant admirable que Democritus ha faict un livre entier de sa figure, anatomie, vertus et propriétés en magie. Si est ce que je l'ai vu couleur changer, non à l'approche seulement des choses colorées, mais de soi-mesme, selon la paour et affections qu'il avoit. Comme, sus un tapis verd, je l'ai vu certainement verdoyer ; mais y restant quelque espace de temps, devenir jaune, bleu, tanné, violet par succès, en la façon que voyez la creste des coqs d'Inde couleur selon leurs passions changer. Ce que sus tout trouvasmes en cestui tarande admirable est que non-seulement sa face et peau, mais aussi tout son poil telle couleur prenoit qu'elle estoit és choses voisines. Pres de Panurge vestu de sa togebure, le poil lui devenoit gris ; près de Pantagruel vestu de sa mante d'escarlate, le poil et peau lui rougissoit ; près du pilot vestu à la mode des isiaces de Anubis en Egypte, son poil apparut tout blanc. Lesquelles deux dernières couleurs sont au chaméléon desniées. Quand, hors toute paour et affections, il estoit en son naturel, la couleur de son poil estoit telle qua voyez és asnes de Meung.

(573) La variété de *poulpe* (voir note 359) appelée *sèche* a la faculté de répandre une liqueur noire au milieu de laquelle l'animal disparaît, le passage subit du blanc au noir qui en résulte explique le rapprochement qui a été fait du *tarande* et du *polype*.

Montaigne a dit : « le *Caméleon* prend la couleur du lieu où il est assis, mais le *Poulpe*, se donne luy mesme de la couleur qu'il luy plaist, selon les occasions, pour se cacher de ce qu'il craint, et attraper ce qu'il cherche » *essais* II. 12.

(573 A) le *thoes*, du latin *thos*, est le chacal. Aristote et Pline ont écrit que cet animal changeait de couleur, parce que son pelage n'est pas le même chez tous les individus et sur toutes les parties du corps ; il varie du blanc au gris et du jaune au noir.

(573 B) Voir note 573 A.

(573 C) Voir note 362. « Le *Caméléon* est le seul animal qui vive sans manger et sans boire, ne se nourrissant que d'air... Son corps prend la couleur des objets qu'il touche, excepté le rouge et le blanc. »

PLINE *hist. nat.* VIII, 51.

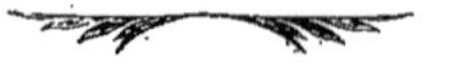

CHAPITRE III

Comment Pantagruel receupt lettre de son père Gargantua, et de l'estrange manière de sçavoir nouvelles bien soubdain des pays estrangers et loingtains.

Pantagruel occupé en l'achapt de ces animaux pérégrins, furent ouïs du mole dix coups de verses et faulconneaux, ensemble grande et joyeuse acclamation de toutes les naufs. Pantagruel se tourne vers le havre et voit que c'estoit une des céloces de son père Gargantua, nommé la Chélidoine, pource que sus la pouppe estoit en sculpture de aerain corinthien une hirondelle (574) de mer eslevée. C'est un poisson grand comme un dar de Loire, tout charnu, sans esquames, ayant ailes cartilagineuses (quelles sont és souris chaulves) fort longues et larges, moyennant lesquelles je l'ai souvent vu voler une toise au dessus l'eau plus traict d'arc. A Marseille on le nomme lendole. Ainsi estoit ce vaisseau léger comme une hirondelle, de sorte que plustost sembloit sus mer voler que voguer. En icellui estoit Malicorne, escuyer trenchant de Gargantua, envoyé expressement de par lui entendre l'estat et portement de son fils le bon Pantagruel, et lui porter lettres de créance.

Pantagruel, après la petite accollade et barretade gracieuse, avant ouvrir les lettres ne aultres propos tenir à Malicorne, lui demanda : « Avez-vous ici le gozal céleste messager ? — Oui, respondit-il : il est en ce panier emmailloté. » C'estoit un pigeon prins on colombier de Gargantua, esclouant ses petits sus l'instant que le susdict céloce départoit. Si fortune adverse fust à Pantagruel advenue, il y eust des jects noirs attaché és pieds; mais pource que que tout lui estoit venu à bien et prospérité, l'ayant faict démailloter, lui attacha és pieds une bandelette de tafetas blanc ; et sans plus différer, sus l'heure le laissa en pleine liberté de l'aer. Le pigeon soubdain s'envole haschant en incroyable hastiveté, comme vous sçavez qu'il n'est vol que de pigeon, quand il ha œufs ou petits, pour l'obstinée sollicitude en lui par nature posée de recourir et secourir ses pigeonneaulx. De mode qu'en moins de deux heures il franchit par l'aer le long chemin qu'avoit le céloce en extrême diligence par trois jours et trois nuicts parfaict, voguant à rames et à vèles, et lui continuant vent en pouppe. Et fut vu entrant dedans le colombier en propre nid

---

(574) Cette *hirondelle* de mer est le dactyloptère, de l'ordre des acanthoptérygiens. Il est commun dans la Méditerranée, sa chair est comestible ; son nom vulgaire est bien *landole*.

de ses petits. Adoncques entendant le preux Gargantua qu'il portoit la bandelette blanche, resta en joie et seureté du bon portement de son fils. Telle estoit l'usance des nobles Gargantua et Pantagruel, quand sçavoir promptement vouloient nouvelles de quelque chose fort affectée et véhémentement désirée, comme l'issue de quelque bataille, tant par mer comme par terre, la prinse ou défense de quelque place forte, l'apoinctement de quelques différents d'importance, l'accouchement heureux ou infortuné de quelque reine ou grande dame, la mort ou convalescence de leurs amis et alliés malades, * et ainsi des aultres. Ils prenoient le gozal et par les postes le faisoient de main en main jusque sur les lieux, postes dont ils affectoient les nouvelles. Le gozal, portant bandelette noire ou blanche, selon les occurences et accidents, les ostoit de pensement à son retour, faisant en une heure plus de chemin par l'aer, que n'avoient faict par terre trente postes en un jour naturel. Cela estoit rachapter et gagner temps. Et croyez, comme chose vraisemblable, que par les colombiers de leurs cassines, on trouvoit sus œufs ou petits, touts les mois et saisons de l'an, les pigeons à foison. Ce qui est facile en mesnagerie, moyennant le salpêtre (575) en roche, et la sacre herbe verveine. (575 A) Le gozal lasché, Pantagruel leut les missives de son père Gargantua, desquelles la teneur ensuit :

« FILS TRÈS CHER, l'affection que naturellement porte le père à son fils bien aimé est en mon endroict tant accreue, par l'esgard et révérence des graces particulières en toi par élection divine posées, que, depuis ton partement, m'ha non une fois tollu tout aultre pensement. Me délaissant au cœur, ceste unique et soigneuse paour, que embarquement ait esté de quelque meshaing ou fascherie accompagné : comme tu sçais qu'à la bonne et sincère amour est craincte perpétuellement annexée. Et pource que selon le dict de Hesiode, d'une chascune chose le commencement est la moitié du tout, et selon le proverbe commun, à l'enfourner on faict les pains cornus, j'ai pour de telle anxiété vider mon entendement, expressement dépesché Malicorne, à ce que par lui je sois acertainé de ton portement sus les premiers jours de ton voyage. Car, s'il est prospère et tel que je le soubhaite, facile me sera prévoir prognostiquer (576) et juger du reste. J'ai recouvert quelques livres joyeux, lesquels te seront par le présent porteur rendus. Tu les liras, quand te voudras refraischir de tes meilleures estudes. Ledict porteur te dira plus amplement toutes nouvelles de ceste court. La paix de l'Eternel soit avecques toi. Salue Panurge, frère Jean, Epistemon, Xenomanes, Gymnaste, et aultres tes domestiques mes bons amis. De ta maison paternelle, ce treziesme de Juin.

« Ton père et ami,

« GARGANTUA. »

(575) Le *salpêtre* (Pierre de sel) dont il est ici question est le sel gemme, dont les pigeons sont tres friands.

(575 A) La *verveine* passait pour aphrodisiaque. « les femmes ont coutume de prendre de l'eau de verveine pour prévenir l'avortement » SCHRODER *pharmacopée*.

(576) Voir note 480.

CHAPITRE IV

Comment Pantagruel escript à son père Gargantua et lui envoie plusieurs belles et rares choses.

Après la lecture des lettres susdictes, Pantagruel tint plusieurs propos avecques l'escuyer Malicorne, et fut avecques lui si long temps, que Panurge interrompant lui dist : « Et quand boirez-vous ? quand* boirons nous ? quand boira (577) monsieur l'escuyer ? N'est ce assez sermonné pour boire ? — C'est bien dict, respondit Pantagruel. Faictes dresser la collation en ceste prochaine hostellerie, en aquelle pend pour enseigne l'image d'un satyre à cheval. » Ce pendent, pour la dépesche de l'escuyer, il escripvit à Gargantua comme s'ensuit :

« PÈRE TRÈS DÉBONNAIRE, comme à touts accidents en ceste vie transitoire non doubtés, ne soubçonnés, nos sens et facultés animales* patissent plus énormes et impotantes perturbations (voire jusques à en estre souvent l'âme désemparée du corps, quoi que telles subites nouvelles fussent à contentement et soubhait), que si eussent auparavant esté propensés et prévus : ainsi m'ha grandement esmu et perturbé l'inopinée venue de votre escuyer Malicorne. Car je n'espérais aulcun voir de vos domestiques, ne de vos nouvelles ouïr avant la fin de cestui nostre voyage. Et facilement acquiesceois en la doulce recordation de vostre auguste majesté, escripte, voire certes insculpée et engravée on postérieur ventricule (578) de mon cerveau ; souvent au vif me la représentant en sa propre et naïve figure.

« Mais, puisque m'avez prévenu par le bénéfice de vos gratieuses lettres, et par la créance de vostre escuyer mes esperits récréé en nouvelles de vostre prospérité et santé, ensemble de toute vostre royale maison, force m'est, ce que par le passé m'estoit voluntaire, premièrement louer le benoist Servateur, lequel, par sa divine bonté vous conserve en ce long teneur de santé parfaicte ; secondement vous remercier sempiternellement de ceste fervente et invétérée affection qu'à moi portez, vostre très humble fils et serviteur inutile. Jadis un Romain, nommé Furnius, dist à César Auguste recepvant à grace et pardon son père, lequel avoit suivi la faction de Antonius : « Au-

---

(577) Voir note 556

(578) Voir note 148, 328, 329, 438, 447 le *ventricule* postérieur est celui que nous appelons quatrième ventricule du cervelet. Rabelais, en parlant de cette portion située en arrière de la masse encéphalique, semble vouloir dire que les paroles de son père ont pénétré profondément dans son cerveau.

jourd'hui me faisant ce bien, tu m'has réduict en telle ignominie, que force me sera, vivant, mourant estre ingrat réputé par impotence de gratuité. » Ainsi pourrai-je dire que l'excès de vostre paternelle affection me range en ceste angustie et nécessité qu'il me conviendra vivre et mourir ingrat. Sinon que de tel crime sois relevé par la sentence des stoïciens, lesquels disoient trois parties estre en bénéfice : l'une du donnant, l'aultre du recepvant, la tierce du récompensant ; et le recepvant très-bien récompenser le donnant quand il accepte voluntiers le bien faict, et le retient en soubvenance perpétuelle. Comme au rebours le recepvant estre le plus ingrat du monde, qui mespriseroit et oublieroit le bénéfice. Estant doncques opprimé d'obligations infinies toutes procréés de vostre immense bénignité, et impotent à la minime partie de récompense, je me saulverai pour le moins de calumnie, en ce que de mes esperits n'en sera à jamais la mémoire abolie ; et ma langue* ne cessera confesser et protester que vous rendre grâces condignes est chose transcendent ma faculté et puissance. Au reste j'ai ceste confiance en la commisération et aide de nostre Seigneur, que de ceste nostre pérégrination la fin correspondra au commencement ; et sera le totage en alaigresse et santé parfaicte. Je ne fauldrai à réduire en commentaires et éphémérides tout le discours de nostre navigage affin qu'a nostre retour vous n'en ayez lecture véridique. J'ai ici trouvé un tarande (578 A) de Scythie, animal estrange et merveilleux à cause des variations de couleur en sa peau et poil, selon la distinction des choses prochaines. Vous le prendrez en gré Il est autant maniable et facile à nourrir qu'un agneau. Je vous envoie pareillement trois jeunes unicornes (579), plus domestiques et apprivoisées que ne seroient petits chatons. J'ai conféré avecques l'escuyer, et dict la manière de les traicter. Elles ne pasturent en terre, obstant leur longue corne on front. Force est que pasture elles prennent és arbres fructiers, ou en ratoliers idoines, ou en main, leur offrant herbes, gerbes pommes, poires, orge, touzelle, bref toutes espèces de fruict et de légumages. Je n'esbahis comment nos escripvains antiques les disent tant farouches, féroces et dangereuses, et onques vives n'avoir esté vues. Si bon vous semble, ferez espreuve du contraire ; et trouverez qu'en elles consiste une mignotize la plus grande du monde, pourvu que malicieusement on ne les offense. Pareillement vous envoie la vie et gestes d'Achilles en tapisserie bien belle et industrieuse. Vous asseurant que les nouveaultés d'animaulx, de plantes (580), d'oiseaulx de pierreries que trouver pourrai et racouvrer en toute nostre pérégrination, toutes je vous porterai, aidant Dieu nostre Seigneur, le-

(578 A) Voir note 572. Le *tarandos* d'Aristote est l'élan, *cervus alces* de Linné.

(579) Voir note 572. « Je ne crois non plus à la thériaque, mithridate, alkermés, hyacinthe, bezoard, corne de *licorne*, qu'à des cornes de bœuf. » Gui Patin, *Corresp.*

(580) Rabelais dans toutes ses excursions et notamment pendant son voyage à Rome, avait l'habitude de recueillir pour son herbier ou son cabinet, des échantillons botaniques, minéralogiques et même zoologiques. Il ne faut donc pas s'étonner que Pantagruel soit présenté ici comme un amateur de collections scientifiques.

quel je prie en sa saincte grace vous conserver. De Medamothi, ce quinzième de juin. Panurge, frère Jean, Epistemon, Xenomanes, Gymnaste, Eusthenas, Rhizotome, Carpalim, après le dévot baisemain, vous resaluent en usure centuple.

« Vostre humble fils
et serviteur,

« PANTAGRUEL. »

Pendant que Pantagruel escripvoit les lettres susdictes, Malicorne fut de touts festoyé, salué, et accolé à double rebras. Dieu sçait comment tout alloit et comment recommendations de toutes parts trottoient en place. Pantagruel, avoir parachevé ses lettres, banquéta* avecques l'escuyer. Elle lui donna une grosse chaine d'or poisante huict cents escuts, en laquelle par les chainons septenaires estoient gros diamants, rubis, esmeraugdes, turquoises, unions, alternativement enchassés. A un chascun de ses nauchers feit donner cinq cents escuts au soleil. A Gargantua son père envoya le tarande, couvert d'une housse de satin broché d'or, avecques la tapisserie contenente la vie et gestes d'Achilles, et les trois unicornes caparassonnées de drap d'or frizé. Ainsi départirent de Medamothi, Malicorne pour retourner vers Gargantua, Pantagruel pour continuer son navigage. Lequel en haulte mer feit lire par Epistemon les livres apportés par l'escuyer. Desquels, pource qu'il les trouva joyeux et plaisants, le transsumpt voluntiers vous donnerai, si dévotement le requérez.

CHAPITRE V

Comment Pantagruel rencontra une nauf de voyageurs retournants du pays de Lanternois

Au cinquiesme jour, ja commenceants tournoyer le pole peu à peu, nous esloignants de l'équinoctial, descouvrismes une navire marchande faisant voile à horche vers nous. La joie ne fut petite, tant de nous, comme des marchands : de nous, entendents nouvelles de la marine; de eulx, entendent nouvelles de terre ferme. Nous ralliants avecques eulx, cognusmes qu'ils estoient François Xaintongeois. Devisant et raisonnant ensemble, Pantagruel entendit qu'ils venoient de Lanternois. D'ond eut nouveau accroissement d'alaigresse ; aussi eut toute l'assemblée mesmoment, nous en questants du pays et mœurs du peuple lanternier ; et ayants advertissement que sus la fin de juillet subséquent estoit l'assignation du chapitre général des lanternes, et que si lors y arrivions (comme facile nous estoit), voirrions belle, honorable, et joyeuse compagnie des lanternes ; et que l'on y faisoit grands apprests, comme si l'on y deust profondement lanterner. Nous fut aussi dict que, passants le grand royaulme de Gebarim, nous serions honorifiquement receus et traictés par le roi Ohabé, dominateur d'icelle terre, lequel et touts ses subjects pareillement parlent langage françois tourangeau.

Ce pendant que entendions ces nouvelles, Panurge print débat avecques un marchand de Taillebourg, nommé Dindenault. L'occasion du débat fut telle : ce Dindenault voyant Panurge sans braguette (581), avecques ses lunettes attachées au bonnet, dist de lui à ses compagnons. « Voyez là une belle médaille de cocu. » Panurge, à cause de ses lunettes*, oyoit des aureilles (582) beaucoup plus clair que de coustume. Doncques, entendant ce propos demanda, au marchand ; « Comment diable serois-je cocu, qui ne suis encore marié, comme tu es selon que juger le peulx à ta trogne mal gracieuse ? — Oui vraiement, respondit le marchand, je le suis ; et ne vouldrois ne l'estre pour toutes les lunettes d'Europe, non pour toutes les besicles d'Afrique. Car j'ai une des belles, plus advenantes, plus honestes, plus prudes femmes en

---

(581). *Braguette.* Voir notes 337, 341. Glatigny a publié, en 1864, un ouvrage rarissime intitulé « Joyeusetés galantes et autres du Vidame, Bonaventure de la *Braguette.* »

(582). Plaisanterie physiologique semblable à celle qui avait cours lorsque j'étais médecin détaché au 4e escadron du train et que voici : les cavaliers ont les pieds plus chauds que les fantassins, à cause des éperons de leurs bottes.

mariage, qui soit en tout le pays de de Xaintonge : et n'en desplaise aux aultres. Je lui porte de mon voyage une belle et de unze poulcées longue branche de coral (583) rouge, pour ses estrennes. Qu'en as-tu à faire ? De quoi te meslestu ? Qui es-tu ? D'ond es-tu ? O lunetier de l'antichrist, respond, si tu es de Dieu.— Je te demande, dist Panurge, si par consentement et convenance de touts les éléments, j'avoye sacsacbezevezinemassé la tant belle, tant advenante, tant honeste, tant preude femme, de mode que le roide dieu des jardins Priapus, lequel ici habite en liberté, subjection forclose de braguettes (583 A) attachées, lui fust on corps demouré, en tel desastre que jamais n'en sortiroit, éternellement y resteroit, sinon que tu le tirasse avecques les dents, que ferois tu ? Le laisserois-tu là sempiternellement ? ou bien le tirerois-tu à belles* dents ? Respond, ô belinier de Mahumet, puisque tu es de touts les diables. — Je te donnerois, respondit le marchand, un coup d'espée sus ceste aureille lunctière, et te tuerois comme un belier. »

Ce disant, desgainoit son espée. Mais elle tenoit au fourreau, comme vous sçavez que sus mer touts harnois facilement chargent rouille (584), à cause de l'humidité excessive et nitreuse. Panurge recourt vers Pantagruel à secours. Frère Jean mist la main à son bragmard fraischement esmoulu, et eust félonnement occis le marchand, ne fust que le patron de la nauf, et aultres passagers suppliarent Pantagruel, n'estre faict scandale en son vaisseau. Dont fut appoincté tout leur différent ; et toucharent les mains ensemble Panurge et le marchand, et burent d'aultant l'un à l'aultre de hait, en signe de parfaicte réconciliation.

(583). Voir le livre I, chap. XI ; « L'une la nommait ma petite dille, l'autre ma branche de *coural* » — « Le *corail* rouge pendu au col profite grandement à la mère » JACQUES DUVAL.

(583 A). « *Braguette* ce vain modèle et inutile d'un membre que nous ne pouvons seulement honnestement nommer, duquel toutes fois nous faisons montre et parade en public. »
MONTAIGNE. *Essais* I. 22. Voir note 581.

(584). Lorsque le fer est exposé à l'air humide, il se produit un hydrate de péroxyde de fer à la surface du métal. Cette combinaison ne peut qu'être hâtée par des vapeurs *nitreuses*, lesquelles sont de véritables magasins d'oxygène.

CHAPITRE VI

Comment le débat appaisé, Panurge marchande avecques Dindenault un de ses moutons.

Ce débat du tout appaisé, Panurge dist secrètement à Epistemon et à frère Jean : « Retirez-vous ici un peu à l'escart, et joyeusement passez temps à ce que vous voirez. Il y aura bien beau jeu, si la chorde ne rompt. » Puis s'adressa au marchand, et de rechef but* à lui plein hanap de bon vin lanternois. Le marchand le pleigea gaillard, en toute courtoisie et honesteté. Cela faict, Panurge dévotement le prioit lui vouloir de grace vendre un de ses moutons. Le marchand lui respondit : « Hélas, hélas, mon ami, nostre voisin, comment vous sçavez bien trupher des pauvres gents. Vraiement vous estes un gentil chalant. O le vaillant achapteur de moutons ! Vrai bis vous portez le minois non mie d'un achapteur de moutons, mais bien d'un coupeur de bourses. Deu, Colas m'faillon, qu'il feroit bon porter bourse pleine auprès de vous en la tripperie sus le dégel ! Han, han, qui ne vous cognoistroit, vous feriez bien des vostres. Mais voyez han, bonnes gens, comment il taille de l'historiographe — Patience, dit Panurge. Mais à propos, de grace spéciale, vendez-moi un de vos moutons. Combien ? — Comment respondit le marchand, l'entendez vous, nostre ami, mon voisin ? Ce sont moutons à la grand' laine. Jason y print la toison d'or. L'ordre de la maison de Bourgogne en fut extraict. Moutons de Levant, moutons de haulte fustaie, moutons de haulte graisse*. — Soit, dist Panurge : mais de grace vendez m'en un et pour cause ; bien et promptement vous payant en monnoie de Ponent, de taillis, de basse graisse. Combien ? — Nostre voisin, mon ami, respondit le marchand, escoutez ça un peu de l'aultre aureille. — PAN. A vostre commendement. — LE MARCH. Vous atiez en Lanternois ? — PAN. Voire. — LE MARCH. Voir le monde ? — PAN. Voire. — LE MARCH. Joyeusement ? — PAN. Voire. — LE MARCH. Vous avez, ce croi-je, nom Robin mouton. — PAN. Il vous plaist à dire. — LE MARCH. Sans vous fascher. — PAN. Je l'entend ainsi. — LE MARCH. Vous estes, ce croi-je, le joyeux du roi. — PAN. Voire. — LE MACH. Fourchez là. Ha, ha, vous allez voir le monde, vous estes le joyeux du roi, vous avez nom Robin mouton : voyez ce mouton-là, il ha nom Robin comme vous, Robin, Robin, Robin, bes, bes, bes, bes ! O la belle voix ! — PAN. Bien belle et harmonieuse. — LE MARCH. Voici un pact qui sera entre vous et moi, nostre voisin et ami. Vous qui estes Robin mouton, serez en ceste coupe de balance ; le mien mouton Robin sera en l'aultre : je gage un cent de huistres de Buch (585), que en poids, en valeur, en estimation ils vous emportera et hault et court : en pareille forme que serez quelque jour suspendu et pendu. — Patience, dist Panurge. Mais vous feriez beaucoup pour moi et vostre prospérité, si me le vouliez vendre, ou quelque aultre du bas chœur. Je vous en prie, cyre monsieur. — Nostre ami, respondit le marchand, mon voisin, de la toison de ces moutons seront faicts les fins draps de Rouen ; les louschets des balles de Limestre, au prix d'elle, ne sont que bourre. De la peau seront faicts les beaulx marroquins, lesquels on vendra pour marroquins turquins, ou de Montelimart, ou de Hespaigne pour le pire. Des boyaulx (585 A) on fera chorder de violon et harpes, lesquels tant chèrement on vendra, comme si fussent chordes de Munican ou Aquileie. Que pensez-vous ? — S'il vous plaist, dist Panurge, m'en vendrez un, j'en serai bien fort tenu au courrail de vostre huis. Voyez ci argent content. Combien ? » Ce disoit monstant son esquarcelle pleine de nouveaulx Henricus.

(585). Les huitres de *Buch* sont encore recherchées aujourd'hui, le commerce s'en fait à la teste de Buch, petit port du département de la Gironde.

(585 A). Dans nos règlements de police sur les établissements insalubres, l'industrie des *boyaudiers* est confondue avec celle des fabricants de *cordes pour instruments de musique*.

CHAPITRE VII

Continuation du marché entre Panurge et Dindenault

« Mon amy, respondit le marchant, nostre voisin, ce n'est viande que pour rois et pour princes. La chair en est tant delicate, tant savoureuse, et tant friande que c'est basme. Je les ameine d'un pays onquel les pourceaux (Dieu soit avec nous) ne mangent que myrobalans (586). Les truyes en leur gésine (saulve l'honneur de toute la compaignie) ne sont nourries que de fleurs d'orangiers. — Mais, dist Panurge, vendez-m'en un, et je vous le payeray en roy, foy de picton. Combien? — Nostre amy, respondit le marchant, mon voisin, ce sont moutons extraictz de la propre race de celuy qui porta Phrixus et Hellé par la mer dicte Hellesponte. — Cancre, (587) dist Panurge, vous estes *clericus vel adiscens*. — *Ita* sont choux, respondit le marchant, *vere* ce sont pourceaux. Mais rr. rrr. rrrr. rrrr. Ho Robin rr. rrr. rrrr. Vous n'entendez ce langaige.

« A propos. Par tous les champs esquelz ilz pissent, le bled y provient comme si Dieu y eust pissé. Il n'y faut autre marne ne fumier. Plus y a. De leur urine les quintessentiaux tirent le meilleur salpetre (588) du monde. De leurs crottes (mais qu'il ne vous desplaise) les médecins (588 A) de nos pays guerissent soixante et dixhuit especes

(586). Voir notes 213 C. 501. « Dans l'érysipèle, le médecin arabe Irhac évacuait la bile jaune avec des *myrobolans* et, dans la pleurésie, il conseillait ces fruits, légèrement laxatifs » SPRENGEL *Hist. pragm. de la med.*

Formule d'un électuaire du 15e siècle pour les hémorrhoïdes :

Myrobolans indiens,		
Belliries et emblics.		5 drag.
Racine de casse barbat ...		2 —
Gingembre cannelle, galange, noix muscade encens................	*ââ*	1 —
Squinant, nard.........	*ââ*	1/2 —
Merde de fer.............		1 once
Pénides.................		1/2 liv.
Pain de succre............		2 —

(587). Voir notes 562, 654, 663, 727, « que le *cancre* te vienne aux yeux » (MERLIN COCCAIE liv. VII).

« Le *cancre* te puisse ronger le nez » (id) « que le *cancre* me mange » (id).

(588). Les alchimistes qui cherchaient de l'or dans l'urine (v. note 287) pouvaient bien y trouver du *salpêtre* pour peu qu'ils fissent quelque mélange semblable à ceux que l'on fait dans les nitrières artificielles. Dans ces établissements, on produit les nitrates alcalins en mettant en contact à l'air libre des matières riches en azote, telles que du sang ou de l'urine, avec des substances alcalines comme la marne, la cendre.

(588 A). Les excréments jouaient un grand rôle dans la vieille thérapeutique. Les anciens recueils de matière médicale indiquent en maints chapitres l'usage de telle *urine* ou de tel *crottin*. D'après Pline, les crottes de chèvre délayées dans du vin guérissaient les morsures de chien enragé ; les excréments de lièvre, pris en poudre le soir, empêchaient de tousser la nuit. Pour combattre les pertes

de maladies. La moindre desquelles est le mal Sainct Eutrope (589) de Xaintes, dont Dieu nous saulve et gard. Que pensez vous, nostre voisin, mon amy ? Aussi me coustent ilz bon.

— Couste et vaille, respondit Panurge. Seulement vendez m'en un, le payant bien. — Nostre amy, dist le marchant, mon voisin, considerez un peu les merveilles de nature consistans en ces animaux que voyez, voire en un membre que estimeriez inutile. Prenez moy ces cornes (590) là, et les concassez un peu avec un pillon de fer, avecou un landier, ce m'est tout un. Puis les enterrez en veue du soleil la part que vouldrez, et souvent les arrosez. En peu de mois vous en voirez naistre les meilleurs asperges (590 A) du monde. Je n'en daignerois excepter ceux de Ravenne. Allez moy dire que les cornes de vous autres messieurs les coqus ayent vertu telle, et proprieté tant mirifique.

— Patience, respondit Panurge. — Je ne sçay, dist le marchant, si vous estes clerc. J'ay veu prou de clercs, je dis grands clercs, coqus. Ouy dea. A propos, si vous estiez clerc, vous sçauriez que, es membres inferieurs de ces animaulx divins, ce sont les pieds, y a un os, c'est le talon, l'astragale, (591) si vous voulez, duquel, non d'aultre animal du monde, fors

---

blanches, Hippocrate prescrivait un pessaire fait avec de la laine et des fientes d'âne ; il indiquait la fiente de pigeon en cataplasme comme bonne contre la chute des cheveux. Celse, énumérant les médicaments détersifs, cite la fiente de lézard ; parmi les remèdes caustiques il indique les excréments de pigeon, d'hirondelle et de brebis. D'après Avicenne, le sperme mélangé avec de la cire et de l'huile guérissait la goutte ; la cendre de cheveux mêlée à de l'huile rosat et versée dans l'oreille était bonne contre le mal de dents ; les os humains broyés et donnés en boisson pouvaient diminuer le nombre des attaques d'épilepsie, les femmes atteintes d'ictère ne pouvaient trouver un meilleur remède à leur mal qu'en buvant leurs urines, etc.

Rabelais se moque avec raison de tous ces procédés dégoûtants qui étaient, malheureusement, conseillés dans plus de soixante-dix-huit cas, ce qui avait fait dire à un de ses contemporains :

« Si un empoisonneur présente aux malades de la fiente de cheval avec du vin blanc, ils l'avaleront hardiment » André du Breil *La police de la médecine*.

Voir, dans mon livre sur *les préjugés*, le chapitre intitulé « malpropretés thérapeutiques ».

(589). V. notes 150, 383.

Guide Chauliac (édit. de Joubert 1642) se plaint amèrement de la faiblesse des gouvernements qui laissent l'exercice de l'art aux mains des gendarmes ou chevaliers teutoniques, des femmes et de plusieurs idiots, lesquels confient la guérison de toutes les maladies à *l'intercession des saints*, n'écoutant que cet article de foi « Dieu a donné la maladie ; Dieu l'ôtera quand il lui plaira ».

(590). D'après Pline, les *cornes* étaient choses bien précieuses ; la fumée de corne de cerf mettait les serpents en fuite ; la poudre de corne de chèvre empêchait la chute des cheveux ; les cornes de mouton enterrées faisaient pousser des asperges sauvages. Rabelais ne pouvait manquer de rire de toutes ces balivernes.

(590 A). « Les meilleures *asperges* viennent des jardins de Ravenne » Pline *hist. nat.* xix. 8.

(591). « *L'âne indien* est le seul solipède qui ait des osselets, *talos* » Pline *hist. nat.* xi 106. Aristote avait dit la même chose au livre II de son *histoire des animaux* où l'osselet *astragalos* est défini « un os droit à deux faces, l'une concave, l'autre convexe ».

de l'asne Indian (591 A) et des dorcades de Libye, l'on jouoit antiquement au royal jeu des tales, auquel l'empereur Octavian Auguste un soir guaingna plus de 50,000 escuz. Vous aultres coqus n'avez garde d'en guaigner autant.

— Patience, respondit Panurge. Mais expedions. — Et quant, dist le marchant, vous auray je, nostre amy, mon voisin, dignement loué les membres internes ; les espaules, les esclanges, les gigotz, le hault cousté, la poictrine, le foye, la ratelle, les trippes, la gogue, la vessie, dont on joue à la balle ; les coustelettes, dont on fait en Pygmion les beaux petits arcs pour tirer des noyaux de cerises contre les grues ; la teste, dont, avec un peu de soulphre, (592) on fait une mirifique decoction pour faire viander les chiens constippés du ventre...

— Bren, bren, dist le patron da la nauf au marchant, c'est trop icy barguigné. Vends luy si tu veux ; si tu ne veux, ne l'amuse plus. — Je le veulx, respondit le marchant, pour l'amour de vous. Mais il en payera trois livres tournois de la piece en choisissant. — C'est beaucoup, dist Panurge. En nos pays j'en aurois bien cinq, voire six pour telle somme de deniers. Advisez que ne soit trop. Vous n'estes le premier de ma cognoissance qui, trop tost voulant riche devenir et parvenir, est à l'envers tombé en pauvreté, voire quelquefois s'est rompu le col. — Tes fortes fiebvres quartaines, (593) dist le marchant, lourdault sot que tu es ! Par le digne veu de Charrous, le moindre de ces moutons vault quatre fois plus que le meilleur de ceux que jadis les Coraxiens en Tuditanie, contrée d'Espaigne, vendoient un talent d'or la piece. Et que penses tu, ô sot à la grande paye, que valoit un talent d'or ?

— Benoist monsieur, dist Panurge, vous vous eschauffez en votre harnois, à ce que je voy et cognoy. Bien tenez, voilà vostre argent. » Panurge, ayant payé le marchant, choisit de tout le troupeau un beau et grand mouton, et l'emportoit criant et bellant, oyans tous les aultres et ensemblement bellans et regardans quelle part on menoit leur compaignon. Ce pendant le marchant disoit à ces moutonniers : « O qu'il a bien sceu choisir, le chalant ! Il s'y entend, le paillard ! Vrayement, le bon vrayement, je le reservois pour le seigneur de Cancale, comme bien cognoissant son naturel. Car, de sa nature, il est tout joyeux et esbauby quand il tient une espaule de mouton* en main bien séante et advenante, cemme une raquette gauschiere, et, avec un cousteau bien tranchant, Dieu sait comment il s'en escrime. »

(591 A). *Dorcade* vient probablement de *Dorcas* employé par Martial avec le sens de *biche*.

(592). Le *soufre* est souvent administré aux jeunes chiens comme purgatif ; pour que ces animaux puissent le prendre facilement, on le mélange avec des viandes de qualité inférieure, telles que des têtes de mouton

(593). Voir notes 134, 271, 335, 406 « Que la *fièvre quartaine* serre celluy qui vous a mis icy. »

Monol. du franc archier de Baignollet.

CHAPITRE VIII

Comment Panurge fit en mer noyer le marchand et les moutons

Soubdain je ne sçay comment, le cas fut subit, je n'eus loisir le considerer, Panurge, sans aultre chose dire, jette en pleine mer son mouton criant et bellant. Tous les aultres moutons, crians et bellans en pareille intonation, commencerent soy jetter et saulter en mer, après à la file. La foule estoit à qui premier y saulteroit après leur compaignon. Possible n'estoit les engarder, comme vous sçavez estre du mouton le naturel, tousjours suivre le premier, quelque part qu'il aille. Aussi le dit Aristoteles (594), *lib.* IX, *de Histor. anim.*, estre le plus sot et inepte animant du monde.

Le marchant, tout effrayé de ce que devant ses yeulx perir voyoit et noyer ses moutons, s'efforçoit les empescher et retenir de tout son pouvoir. Mais c'estoit en vain. Tous à la file saultoient dedans la mer, et perissoient. Finalement, il en print un grand et fort par la toison sus le tillac de la nauf, cuidant ainsi le retenir, et saulver le reste aussi consequemment. Le mouton fut si puissant qu'il emporta en mer avec soy le marchant, et fut noyé, en pareille forme que les moutons de Polyphemus le borgne cyclope emporterent hors la caverne Ulyxes et ses compaignons. Autant en firent les aultres bergiers et moutonniers, les prenant uns par les cornes, aultres par les jambes, aultres par la toison. Lesquelz tous furent pareillement en mer portés et noyés miserablement.

Panurge, a cousté du fougon, tenant un aviron en main, non pour aider les moutonniers, mais pour les engarder de grimper sus la nauf et evader le naufraige, les preschoit eloquentement, comme si fust un petit frère Ollivier Maillard, ou un second frère Jean Bourgeois; leur remonstrant par lieux de rethoricque les miseres de ce monde, le bien et l'heur de l'autre vie, affermant plus heureux estre les trépassés que les vivans en ceste vallée de misere, et à un chascun d'eux promettant eriger un beau cenotaphe et sepulchre honoraire au plus hault du mont Cenis, à son retour de Lanternois; leurs optant ce néantmois, en cas que vivre encores entre les humains ne leur faschast, et noyer ainsi ne leur vint à propos, bonne adventure, et

(594) Voici ce que dit Aristote de l'instinct imitateur du mouton, au livre IX chap. 4 de son *histoire des animaux* : « on a bien raison de trouver que le mouton a un caractère aussi doux que stupide. De tous les quadrupèdes c'est le plus stupide. »

rencontre de quelque baleine (595), laquelle au tiers jour subsequent les rendist sains et saulves en quelque pays de satin, à l'exemple de Jonas.

La nauf vuidée du marchant et des moutons : « Reste il icy, dist Panurge, ulle ame moutonnière ? Où sont ceux de Thibault l'Aignelet ? et ceux de Regnauld Belin, qui dorment quand les aultres paissent ? Je n'y sçay rien. C'est un tour de vieille guerre. Que t'en semble frère Jean ? — Tout bien de vous, respondit frère Jean. Je n'ay rien trouvé mauvais, sinon qu'il me semble que, ainsi comme jadis on souloit en guerre, au jour de bataille ou assault, promettre aux souldars double paye pour celuy jour : s'ilz guaingnoient la bataille, l'on avoit prou de quoy payer : s'ilz la perdoient, c'eust esté honte la demander, comme firent les fuyards Gruyers après la bataille de Serizolles ; aussi qu'en fin vous doibviez le payement reserver ; l'argent vous demourast en bourse. — C'est, dist Panurge, bien chié pour l'argent. Vertus Dieu, j'ay eu du passetemps pour plus de cinquante mille francs. Retirons nous, le vent est propice. Frere Jean, escoute icy. Jamais homme ne me fit plaisir sans recompense, ou recoignoissance pour le moins. Je ne suis point ingrat et ne le fus, ne seray. Jamais homme ne me fit desplaisir sans repentance, ou en ce monde, ou en l'autre. Je ne suis poinct fat jusques là. — Tu, dist frere Jean, te damnes comme un vieil diable. Il est escrit : *Mihi vindictam*, etc. Matière de bréviaire. »

(595). Le sceptique Panurge, pour goguenarder le marchand de moutons, lui fait entrevoir la possibilité de se sauver dans le ventre d'une baleine, bien qu'il sache que le gosier qui y mène est fort étroit et qu'il faut être comme Jonas, sous la protection spéciale de Dieu, pour franchir avec un corps d'homme un espace où ne peuvent passer que de très petits poissons ; grande bouche et petit gosier, telle est la formule applicable en l'espèce, l'extrait suivant de Lacépède en témoigne :

« L'intérieur de la gueule est si vaste que dans une baleine qui fut prise en 1726, au cap de Hourdel, la capacité de la bouche était assez grande pour que deux hommes aient pu y entrer sans se baisser..., le gosier de la baleine est très étroit et beaucoup plus qu'on ne le croirait, lorsqu'on voit toute l'étendue de la gueule de cet animal démesuré. »

CHAPITRE IX

Comment Pantagruel arriva en l'isle Ennasin et des estranges alliances du pays

Zephyre nous continuoit en participation d'un peu du garbin, et avions un jour passé sans terre descouvrir. Au tiers jour, à l'aulbe des mousches, nous apparut une isle triangulaire, bien fort ressemblante quant à la forme et assiette à Sicile. On la nommoit l'isle des Alliances. Les hommes et femmes ressemblent aux Poictevins rouges (595 A), exceptez que touts hommes et femmes et petits enfants, ont le nez en figure d'un as de trèfles. Pour ceste cause le nom antique de l'isle estoit Ennasin. Et estoient touts parents et alliés ensemble comme ils se vantoient, et nous dist librement le potestat du lieu : « Vous aultres gents de l'aultre monde tenez pour chose admirable, que d'une famille romaine (c'estoient les Fabians), pour un jour (ce fut le treziesme du mois de febvrier), par une porte (ce fut la porte Carmentale, jadis située au pied du Capitole, entre le roc Tarpeïan et le Tibre, depuis surnommée Scélérate), contre certains ennemis des Romains (c'estoient les Veientes Hetrusques), sortirent trois cens six hommes de guerre tous parens, avec cinq mille autres souldars tous leurs vassaux, qui tous furent occis (ce fut prés le fleuve Cremere, qui sort du lac de Baccane). De ceste terre, pour un besoing, sortiront plus de trois cens mille, tous parens et d'une famille. »

Leurs parentés et alliances estoient de façon bien estrange : car, estans ainsi tous parents et alliés l'un de l'autre, nous trouvasmes que personne d'eux n'estoit pere ne mere, frere ne sœur, oncle ne tante, cousin ne nepveu, gendre ne bruz, parrain ne marraine de l'autre. Sinon vrayement un grand vieillard ennasé (596), lequel, comme je vis, appella une petite fille aagée de trois ou quatre ans mon pere; la petite fillette le appelloit ma fille.

(595 A). « *Poitevins rouges*, l'origine de ce sobriquet, qui est fort ancien, peut se tirer de leur nom même *pictavi*, qui vient de *pingere*, parce que les anciens *Pictes*, pour se rendre plus terribles, se peignoient le visage avec du vermillon, ou peut-être même avec du sang » DE MARSY *édit. varior.* J'ai vainement cherché dans les ouvrages spéciaux une autre explication. Le *livre des proverbes* de Le Roux de Lincy, lui-même, qui mentionne une douzaine d'adages relatifs au Poitou, est muet sur les Poitevins rouges.

(596). *Ennasin, ennasé* : de *nas*, nez.

La parenté et alliance entre eux estoit que l'un appelloit une femme ma maigre (596 A) ; la femme le appelloit mon marsouin. « Ceux là, disoit frere Jean, devroient bien sentir leur marée, quand ensemble se sont frottes leur lard. * » L'un appelloit un guorgiase (597) bachelette, en soubriant : « Bon jour, mon estrille. » Elle le resalua, disant : « Bonne estrenne, mon fauveau. — Hay, hay, hay! s'escria Panurge, venez voire une estrille, une fau et un veau. N'est ce estrille fauveau ? Ce fauveau à la raye noire doibt bien souvent estre estrillé. » Un autre salua une sienne mignonne, disant : « Adieu, mon bureau. » Elle luy respondit : « Et vous aussi, mon proces. — Par sainct Treignant (597 A), dist Gymnaste, ce proces doibt estre souvent sus ce bureau. » L'un appelloit une autre mon verd. Elle s'appeloit son coquin. « Il y a bien là, dist Eusthenes, du verd coquin (598). « Un autre salua une sienne alliée, disant : Bon di, ma coingnée. « Elle respondit : « Et à vous, mon manche. — Ventre bœuf, s'écria Carpalin, comment ceste encoignée est emmanchée? Comment ce manche est encoigné ? Mais seroit ce poinct la grande manche que demandent les courtisanes romaines? Ou un cordelier à la grande manche? »

Passant oultre, je vis un averlant qui, saluant son alliée, l'appella mon matraz : elle le appelloit mon lodier. De faict, il avoit quelques traictz de lodier lourdault. L'un appelloit une autre ma mie, elle l'appelloit ma crouste. L'un une autre appelloit sa palle, elle l'appelloit son fourgon. L'une une autre appeloit ma savate, elle le nommait pantophle. L'un une autre nommoit ma botine, elle l'appelloit son estivallet. L'un une autre nommait sa mitaine, elle le nommoit mon gand. L'un une autre nommait sa couane, elle l'appeloit son lard : et estoit entre eux parenté de couane de lard *.

En pareille alliance, l'un appelloit une sienne mon homelaicte, elle le nommait mon œuf : et estoient alliés comme une homelaicte d'œufz. De mesme, un autre appelloit une sienne ma trippe, elle l'appeloit son fagot : Et onques ne peuz sçavoir quelle parenté, allianee, affinité ou consanguinité fust entre eux, la rapportant à nostre usage commun,

(596 A). Le poisson nommé *maigre* est la sciène d'Europe.

(597). V. notes 522 et 552.

(597 A). Ce *Saint-Treignant* m'est totalement inconnu, ne serait-ce pas *Saint-Aignan*, bienheureux spécialiste de la teigne ?

(598). *Verd-Coquin* est le nom vulgaire du pyrale de la vigne connu des anciens. Plaute, *in-cistellaria* dit en parlant de cet insecte. « involvolum, quœ in pampini folio intorta implicat se ». On appelait aussi *verd-coquin*, du temps de Rabelais une maladie des moutons, *le tournis*. Cette affection est caractérisée par des mouvements automatiques de rotation causés par des helminthes nommés cœnures, logés dans le cerveau de l'animal.

Verd-coquin ou *ver coquin* s'entendait encore d'un trouble intellectuel, exemples :

« Madame est bien en sa colère ;
Je l'ay mise en son *ver coquin* »

BELLEAU, *Comédie de la reconnue* 1551.

« Moy mesme en ce discours qui [fais le suffisant,
Je me cognois frappé, sans le pou- [voir comprendre,
Et de mon *ver coquin* je ne me puis [desfendre. »

REGNIER. *sat. à M. Rapin.*

sinon qu'on nous dist qu'elle estoit trippe de ce fagot. Un autre, saluant une sienne disoit : « Salut mon escalle. » Elle respondit : « Et à vous, mon huytre. — C'est, dit Carpelin, une huytre en escalle. » Un autre de mesmes saluoit une sienne, disant : « Bonne vie, ma gousse. » Elle respondit : « Longue à vous, mon poys. — C'est, dit Gymnaste, un poys en gousse. » Un autre vilain claquedent, monté sus haultes mulles de bois, rencontrant une grosse, grasse, courte guarse, luy dist : « Dieu gard mon sabbot, ma trombe, ma touppie. » Elle luy respondit fierement : « Gard pour gard, mon fouet. — Sang sainct Gris (598 A) dist Xenomanes, est il fouet competent pour mener ceste touppie ? »

Un docteur regent, bien peigné et testonné, avoir quelque temps devisé avec une haulte damoiselle, prenant d'elle congié, luy dist : « Grand mercy, bonne mine. — Mais, dist elle, très grand à vous, mauvais jeu. — De bonne mine, dist Pantagruel, à mauvais jeu n'est alliance impertinente. » Un bachelier en busche, passant, dist à une jeune bachelette : « Hay, hay, hay. Tant y a que ne vous vis, Muse. — Je vous voy respondit elle, Corne, voluntiers. — Accouplez les, dist Panurge, et leurs soufflez au cul : ce sera une cornemuse. » Un autre appela une sienne ma truie, elle l'appella son foin. Je vis un demy gallant bossu, quelque peu prés de nous, saluer une sienne alliée, disant : « Adieu, mon trou. « Elle de mesme le resalua, disant : « Dieu gard ma cheville. « Frere Jean dist : Elle, ce croy je, est toute trou, et il de mesme tout cheville. Ores est à sçavoir si ce trou par ceste cheville peut entièrement estre estouppé. »

Un autre salua une sienne : disant : « Adieu, ma mue. » Elle respondit : « Bon jour mon oison. — Je croy, dist Ponocrates, que cestuy oison est souvent en mue. » Un averlant, causant avec une jeune gualoise, luy disoit : « Vous en souvienne, vesse. — Aussi sera, ped, » respondit elle. « Appellez vous, dist Pantagruel au potestat, ces deux là parens ? Je pense qu'ilz soyent ennemis, non alliés ensemble, car il l'a appelée vesse. En nos pays, vous ne pourriez plus oultrager une femme que ainsi l'appellant. — Bonnes gens de l'autre monde, respondit le potestat, vous avez peu de parens telz tant proches comme sont ce ped et ceste vesse. Ilz sortirent invisiblement tous deux ensemble * d'un trou, en un instant. — Le vent de Galerne, dist Panurge, avoit donc lanterné leur mère. — Quelle mère, dist le potestat, entendez vous ? C'est parenté de vostre monde. Ilz n'ont ne pere ne mere. C'est à faire à gens delà l'eau, à gens bottés de foin. » Le bon Pantagruel tout voyoit, et escoutoit; mais, à ces propos il cuida perdre contenance.

Avoir bien curieusement consideré l'assiette de l'isle et mœurs du peuple Ennasé, nous entrasmes en un cabaret pour quelque peu refraichir. Là on faisoit nopces à la mode du pays. Au demourant chere

(598 A). « Le roi Henri IV juroit *ventre Saint-Bris*... Les gouverneurs du jeune prince de Bearn craignans qu'il ne se laissât aller à blasphémer comme tant d'autres, lui permirent de jurer ainsi. *Saint-Gris* est Saint-François, patriarche des moines gris, et Henri IV, qui étoit ou qui fut longtemps huguenot, juroit par le ventre de ce saint, comme d'autre (liv. II chap. 3) par le ventre Saint-Quenet » LE DUCHAT, *remarque*.

et demie. Nous presens fut faict un joyeux mariage d'une poire, femme bien gaillarde, comme nous semqloit, toutesfois ceux qui en avoient tasté la disoient estre molasse, avec un jeune fromaige à poil follet, un peu rougeastre. J'en avois autrefois ouy la renommée, et ailleurs avoient esté faicts plusieurs telz mariages. Encores dit on, en nostre pays de vache, qu'il ne fut oncques tel mariage qu'est de la poire et du fromaige*. En une autre salle, je vis qu'on marioit une vieille botte avec un jeune et soupple brodequin. Et fut dict à Pantagruel que le jeune brodequin prenoit la vieille botte à femme, pource qu'elle estoit bonne robe, en bon poinct, et grasse à profit de mesnage, voire fust ce pour un pescheur. En une autre salle basse je vis un jeune escafignon espouser une vieille pantophle. Et nous fut dict que ce n'estoit pour la beauté ou bonne grace d'elle, mais par avarice et convoitise d'avoir les escuz dont elle estoit toute couctre pointée.

CHAPITRE X

Comment Pantagruel descendit en l'isle de Cheli, en laquelle regnoit le roy Sainct Panigon

Le garbin nous souffloit en pouppe, quand, laissans ces mal plaisans Allianciers, avec leur nez de as de treuffle, montasmes en haulte mer. Sus la declination du soleil, fismes scalle en l'isle de Cheli, isle grande, fertile, riche et populeuse, en laquelle regnoit le roy sainct Panigon Lequel, accompaigné de ses enfans et princes de sa court, s'estoit transporté jusque prés le havre pour recevoir Pantagruel. Et le mena jusques en son chasteau; sus l'entrée du dongeon se offrit la royne, accompaignée de ses filles et dames de court. Panigon voulut qu'elle et toute sa suite baisassent Pantagruel et ses gens. Telle estoit la courtoisie et coustume du pays. Ce que fut faict, excepté frere Jean, qui se absenta et s'escarta parmy les officiers du roy. Panigon vouloit, en toute instance, pour cestuy jour et au lendemain retenir Pantagruel. Pantagruel fonda son excuse sus la serenité du temps et opportunité du vent, lequel plus souvent est desiré des voyagiers que rencontré, et le fault emploiter quand il advient, car il ne advient toutes et quantes fois qu'on le souhaite. A ceste remonstrance, aprés boire vingt et cinq ou trente fois par homme*, Panigon nous donna congié.

Pantagruel, retournant au port et ne voyant frere Jean, demandoit quelle part il estoit, et pourquoy n'estoit ensemble la compaignie. Panurge ne sçavoit comment l'excuser, et vouloit retourner au chasteau pour l'appeller, quand frère Jean accourut tout joyeux et s'escria en grande gayeté de cœur, disant : « Vive le noble Panigon ! Par la mort bœuf de bois, il rue en cuisine. J'en viens, tout y va par escuelles. J'esperois bien y cotonner à profit et usaige monacal le moule de mon gippon*. — Ainsi, mon amy, dist Pantagruel, tousjours à ces cuisines ! (598 B) — Corpe de galline, respondit frere Jean, j'en sçai mieux l'usaige et ceremonies que de tant chiabrener avec ces femmes, *magny*, *magna*, *chiabrena*, reverence, double, reprinse, l'accolade, la fressurade, (599) baise la main de vostre mercy, de vostre majesta, vous soyez tarabin, tarabas. Bren, c'est merde à Rouan. Tant chiasser et urenil-

(598 B). Plaisanterie propre à justifier le proverbe « gras comme un moine. »

(599). *Fressurade*, ardente caresse, vient de fressure, signifiant entrailles, parties internes de l'animal. En voyant l'emploi que Rabelais fait de ce mot un peu plus loin (voir note 610) il serait permis de lui donner un sens beaucoup plus Pantagruelique : Au livre XXIII de Merlin Coccaie on lit : « Boccal lui tire du ventre les trippes, les rongnons, le foye et toute la *fressure.* »

ler* ! Dea, je ne dis pas que je n'en tirasse quelque traict dessus la lie à mon lourdois, qui me laissast insinuer ma nomination. Mais ceste brenasserie de reverences me fasche plus qu'un jeune diable ; je voulois dire, un jeusne double. Sainct Benoist n'en mentit jamais.

« Vous parlez de baiser damoiselles; par le digne et sacré froc que je porte, voluntiers je m'en deporte, craignant que m'advieigne ce que advint au seigneur de Guyercharois. — Quoy? demanda Pantagruel, je le cognois, il est de mes meilleurs amis. — Il estoit, dist frère Jean, invité à un sumptueux et magnifique banquet que faisoit un sien parent et voisin : auquel estoient pareillement invités tous les gentilz hommes, dames et damoiselles du voisinage. Icelles, attendantes sa venue, deguiserent les pages de l'assemblée, et les habillerent en damoiselles bien pimpantes et atourées. Les pages endamoisellés à luy entrant prés le pont leviz se presenterent. Il les baisa tous en grande courtoisie et reverences magnifiques. Sus la fin, les dames, qui l'attendoient en la galerie, s'esclaterent de rire, et firent signes aux pages à ce qu'ilz oustassent leurs atours. Ce que voyant le bon seigneur, par honte et despit ne daigna baiser icelles dames et damoiselles naïfves. Alleguant, veu qu'on luy avoit ainsi desguisé les pages, que, par la mort bœuf de bois, ce debvoient là estre les varletz, encores plus finement desguisés.

« Vertus Dieu, *da jurandi*, pourquoy plus tost ne transportons nous nos humanités en belle cuisine de Dieu ? Et là ne considerons le branslement des broches, l'harmonie des contrebastiers, la position des lardons, la temperature des potaiges, les preparatifz du dessert, l'ordre du service, du vin ? *Beati immaculati in via.* C'est matiere de breviaire. »

CHAPITRE XI

Pourquoi les moines sont voluntiers en cuisine

« C'est, dist Epistemon, naïfvement parlé en moine. Je dis moine moinant, je ne dis pas moine moiné. Vrayement vous me reduisez en memoire ce que je vis et ouy en Florence, il y a environ vingt ans. Nous estions bien bonne compaignie de gens studieux, amateurs de peregrinité, et convoiteux de visiter les gens doctes, antiquités et singularités d'Italie. Et lors curieusement contemplions l'assiette et beauté de Florence, la structure du dome, la sumptuosité des temples et palais magnificques. Et entrions en contention qui plus aptement les extolleroit par louanges condignes : quand un moine d'Amiens, nommé Bernard Lardon; comme tout fasché et monopolé, nous dist : « Je ne sçay que diantre vous trouvez icy tant à louer. J'ay aussi bien contemplé comme vous, et ne suis aveugle plus que vous. Et puis : qu'est ce ? Ce sont belles maisons. C'est tout. Mais Dieu, et monsieur sainct Bernard, nostre bon patron, soit avec nous, en toute ceste ville encores n'ay je veu une seule roustisserie*, et y ay curieusement regardé et considéré. Voire je vous dis comme espiant et prest à compter et nombrer, tant à dextre comme à senestre, combien et de quel cousté plus nous rencontrerions de roustisseries roustissantes. Dedans Amiens, en moins de chemin quatre fois, voire trois qu'avons faict en nos contemplations, je vous pourrois monstrer plus de quatorze roustisseries antiques et aromatizantes. Je ne sçay quel plaisir avez prins voyans les lions et africanes (600) (ainsi nommiez vous, ce me semble, ce qu'ilz appellent tygres) prés le beffroy, pareillement voyans les porcs espicz et austruches on palais du seigneur Philippe Strossi. Par ma foy, nos fieulx, j'aimerois mieulx voir un bon et gras oison en broche. Ces porphyres, ces marbres sont beaux. Je n'en dis poinct de mal, mais les darioles d'Amiens sont meilleures à mon goust. Ces statutes antiques sont bien faictes, je le veulx croire, mais par sainct Ferreol (600 A.) d'Abbeville, les jeunes bachelettes de nos pays sont mille fois plus advenantes.

— Que signifie, demanda frere

(600). « Un ancien Sénatus-Consulte prohibait l'introduction en Italie des panthères d'Afrique, *Africanas*; mais le tribun du peuple Aufidius fit voter une loi contraire, qui permit d'en amener pour les jeux du Cirque. » PLINE *hist. nat.* VIII. 24.

(600 A). Les saints n'étaient pas seulement invoqués pour guérir les gens; on avait également recours à eux pour engraisser les bêtes; à propos de *Saint Ferreol d'Abbeville*, l'abbé de Marsy écrit : « Dans ce pays, on a recours à ce saint lorsqu'on veut avoir des oies bien grasses » voir notes 39, 168, 383.

Jean, et que veult dire que tousjours vous trouvez moines en cuisines ; jamais n'y trouvez rois, papes, ne empereurs ? — Est ce, respondit Rhizotome, (600 B) quelque vertu latente et proprieté specifique absconse (601) dedans les marmites et contrehastiers, qui les moines y attire, comme l'aimant à soy le fer attire (601 A.) ; n'y attire empereurs, papes, ne rois ? Ou c'est une induction et inclination naturelle, aux frocz et cagoulle adherentes, laquelle de soy mene et poulse les bons religieux en cuisine, encore qu'ilz n'eussent election ne deliberation d'y aller ? — Il veult dire, respondit Epistemon, formes suivantes la matiere. Ainsi les nomme Averroïs (602). — Voire, voire, dist frere Jean.

— Je vous diray, respondit Pantagruel, sans au probleme proposé respondre, car il est un peu chatouilleux, et à peine y toucheriez vous sans vous espiner. Me souvient avoir leu que Antigonus, roy de Macedonie, un jour entrant en la cuisine de ses tentes, et y rencontrant le poëte Antagoras, lequel fricassoit un congre et luy mesme tenoit la paille, luy demanda en toute alaigresse : « Homere fricas« soit il congres, lorsqu'il descrivoit « les prouesses de Agamemnon ? « — Mais, respondit Antagoras au « roy, estimes tu que Agamemnon, « lors que telles prouesses faisoit, « fust curieux de savoir si personne « en son camp fricassoit congres ? » Au roy sembloit indecent que en sa cuisine le poëte faisoit telle fricassée. Le poëte luy remonstroit q. c chose trop plus abhorrente estoit rencontrer le roy en cuisine. — Je dameray ces tecy, dist Pa-

(600 B) *Rhizotome* qui signifie coupeur de racines, désignerait, selon Esmangart et Johanneau, Feruel, médecin de Henri II. Je ne me charge pas de dire pourquoi. Je note pour mémoire, que le nom de rhizotome fut donné jadis au médecin naturaliste Cratevas, auteur d'un ouvrage sur les simples, honorablement cité par Diocoride.

— *Rhizotome* pourrait avoir une signification toute différente, ainsi indiquée par un professeur de la Faculté de Paris : « les *rhizotomes* étaient plus éloignés du médecin que le pharmacopole. Ils allaient cueillir des plantes et ils les vendaient sur le marché, soit au public soit aux pharmacopoles.

Laboulbene
Celse et la médecine à Rome

(601). *Absconditus*, comme *lateus*, signifie caché, cette phrase peut donc se lire ainsi : est ce quelque vertu cachée particulière ? quant au mot *latent* il est employé en physique : Dans cette science, on appelle *latent* le calorique que les corps absorbent, quand ils passent de l'état solide à l'état liquide sans que leur température subisse un changement.

(601 A). Voir note 503.

(602). Cette façon de parler empruntée à l'arabe *Averroès* équivaut à celle-ci : propriétés inhérentes à la matière. « Les auteurs arabes écrivirent de la médecine. Ils se rendirent si fameux qu'ils ont passé chez bien des gens pour les inventeurs de cet art. Ils ne seraient pas trop mal fondés, pour s'attribuer cette gloire si les originaux, grecs et latins, qu'ils se sont appropriés par une pure usurpation, ne faisaient voir manifestement que la médecine a coulé d'une autre source que de l'Arabie. En vertu de cette prétention, les livres d'Avicenne, de Rhazès et d'Averroès ont eu la même autorité que les ouvrages d'Hippocrate et de Galien, et on compte si sûrement sur leur doctrine que si un médecin s'en écarte volontairement et par mépris, on crie après lui comme après un homicide, un meurtrier, un assassin public » H. C. Agrippa : *De vanit. scient.* 82. — Rabelais montre ici qu'il ne redoutait point ces criailleries.

nurge, vous racontant ce que Breton Villandry respondit un jour au seigneur duc de Guise. Leur propous estoit de quelque bataille du roy François contre l'empereur Charles cinquiesme, (602 A.) en laquelle Breton estoit guorgiasement (602 B.) armé, mesmement de grefves et sollcretz (602 C.) asserés, monté aussi à l'avantaige ; n'avoit toutesfois été veu au combat. « Par ma foy, respondit Breton, j'y ay esté, facile me sera le « prouver, voire en lieu onquel « vous n'eussiez osé vous trouver. » Le seigneur Duc prenant en mal ceste parole, comme trop brave et trop temerairement proferée, et se haulsant de propous. Breton facilement en grande risée l'appaisa, disant : « J'estois avec le baguage : onquel lieu vostre « honneur n'eust porté soy cacher comme je faisois. » En ces menuz devis arriverent en leurs navires. Et plus long séjour ne firent en icelle isle de Cheli.

(602 A). Voir note 522 « il me venoit en l'imagination que j'étois le même damoisel qui baisoit une *gorgiase* infante ». C. SOREL: *Hist. de Francion*.

(602 B). Voir note 249 C. « Il est des peuples où les femmes, en l'une et l'aultre jambe, portent des *grèves* de cuivre » MONTAIGNE : *Essais*.

(602 C). *Sollerets* : armures des pieds, ce mot vient du latin *solla* dont nous avons fait *siouler*.

CHAPITRE XII

Comment Pantagruel passa Procuration, et de l'estrange maniere de vivre entre les Chiquanous

Continuant nostre route, au jour subsequent passasmes Procuration, qui est un pays tout chaffouré et barbouillé. Je n'y cogneuz rien. Là vismes des Procultous et Chicanous, gens à tout le poil (602 D.) Ilz ne nous inviterent à boire ne à manger*. Seulement, en longue multiplication de doctes reverences, nous dirent qu'ilz estoient tous à nostre commandement, en payant. Un de nos truchemens racontoit à Pantagruel comment ce peuple guaignoit sa vie en façon bien estrange, et en plein diametre contraire aux romicoles. A Rome, gens infiniz guaignent leur vie à empoisonner, à battre et à tuer; les Chiquanous la guaignent à estre battuz. De mode que, si par long temps demeuroient sans estre battuz, ilz mourroient de male faim, eux, leurs femmes et enfans.

« C'est, disoit Panurge, comme ceux qui, par le rapport de Cl. Galien, ne peuvent le nerf caverneux vers le cercle equateur dresser, s'ilz ne sont tres bien fouettés (603).

(602 D). *Poil.* Voir note 176.

(603). Voir note 300.

Plusieurs vieux auteurs parlent de gens qui se faisaient battre de verges pour s'exciter à l'amour.

On lit dans Brantome (*Dames galantes*, discours II) : « J'ai bien ouy dire d'un grand seigneur qu'avant qu'aller habiter avec sa femme se faisoit fouetter, ne pouvant relever sa nature baissante sans ce sot remède. Picus Mirandula, raconte avoir vu un gallant qui, d'autant plus qu'on l'estrilloit à grandes sanglades d'estrivières, c'estoit lorsqu'il estoit le plus enragé aprés les femmes. »

Aussi, un théologien, qui est en même temps docteur en médecine, le pére Debreyne a-t-il eu raison d'cérire : « la *Fustigation* ou *flagellation*, employée comme châtiment, peut avoir un résultat bien différent de celui qu'on en attend. Il est donc très important de faire disparaître des écoles et du foyer domestique ce genre de punition, à la fois indécent, flétrissant, et dangereux pour les mœurs » *théologie morale.* — Le professeur Brouardel, traitant des déviations génitales, disait ceci à ses élèves : « Un phénomène assez fréquent est une localisation voluptueuse anormale. Vous avez lu, dans les *Confessions* de Jean-Jacques Rousseau, qu'ayant éprouvé une jouissance particulière sous sa première fessée, il cherchait toutes les occasions de s'en faire donner d'autres. Cette excessive sensibilité cutanée de la région fessière est assez commune, et, d'ailleurs, quelques vieux débauchés font rallumer leur leu par la *flagellation.* »

Le 26 janvier 1758 Voltaire écrivait à sa nièce madame de Fontaine : « Je ne crois pas que l'abbé de Prades soit fouetté sur le cul ; cela est sujet à des inconvénients. Les théologiens disent que cette façon peut occasionner ce qu'ils appellent des pollutions. »

Par sainct Thibault (603 A), qui ainsi me fouetteroit me feroit bien au rebours desarsonner, de par tous les diables.

— La manière, dist le truchement est telle : Quand un moine, prestre, usurier, ou advocat veult mal à quelque gentilhomme de son pays, il envoye vers lui un de ces Chiquanous. Chiquanous le citera, l'adjournera, le outragera, le injurira impudentement, suivant son record et instruction: tant que le gentilhomme, s'il n'est paralytique* de sens, et plus stupide qu'une rane gyrine (604) sera contrainct lui donner bastonnades et coups d'espée sur la teste, ou la belle jarretade, ou mieulx le jetter par les creneaux et fenestres de son chasteau. Cela faict, voilà Chiquanous riche pour quatre mois. Comme si coups de baston fussent ses naïves moissons. Car il aura du moine, de l'usurier, ou advocat, salaire bien bon, et repartition du gentilhomme, aucune fois si grande et excessive que le gentilhomme y perdra tout son avoir, avec dangier de miserablement pourrir en prison, comme s'il eust frappé le roy.

— Contre tel inconvénient, dist Panurge, je sçay un remède tres bon, duquel usoit le seigneur de Basché. — Quel? demanda Pantagruel. — Le seigneur de Basché, dist Panurge, estoit homme couragcux, vertueux, magnanime, chevaleureux. Il, retournant de certaine longue guerre en laquelle le duc de Ferrare, par l'aide des François, vaillamment se defendit conre les furies du pape Jules second, par chascun jour estoit adjourné, cité, chiquané, à l'appetit et passetemps du gras prieur de Sainct Louant.

« Un jour, desjeunant avec ses gens (comme il estoit humain et debonnaire), manda querir son boulangier, nommé Loyre, et sa femme; ensemble le curé de sa paroisse, nommé Oudart, qui le servoit de sommelier, comme leur estoit la coustume en France ; et dist en présence de ses gentilzhommes et aultres domesticques : « Enfans, vous voyez en quelle « fascherie me jettent journelle« ment ces maraux Chiquanous ; « j'en suis là résolu que, si ne m'y « aidez, je delibere abandonner le « pays et prendre le party du Sou« dan à tous les diables. Desormais « quand ceans ilz viendront, soyez « pretz, vous Loire et vostre fem« me, pour vous representer en ma « grande salle avec vos belles ro« bes nuptiales, comme si l'on vous « fiansoit, et comme premierement « fustes fiansés. Tenez : voylà cent « escuz d'or, lesquelz je vous don« ne pour entretenir vos beaux ac« coustremens. Vous, messire Ou« dart, ne faillez y comparoistre en « vostre beau suppelis et estolle, « avec l'eau beniste, comme pour « les fianser. Vous pareillement « Trudon (ainsi estoit nommé son « tabourineur), soyez y avec vos-

(603 A). *Saint-Thibault*, dont la fête tombe le 1er juillet, fut ermite en Champagne ; il porta toujours la gaire et s'administra fréquemment la discipline, par esprit de mortification.

(604). *Gyrine*, de *gyrinus*, jeune grenouille ou têtard. Un batracien qui est encore informe ne peut être que stupide, cela est certain ; mais nous n'aimerions pas trouver souvent dans notre auteur favori des comparaisons du genre de celle-ci. Rabelais, qui nous habitue à infiniment plus d'esprit, n'a fait, en cette occasion, que recueillir une expression qui courait de son temps.

« tre flutte et tabour, vous tous « baillerez l'un à l'aultre du souve- « nir des nopces, ce sont de petits « coups de poing. Ce faisans, vous « n'en souperez que mieulx (605). « Mais, quand ce viendra au Chi- « quanous, frappez dessus comme « sus seigle verd, ne l'espargnez. « Tappez, daubez, frappez ; je vous « en prie. Tenez, présentement je « vous donne ces jeunes ganteletz « de jouste, couvers de chevrotin. « Donnez luy coups sans compter à « tors et à travers. Celui qui mieulx « le daubera, je recognoistray pour « mieulx affectionné. N'ayez peur « d'en estre reprins en justice. Je « seray guarant pour tous. Telz « coups seront donnés en riant, « selon la coustume observée en « toutes fiansailles.

« — Voire mais, demanda Ou- « dart, à quoy cognoistrons nous « le Chiquanous ? Car, en ceste « vostre maison, journellement « abordent gens de toutes parts. — « Je y ay donné ordre, respondit « Basché. Quant à la porte de céans « viendra quelque homme, ou à « pied, ou assez mal monté, ayant « un anneau d'argent gros et large « on poulce, il sera Chiquanous. « Le portier ayant introduict cour- « toisement, sonnera la campa- « nelle. Alors soyez pretz, et venez « en salle jouer la tragique come- « die que vous ay exposé. »

« Ce propre jour, comme Dieu le voulut, arriva un vieil, gros et rouge Chiquanous. Sonnant à la porte, fut le portier recognu à ses gros et gras houzeaulx, à sa meschante jument, à un sac de toile plein d'informations, attaché à sa ceinture, signamment au gros anneau d'argent qu'il avoit on poulce gauche. Le portier luy fut courtois, l'introduict honnestement, joyeusement, sonne la campanelle. Au son d'icelle, Loyre et sa femme se vestirent de leurs beaux habillemens, comparurent en la salle, faisans bonne morgue. Oudart se revestit de suppellis et d'estolle : sortant de son office rencontre Chiquanous, le mene boire en son office longuement, ce pendant qu'on chaussoit ganteletz de tous coustés, et luy dist : « Vous ne poviez « heure venir plus opportune. Nos- « tre maistre est en ses bonnes : « nous ferons tantouts bonne chere « tout ira par escuelles : nous som- « mes céans de nopces : tenez, beu- « vez, soyez joyeux. »

« Pendant que Chiquanous beuvoit, Basché, voyant en la salle ses gens en équippage requis, mande querir Oudart. Oudart vient portant l'eau beniste. Chiquanous le suit. Il, entrant en la salle, n'oublia faire nombre de humbles reverences, cita Basché, Basché luy fit la plus grande caresse du monde lui donna un angelot, le priant assister au contact et fiansailles. Ce que fut faict. Sus la fin coups de poing commencerent sortir en place. Mais, quand ce vint au tour de Chiquanous, ilz le festoyerent à grands coups de gantelets, si bien qu'il resta tout estourdi et meurtri un œil poché au beurre noir (606), huict costes froussées (606 A), le brechet (606 B) enfondré, les omoplates en quatre quartiers, la ma-

(905). L'exercice développe l'appétit. V. note 90.

(606). *Œil au beurre noir*, V. notes 318, 521.

(606 A). *Freussé* signifie froissé, brisé, fracturé.

(606 B). *Brechet* est le nom du sternum des oiseaux. Pour l'homme *brechet* s'entendait du sternum tout entier ou mieux de la partie inférieure et cartilagineuse de cet os, appelée appendice xiphoïde. Cepen-

choire inférieure en trois loppins: et le tout en riant. Dieu sçait comment Oudart y opéroit, couvrant de la manche de son suppelis le gros gantelet acéré, fourré d'hermines, car il estoit puissant ribault. Ainsi retourne à l'isle Bouchard chicanous accoustré à la tigresque (607), bien toutefois satisfaict, et content du seigneur Basché; et moyennant le secours des bons chirurgiens* du pays vesquit tant que vouldrez. Depuis n'en fut parlé. La mémoire en expira avecques le son des cloches, lequelles quarillonnarent à son enterrement. »

---

dant on peut lire dans Ambroise Paré: « Les os du *brechet* sont unis par symphyse. »

(607). *Accoustré à la tigresque* signifie: meurtri de telle façon que les ecchymoses (Voir notes 104, 353, 388) dont son corps est couvert imitent les mouchetures de la peau du tigre. Plaute faisait une comparaison semblable à celle de Rabelais quand il mettait ces paroles dans la bouche d'un personnage de la Comédie de Pseudolus:

« Je t'arrangerais les reins d'importance: ils seront plus chamarrés de dessins et de couleurs que les tentures campaniennes et que la pourpre à ramages des tapis d'Alexandrie. »

Petrone, dont je viens de relire le *Satyricon* (c'était indispensable après le succès de *Quo Vadis*) a, lui aussi une comparaison *tigresque*, car il fait dire à un de ses personnages battus; « Je me laissais jeter à la porte roué de coups, je rentrai chez moi la peau plus bigarrée que celle d'une *panthère*. »

CHAPITRE XIII

Comment à l'exemple de maistre François Vilion, le seigneur de Basché loue ses gens

« Chiquanous issu du chasteau, et remonté sus son esgue orbe (608) (ainsi nommoit il sa jument borgne), Basché, sous la treille de son jardin secret, manda querir sa femme, ses demoiselles, tous ses gens; fit apporter vin de collation, associé d'un nombre de pastés, de jambons, de fruictz et fromaiges, beut avec eux en grande alaigresse, puis leur dist :

« Maistre François Villon, sus ses « vieux jours, se retira à Sainct « Maxent en Poictou, sous la faveur « d'un homme de bien, abbé du- « dict lieu. Là, pour donner passe- « temps au peuple, entreprint faire « jouer la Passion en gestes et lan- « gaige poictevin. Les rolles distri- « bués, les joueurs recollés, le « théâtre preparé, dist au maire et « eschevins que le mystère pour- « roit estre prest à l'issue des foi- « res de Niort; restoit seulement « trouver habillemens aptes aux « personnaiges. Les maire et eche- « vins y donnerent ordre. Il, pour « un vieil paysant habiller qui « jouoit Dieu le pere, requist frere « Estienne Tappecoue*, secretain « des Cordeliers du lieu, luy pres- « ter une chappe et estolle. Tap- « pecoue le refusa, alleguant que, « par leurs statutz provinciaulx, es- « toit rigoureusement defendu rien « bailler ou prester pour les jouans. « Villon replicquoit que le statut « seulement concernoit farces, « mommeries et jeuz dissoluz, et « qu'ainsi l'avoit veu pratiquer à « Bruxelles et ailleurs. Tappecoue, « ce non obstant, luy dist peremp- « toirement qu'ailleurs se pour- « veust, si bon luy sembloit « rien n'esperast de sa sacristie, « car rien n'en auroit sans faulte. « Villon fit aux joueurs le rapport « en grande abominatian, adjous- « tant que de Tappecoue Dieu fe- « roit vengeance et punition exem- « plaire bien tost.

« Au samedy subsequent, Villon « eut advertissement que Tappe- « coue, sus la poultre (609) du cou- « vent (ainsi nomment ilz une ju- « ment non encores saillie), es- « toit allé en queste à Sainct Li- « gaire, et qu'il seroit de retour « sus les deux heures aprés midy. « Adonc fit la monstre de la Dia- « blerie parmy la ville et le mar- « ché. Ses diables estoient tous « capparassonnés de peaulx de « loups, de veaulx et de béliers, « passementées de testes de mou- « ton, de cornes de boeufz, et de « grands havetz de cuisine ; ceinctz « de grosses courraies, esquelles

---

(608) *Esgue orbe*, de *equa orba*, jument borgne.

(609) « *Poultre* est une jeune Cavalle » Brantome *Dames galantes* : discours IV.

« pendoient grosses cymbales de« vaches, et sonnettes de muletz « à bruit horrifique. Tenoient en « mains aucuns bastons noirs pleins « de fusées ; aultres portoient longs « tizons allumés, sus lesquez à « chascun carrefour jettoient plei« nes poignées de parasine (609 A) « en pouldre, dont sortoit feu et « fumée terrible. Les avoir ainsi « conduicts avec contentement du « peuple et en grande frayeur des « petits enfans, finalement les mena « banqueter en une cassine, hors « la porte en laquelle est le che« min de Sainct Ligaire. Arrivans « la cassine, de loing il apperceut « Tappecoue qui retournoit de ques« te, et leur dist en vers macaro« niques :

Hic est de patria, natus de gente [belistra
Qui solet antiquo bribas potare [bisacco.

« Par la mort dienne ! (dirent « adonc les diables) il n'a voulu « prester à Dieu le pere une pau« vre chappe ; faisons luy peur. — « C'est bien dict, respond Villon ; « mais cachons nous jusques à ce « qu'il passe, et chargez vos fusées « et tizons. » Tappecoue arrivé au « lieu, tous sortirent on chemin au « davant de luy, en grand effroy, « jettans feu de tous coustés sus « luy et sa poultre, sonnans de « leurs cymbales, et hurlans en « diables : « Hho, hho, hho, hho, « brrrourrourrrs, rrrourrrs. Hou, « hou, hou. Hho, hho, hho, Frère « Estienne, faisons nous pas bien les « diables ? »

« La poultre, toute effrayée, se mit « au trot, à petz, à bondz, et au gua« lot ; à ruades fressurades (610), dou« bles pedales, et petarrades ; tant « qu'elle rua bas Tappecoue, quoy « qu'il se tinst à l'aulbe du bast de « toutes ses forces. Ses estriviers « estoient de chordes : du cousté « hors le montonoir son soulier fe« nestré estoit si fort entortillé « qu'il ne le peut onques tirer. Ain« si estoit traisné à escorchcul* « par la poultre, tousjours multi« pliante en ruades contre luy, et « fourvoyante de peur par les hayes « buissons et fossés. De mode « qu'elle luy cobbit toute la tes« te (611), si que la cervelle en « tomba près la croix Osaniere, « puis les bras en pièces, l'un ça « l'aultre là, les jambes de mesmes ; « puis des boyaulx fit un long car« naige, en sorte que la poultre au « couvent arrivante de luy ne por« toit que le pied droit, et soulier « entortillé.

« Villon, voyant advenu ce qu'il « avoit pourpensé dist à ses dia« bles : Vous jouerez bien, mes« sieurs les diables, vous jouerez « bien, je vous affie. O que vous « jouez bien ! Je despite la Diable« ries de Saulmur, de Doué, de « Mommorillon, de Langres, de « Saint Espain, de Angiers, voire, « par Dieu, de Poitiers avec leur « parlouoire, en cas qu'ilz puissent « estre à vous parragonnés. O que « vous jouerez bien ! »

(609 A) *Parasino* ou *péresino* est le nom provençal de la poix-résine.
« Lous arrouseron sus l'esquino.
D'un bon bouioun de *péresino* ».
C. FAVRE.

(610) *Fressurâde* voir note 559. Louis de Fontenettes médecin de Poitiers, mort en 1661, a écrit un traité de médecine en vers. Voici un passage sur les obligations de l'étudiant anatomiste qui doit
« ...faisant le mauvais garçon,
Dans la grève comme un Saint-[George,
Oster cordeau dessous la gorge,
A maint misérable pendu
A qui le cas estoit bien dû
Pour faire voir *fressure*, tripes
Cervelle et chair sous Riolan »

« Ainsi, dist Basché, prevoy je, « mes bons amis, que vous doré- « navant jouerez bien cette tragé- « die farce, veu qu'à la premiere « monstre et essay, par vous a es- « té Chiquanous tant disertement « daubé, tappé et chatouillé. Pré- « sentement je double à vous tous « vos gaiges. Vous, m'amie (disoit- « il à sa femme), faites vos hon- « neurs comme vous vouldrez. « Vous avez en vos mains et con- « serve tous mes thesors. Quant « est de moy, premierement, je « boy à vous tous, mes bons amis. « Or ça, il est bon et frais. Secon- « dement, vous, maistre d'hostel, « prenez ce bassin d'argent, je le « vous donne. Vous, escuyers, pre- « nez ces deux coupes d'argent doré. « Vos pages de trois mois ne soient « fouettés. M'amie, donnez leur « mes beaux plumailz blancs, avec « pampillettes d'or. Messire Ou- « dart, je vous donne ce flacon d'ar- « gent. Cestuy aultre je donne aux « cuisiniers ; aux varletz de chambre « ceste corbeille d'argent ; aux pa- « lefreniers je donne ceste nasselle « d'argent doré ; aux portiers, je « donne ces deux assiettes ; aux « muletiers, ces dix happesouppes. « Trudon, prenez toutes ces cuil- « leres d'argent, et ce drageouoir. « Vous laquais, prenez ceste gran- « de salliere. Servez moy bien, « amis, je le recognoistray : croyans « fermement que j'aimerois mieulx, « par la vertus Dieu, endurer en « guerre cent coups de masse sus « le heaulme au service de nostre « tant bon roy qu'estre une fois ci- « té par ces mastins Chiquanous, « pour le passetemps d'un tel gras « prieur. »

(611) Un cheval emporté peut, cela s'est vu, produire tous les désordres dont Rabelais fait ici le tableau.

CHAPITRE XIV

Continuation des Chiquanous daubés en la maison de Basché

« Quatre jours aprés, un autre jeune, hault et maigre Chiquanous alla citer Basché à la requeste du gras prieur. A son arrivée, fut soubdain par le portier recognu, et la campanelle sonnée. Au son d'icelle, tout le peuple du chasteau entendit le mystère. Loyre poitrisoit sa paste, sa femme belutoit la farine. Oudart tenoit son bureau. Les gentilzhommes jouoient à la paulme. Le seigneur Basché jouoit aux trois cents avec sa femme. Les damoiselles jouoient aux pingres. Les officiers jouoient à l'imperiale, les pages jouoient à la mourre à belles chiquenauldes. Soubdain fut de tous entendu que Chiquanous estoit en pays. Lors Oudart se revestir, Loyre et sa femme prendre leurs beaux accoustremens, Trudon sonner de sa flutte, battre son tabourin; chascun rire, tous se preparer, et gantelelz en avant.

« Basché descend en la basse court. Là Chiquanous, le rencontrant, se mit à genoilz devant luy, le pria ne prendre en mal si, de la part du gras prieur, il le citoit, remonstra par harangue diserte comment il estoit personne publique, serviteur de moinerie, appariteur de la mitre abbatiale, prest à en faire autant pour luy, voire pour le moindre de sa maison, la part qu'il luy plairoit l'emploiter et commander. « Vrayement, dist le « seigneur, ja ne me citerez que « premier n'ayez beu de mon bon « vin de Quinquenays (611 A), et « n'ayez assisté aux nopces que je « fais presentement. Messire Ou« dart, faites le boire tres bien, et « refraichir, puis l'amenez en ma « salle. Vous soyez le bien venu. »

« Chiquanous, bien reppeu et abbreuvé, entre avec Oudart en salle, en laquelle estoient tous les personnaiges de la farce, en ordre et bien deliberés. A son entrée chascun commença soubrire. Chiquanous rioit par compaignie (612). Quand par Oudart furent sus les fiansés dicts motz mystérieux, touchés les mains, la mariée baisée, tous aspersés d'eau beniste. Pendant qu'on apportoit vins et espices, coups de poing commencerent trotter. Chiquanous en donna nombre à Oudart. Oudart, sous son suppellis, avoit son gantelet

---

(611 A) *Quinquenays* serait, d'après plusieurs commentateurs un village de Touraine. J'ai vainement cherché ce nom dans maints *dictionnaires géographiques*.

(612) Ceci est une observation physiologique sur la contagion du *rire* : Chicanous ne sait pas de quoi il rit, mais il voit rire les autres et cela suffit pour que le rire le gagne.

caché : il s'en chausse comme d'une mitaine. Et de dauber Chiquanous, et de drapper Chiquanous : et coups des jeunes ganteletz de tous coustés pleuvoir sus Chiquanous. « Des « nopces, disoient ilz, des nopces, « des nopces, vous en souvienne. » Il fut si bien accoustré que le sang lui sortoit par la bouche, par le nez, par les oreilles, par les œilz (613). Au demourant, cour, batu, espaultré (613 A) et froissé teste, nucque, dos, poictrine, bras, et tout. Croyez qu'en Avignon au temps du carnaval, les bachêliers onques ne joucrent à la raphe plus melodieusement que fust joué sus Chiquanous. En fin il tombe par terre. On lui jetta force vin sus la face, on luy attacha à la manche de pourpoinct belle livrée de jaune et verd, et le mist on sus son cheval morveux. Entrant en l'isle Bouchard ne sçay s'il fut bien pensé et traicté, tant de sa femme comme des myres (614) du pays. Depuis n'en fut parlé.

« Au lendemain, cas pareil advint, pour ce qu'au sac et gibbessiere du maigre Chiquanous n'avoit esté trouvé son exploit. De par le gras prieur fut nouveau Chiquanous envoyé citer le seigneur de Basché, avec deux records pour sa sceureté. Le portier, sonnant la campanelle, resjouist toute la famille, entendons que Chiquanos estoit là. Basché estoit à table, disnant avec sa femme et gentilzommes. Il mande querir Chiquanous, le fit asseoir prés de soy, les records prés les damoiselles, et disnerent trés bien et joyeusement. Sus le dessert, Chiquanous se leve de table, présents et oyants les records, cite Basché : Basché gracieusement lui demande copie de sa commission ; elle estoit ja prests. Il prend acte de son exploict : à chicanous et ses records furent quatre escuts soleil donnés : chascun s'estoit retiré pour la farce. Trudon commence sonner du tabourin, Basché prie chicanous assister aux fiansailles d'un siun officier, et en recepvoir le contract, bien le payant et contentant. Chicanous fut courtois, desgaina son escriptoire eut papier promptement, ses records près de lui. Loire entre en salle par une porte : sa femme avecques les damoiselles par aultre, en accoustrements nuptiaux. Oudart, revestu sacerdotalement, les prend par les mains, les interroge de leurs vouloirs, leur donne sa bénédiction sans espargne d'eau beniste. Le contract est passé et minuté. D'un costé sont apportés vin et espices (614 A) ; de l'aultre livré à tas, blanc et tanné ; de l'aultre sont produicts gantelets secrètement. »

(613) Il fut frappé si violemment que son sang coula de la bouche du nez, des oreilles et des yeux. Les hémorragies buccale est nasales sont souvent consécutives aux lésions pulmonaires par fractures de côtes ; la perte de sang par les oreilles correspond le plus souvent à une lésion des os du crâne ; quant à l'hémorragie oculaire, elle est généralement symptomatique d'une lésion cérébrale grave.

(613 A) *Espaultré* répond au Provençal *espauti*, qui signifi contusionné, meurtri, écrasé, mis nt marmelade.

« *Espautisseu* li gent espés counio de mouscos ».

J. Désanat, *Contes*.

« Vengu'un fusiou
Espautisseu lei Reis ».

V. Gelu, *fenian et grouman*.

(614) *Myre* ou *mire* signifiait médecin et chirurgien.

« Las ! plus ne puis vivre.
— Jesus me soit *mire!* » *Moralité du chevalier qui donna sa femme au dyable* XVIe siècle.

614 A) *Spices*. Voir notes 155, 232, 375 C.

CHAPITRE XV

Comment par Chiquanous sont renouvellées les antiques coustumes de fiançailles

« Chiquanous, avoir degouzillé (615) une grande tasse de vin breton, dist au seigneur : « Monsieur, comment l'entendez-vous ? L'on ne « baille poinct icy des nopces ? « Sainsambreguoy (615 A), toutes « bonnes coustumes se perdent. « Aussi ne trouve l'on plus de liè- « vres au giste. Il n'est plus d'amis. « Voyez comment en plusieurs « eglises l'on a desemparé les an- « tiques beuvettes des benoist « saincts O O de Noël ? Le monde « ne fait plus que resver. Il appro- « che de sa fin. Or tenez : des nop- « ces, des nopces, des nopces ! » Ce disant, frappoit sus Basché et sa femme, après sus les damoiselles et sus Oudart.

« Adonc firent ganteletz leur exploict, si que à Chiquanous fut rompue la teste en neuf endroits : à un des records fut le bras droit defaucillé (616), à l'aultre fut demanchée la mandibule (616 A) superieure, de mode qu'elle luy couvroit le menton à demy, avec denudation de la luette et perte insigne des dents molares, masticatoires et canines. Au son du tabourin changeant son intonation, furent les ganteletz mussés, sans estre aucunement apperceuz, et confictures multipliées de nouveau, avec liesse nouvelle. Beuvans les bons compaignons uns aux aultres, et tous à Chiquanous et à ses records. Oudart renioit et despitoit les nopces, alleguant qu'un des records luy avoit désincornifistibulé (617) toute l'aultre espaule. Ce non obstant, beuvoit à luy joyeusement. Le re-

(615) *Degouzillé* ; retiré du gosier, valé.

(615 A) *Sainsambreguoy !* Exclamation dont le sens m'échappe. Faut-il décomposer le mot et lire *saint sang breguoy*, c'est-à dire saint sang de la braguette ? cela n'est pas impossible. Voir la note 720.

(616) *Défociller*, démettre les *fociles*. Le bras fut démis. Voir notes 108 et 529. Le chapitre 18 du XIIIe livre des fractures des os d'Ambroise Paré, porte pour titre : de la fracture de l'os du coude et du rayon, c'est-à-dire des deux *faciles* du bras. Le chapitre 55 est intitulé : de la luxation de l'os péroné, autrement dit *petit focile* de la jambe.

(616 A) *Mandibule*, de *mandibula* mâchoire v. note 108.

(617) *Désincornifistibulé*, mot inventé, comme le mal imaginaire d'Oudart.

cords demandibulé (618) joignoi les mains, et tacitement lui demandoit pardon : car parler ne povoit il. Loyre se plaignoit de ce que le records debradé (618 A) luy avoit donné si grand coup de poing sus l'aultre coubte (618 B) qu'il en estoit devenu tout esperruquanclu-zelubeiouzerclu du talon.

« Mais, disoit Trudon, cachant « l'œil gauche avec son mouchoir, « et monstrant son tabourin defon-« cé d'un costé, quel mal leur avois « je faict? Il ne leur a suffy m'a-« voir ainsi lourdement morram-« bouzevezengouzequoquemorgua-« tasacbacguevezinemaffressé mon « pauvre œil, d'abondant ilz m'ont « defoncé mon tabourin. Tabourins « à nopces sont ordinairement bat-« tuz ; tabourineurs bien festoyés, « battuz jamais. Le diable s'en « puisse coiffer ! — Frere, lui dist « Chiquanous manchot, je te don-« neray unes belles, grandes, vieil-« les Lettres Royaulx, que j'ay icy « en mon baudrier, pour repetas-« ser ton tabourin : et pour Dieu « pardonne nous. Par nostre dame « de Rivière la belle dame, je n'y « pensois en mal. »

« Un des escuyers, chlopant et boytant (619) contrefaisoit le bon et noble seigneur de la Roche Posay. Il s'adressa au records embavieré (620) de machoueres, et luy dist : « Estes vous des frappins, « des frappeurs, ou des frappars? « Ne vous suffisoit nons avoir ainsi « morcrocassebezassegrigueliguos-« copapopondrillé tous les mem-« bres superieurs à grands coups « de bobelins, sans nous donner « telz morderegrippipiotabirofrelu-« chamburelurecoquelurintimpane-« mens sus les grefves (621) à bel-« les poinctes de houzeaux?

« Appellez vous cela jeu de jeunesse ?

« Par Dieu, jeu n'est-ce. »

« Le records, joingnant les mains, sembloit luy en requerir pardon, marmonnant (622) de la langue : « Mon, mon, mon, vrelon, von, von, » comme un marmot.

« La nouvelle mariée pleurante rioit, riante pleuroit, de ce que Chiquanous ne s'estoit contenté la daubant sans choys ne election des membres, mais, l'avoir lourdement deschevelée, d'abondant luy avoit trepignamampenillorifrizonoufres-suré (623) les parties honteuses (623 A) en trahison. « Le diable, « dist Basché, y ait part ! Il estoit bien nécessaire que monsieur le

(618) *Demandibulé* v. note 616.

(618 A) *Debradé* dont le bras était démis ;

(618 B) *Coubte*, coude, de *cubitus* v. note 108.

(619) Ce seigneur *boîteux* était officier de la maisan du roi François Ier.

(620) *Embavicté*, dont la mâchoire est en bavette, v. note 616.

(621) Voir notes 49, 108, 249 bis, 291, 401. « Une belle jambe, une *grève* bien façonnée et un beau pied, ont une grande faveur et pouvoir à l'empire d'amour » BRANTOME *dames galantes* disc. II.

(622) Voir note 616 A.

(623) Il y a dans ce mot: trépignement, penil, orifice frisé et fressure.

(623 A) *Parties honteuses*, c'est une nouvelle mariée qui emploie ces termes : les autres personnages de Rabelais s'expriment autrement, et ils ont raison, *partie honteuse* est un terme stupide contre lequel nombre de gens ont protesté. Un des premiers fut Charron, qui osa écrire « nature ne nous a point apprins y avoir des parties *honteuses* ; c'est nous mesmes qui, par nostre faute, nous nous le disons » CHARRON *de la sagesse* I. 4.

« Roy (ainsi se nomment Chiqua-
« nous) me daubast ainsi ma bonne « femme d'eschine. Je ne luy en « veulx mal toutesfois. Ce sont pe- « tites caresses nuptiales. Mais j'a- « perçoy clairement qu'il m'a cité « en ange, et daubé en diable. Il « tient je ne sçay quoy du frere « frappart. Je boy à luy de bien « bon cœur, et à vous aussi, mes- « sieurs les records. — Mais, di- « soit sa femme, à quel propous et « sus quelle querelle m'a il tant et « trestant festoyée à grands coups « de poing? Le diantre l'emport, « si je le veux. Je ne le veux pas « pourtant, ma dia. Mais je diray « cela de luy qu'il a les plus dures « oinces (624) qu'onques je senty « sus mes espaules. »

« Le maistre d'hostel tenoit son « bras gauche en escharpe, comme « tout morquaquoquassé : « Le dia- « ble, dist il, me fit bien assister à « ces nopces. J'en ay, par la ver- « tus Dieu, tous les bras enguoule- « vezinemassés.

« Appelez vous cecy fiansailles?

« Je les appelle fiantailles de merde.

« C'est, par Dieu, le naïf ban- « quet des Lapithes, descrit par le « philosophes Samosatoys. »

« Chiquanous ne parloit plus. Les records s'excuserent qu'en daubant ainsi n'avoient eu maligne volonté, et que pour l'amour de Dieu on leur pardonnast. Ainsi departent. A demi lieu de là Chiquanous se trouva un peu mal*. Les records arrivent à l'isle Bouchard, disans publiquement que jamais n'avoient veu plus homme de bien que le seigneur de Basché, ne maison plus honorable que la sienne. Ensemble, que jamais n'avoient esté à telles nopces. Mais toute la faulte venoit d'eux, qui avoient commencé la frapperie. Et vesquirent encores ne sçay quants jours après.

« De là en hors fut tenu comme chose certaine que l'argent de Basché plus estoit au Chiquanous et records pestilent,* mortel et penricieux que n'estoit jadis l'or de Thoulose (625), et le cheval Sejan à ceux qui le possederent. Depuis, fut le dict seigneur en repous, et les nopces de Basché en proverbe commun. »

(624) *Oinces*, jointures, nœuds osdeux formés par l'articulation des shalanges avec les phalangines.

(625) Je croyais que cet *or de Toulouse* était quelque Drogue : mon opinion changea en lisant ce passage de la *satire Menippée* : « D'autres en ont faict leur profict mais ce sera *l'or de Toulouse* qui leur coustera cher. » Je pris une édition moderne du pamphlet célèbre et j'y trouvai cette précieuse note, de M. Charles Labitte :

« Le Consul Quintus Servilius Capion ayant abandonné *Toulouse* au pillage, tous les soldats qui touchèrent à *l'or* des temples périrent misérablement. »

V. Aulu-Belle, III. 8.

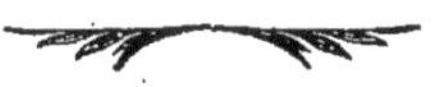

CHAPITRE XVI

Comment par frere Jean est faict essay du naturel des Chiquanous

« Ceste narration, dist Pantagruel, sembleroit joyeuse, ne fust que devant nos oeilz fault la crainte de Dieu continuellement avoir. — Meilleure, dist Epistemon, seroit, si la pluie de ces jeunes ganteletz fust sus le gras prieur tombée. Il dépendoit pour son passetemps argent, part à fascher Basché, part à voir ses Chiquanous dauber. Coups de poing eussent aptement atouré sa teste rase : attendue l'enorme concussion que voyons huy entre ces juges pedanées sous l'orme. En quoy offensoient ces pauvres diables Chiquanous ?

— Il me souvient, dist Pantagruel à ce propous, d'un antique gentilhomme romain, nommé L. Neratius. Il estoit de noble famille et riche en son temps. Mais en luy estoit ceste tyrannique complexion que, issant de son palais, il faisoit emplir les gibessieres de ses varletz d'or et d'argent monnoyé, et, rencontrant par les rues quelques mignons braguars (625 A) et mieulx eu poinct, sans d'iceux estre aucunement offensé, par guayeté de cœur leur donnoit de grands coups de poing en face. Soubdain après, pour les appaiser et empescher de non soy complaindre en justice, leur departoit de son argent. Tant qu'il les rendoit contenus et satisfaits, selon l'ordonnance d'une loy des douze Tables. Ainsi dépendoit son revenu, battant les gens au pris de son argent.

— Par la sacre botte de sainct Benoist, dist frere Jean, presentement j'en sçauray la verité. » Adonc descend en terre, mit la main à son escarcelle, et en tira vingt escuz au soleil. Puis dist à haulte voix en presence et audience d'une grande tourbe du peuple chiquanourroys : « Qui veut guaigner vingt escuz d'or pour estre battu en daible? — Io, io, io, respondirent tous. Vous nous affollerez de coups, monsieur, cela est sceur. Mais y a beau gain. » Et tous accouroient à la foule, à qui seroit premier en date pour estre tant precieusement battu. Frere Jean, de toute la troupe, choisit un Chiquanous à rouge muzeau, lequel on poulce de la

(625 A).
«..... qui ne se *brague*
N'est point prisé au temps présent»
Cl. Marot, *épitre du coq à l'asne*

main dextre portoit un gros et large anneau d'argent, en la palle duquel estoit enchassée une bien grande crapuldine. (626).

L'ayant choisy, je vis que tout ce peuple murmuroit, et entendis un grand, jeune et maigre Chiquanous, habile et bon clerc, et, comme estoit le bruit commun, honneste, homme en court d'eglise, soit complaignant et murmurant de ce que le rouge muzeau leur ostoit toutes pratiques; et que, si en tout le territoire n'estoient que treute coups de bastons à gaigner, il en embourssoit tousjours vingt hüit et demy. Mais tous ces complainctz et murmures ne procedoient que d'envie,

Frere Jean dauba tant et trestant Rouge muzeau, dos et ventre, bras et jambes, teste et tout, à grands coups de baston, que je le cuidois mort assommé. Puis luy bailla les vingt escuz. Et mon villain debout, aise comme un roy ou deux. Les aultres disoient à frere Jean: « Monsieur frere Diable, s'il vous plaist encore quelques un battre pour moins d'argent, nous sommes tous a vous monsieur le diable. Nous sommes trestous à vous, sacs, papiers, plumes et tout. »

Rouge muzeau s'escria contre eux, disant à haulte voix : « Feston diene, guallefretiers, venez vous sus mon marché? Me voulez vous ouster et seduire mes chalands ? Je vous cite par devant l'official à huitaine mirelaridaine. Je vous chiquaneray en diable de Vauverd. (626 A) » Puis, se tournant vers frere Jean, à face riante et joyeuse, luy dist : « Reverend pere en diable Monsieur, si m'avez trouvé bonne robe, et vous plaist encores en me battant vous esbattre, je me contenteray de la moitié, de juste pris. Ne m'espargnez, je vous en prie. Je suis tout et trestout à vous, monsieur le diable: teste, poulmon, boyaulx* et tout. Je le vous dis à bonne chere. » Frere Jean interrompit son propous, et se destourna aultre part. Les aultres chicanous se retiroient vers Panurge, Epistemon, Gymnaste et aultres, les suppliants dévotement estre par eulx à quelque petit prix batus, aultrement estoient en danger de bien longuement jeusner. Mais nul n'y voulut entendre.

Depuis, cherchants eau fraische pour la chorme des naufs, rencontrasmes deux vieilles chicanourres du lieu: lesquelles ensemble misérablement pleuroient et lamentaient. Pantagruel estoit resté en sa nauf, et ja faisoit sonner la retraicte. Nous doubtants qu'elles fussent parentes du chicanous qui avoit eu bastonnades, interrogions les causes de telle doléance. Elles

(626) La *crapaudine* est une concrétion prétendue qui se trouvait dans la tête des crapauds, elle était bonne contre les poisons. Le nom de *crapaudine* désignait également une pierrerie servant de talisman contre les maux de tête. Dans les *aventures du baron de Fœneste* il est question d'une « bague d'argent avec une *crapaudine.* »

(626 A) Voici à propos du *diable de Vauvert*, dont il est déjà question au chapitre XVIII de *Pantagruel*, l'explication que je trouve dans *le livre des proverbes* de Le Roux de Lincy :

« Fait bien le *diable de Vauvert*,
Qui brusle tout et qui tout perd.

« *Vauvert* était une habitation fort déserte située non loin de Paris, à peu près vers l'endroit où se trouve aujourd'hui l'entrée du Luxembourg du côté de l'Observatoire. Des diables, qui y séjournaient, y faisaient, dit-on, un bruit épouvantable jusqu'au moment où Saint Louis, en 1258, sollicité par le grand prieur des Chartreux de Grenoble, donna cette maison de Vauvert à la communauté, qui s'y établit et en chassa bientôt le demon. »

respondirent, que de pleurer avoient cause bien équitable, vu que à heure présente l'on avoit au gibbet baillé le moine par le col aux deux plus gents de bien qui fussent en tout chicanourrois, « Mes pages, dist Gymnaste, baillent le moine par les pieds à leurs compagnons dormars. Bailler le moine par le col, seroit-ce pendre et estrangler la personne. — Voire, voire, dist frère Jean, vous en parlez comme sainct Jean de la Palisse » (626 B).

Interrogées sur les causes de cestui pendage, respondirent qu'ils avoient desrobé les ferrements de la messe et les avoient mussés sous le manche de la parœce? « Voilà, dist Epistemon, parlé en terrible Allégorie. »

(626 B) « Il est clair, dit le Motteux, que *La Palisse* est là pour *l'apocalyse* » cette clarté ne m'éblouit pas le moins du monde. A mon avis *le saint Jean de la Palisse* a été, dans l'esprit de Rabelais, soit quelque saint de fantaisie, semblable à Saint-Genou ou à Saint-Mammard, soit une allusion au brave capitaine de la Palisse, qui déconseilla vainement à François 1er de livrer la bataille de Pavie.

CHAPITRE XVII

Comment Pantagruel passa les isles de Tohu et Bohu, et de l'estrange mort de Bringuenarilles, de moulins à vent.

Ce mesme jour, pass a Pantagruel les deux isles de Tohu et Bohu, esquelles ne trouvasmes que frire: Bringuenarilles, le grand géant, avoit tous paelles, paellons, chaudrons, coquasses, lichefretes et marmites du pays avallé (627), en faulte de moulins à vent, desquels ordinairement il se paissoit. Dont estoit advenu que, peu davant le jour, sus l'heure de sa digestion, il estoit en griefve maladie tombé, par certaine crudité d'estomac causée de ce (comme disent les médecins) que la vertu concoctrice de son estomac, apte naturellement à moulins à vent tous brandifz digerer (627 A), n'avoit peu à perfection consommer les paelles et coquasses: les chaudrons et marmites avoit assez bien digeré, comme disoient cognoistre aux hypostases

(627) Voir notes 93, 312.

L'habitude, qui a été avec raison appelée une seconde nature, a une influence très grande sur les fonctions de l'organisme. Tel aliment, de dure digestion, qui fatiguerait beaucoup un estomac qui n'en a pas l'habitude, est absorbé très facilement chez un individu qui en fait usage depuis longtemps. Aussi Fonssagrives a-t-il pu dire, avec beaucoup de vérité :

« C'est surtout pendant les convalescences, époque transitoire où s'efface le rôle des médicaments et où prédomine celui de l'hygiène, qu'il faut tenir un compte prudent des *habitudes* alimentaires, surtout des habitudes nationales. Il y a plus, il est quelquefois dangereux de supprimer brusquement des habitudes mauvaises de régime, celles qui dérivent par exemple de l'intempérance. Chomel et après lui M. Durand-Fardel, ont mis en relief, à ce sujet, la nécessité de continuer l'usage des alcooliques dans la pneumonie des ivrognes et dans l'imminence de la congestion cérébrale chez les vieillards intempérants ».

Dans ce paysage, visant uniquement une question d'hygiène, de Marsy avait vu un détail de pathologie royale. Voici son opinion singulière :

« Par ces *poeles*, *poelons*, etc., notre auteur n'entendrait-il point la *casserole* d'Hippocrate, et ce Bringuenarilles ne désignerait-il point François Ier, mort en 1547, d'un ulcère vénérien, à la suite des remèdes qu'on donne pour ce mal, lesquels altérèrent fort son tempérament ».

(627 A) Allusion à ce passage de Galien :

« Certains individus digèrent plus facilement les aliments habituels lors même qu'ils sont difficiles à digérer, que les aliments auxquels ils ne sont pas accoutumés, lors même qu'ils sont d'une diges-

et eneoremes (628) de quatre bussars d'urine qu'il avoit à ce matin en deux fois rendue.

Pour le secourir, userent de divers remèdes selon l'art*. Mais le mal fut plus fort que les remedes. Et estoit le noble Bringuenarilles à cestuy matin trespassé, en façon tant estrange que plus esbahir ne vous fault de la mort de Eschylus. Lequel, comme luy eust fatalement esté par les vaticinateurs predict qu'en certain jour il mourroit par ruine de quelque chose qui tomberoit sus luy, iceluy jour destiné, s'estoit de la ville, de toutes maisons, arbres, rochiers et aultres choses esloigné, qui tomber peuvent, et nuire par leur ruine. Et demoura on milieu d'une grande praierie, soy commettant en la foy du ciel libre et patent, en sceureté bien asseurée, comme luy sembloit sinon vrayement que le ciel tombast; ce que croyoit estre impossible. Toutesfois on dit que les alouettes grandement redoubtent la ruine des cieulx tombans, car les cieulx tombans, toutes seroient prinses.

Aussi la redoubtoient jadis les Celtes voisins du Rhin; ce sont les nobles, vaillans, chevaleureux, belliqueux et triumphans François: lesquelz, interrogés par Alexandre le Grand quelle chose plus en ce monde craignoient, esperant bien que de luy seul feroient exception, en contemplation de ses grandes prouesses, victoires, conquestes et triumphes, respondirent rien ne craindre, sinon que le ciel tombast.

---

tion plus facile » GALIEN *des habitudes*, ch. I.

(628) *Hypostase*, terme médical, remplacé aujourd'hui par celui de *sédiment urinaire*, désigne les dépôts qui se forment dans l'urine par la précipitation des substances qu'elle tenait en dissolution. L'*énéorême*, (de *énaïoréma*, je reste suspendu) est un nuage léger qui se montre vers le milieu du vase contenant de l'urine expulsée depuis quelques heures. La pellicule qui se tient à la surface de l'urine étant l'opposé de l'hypostase s'appelait *l'épistase* à une époque où l'examen des urines jouait un si grand rôle dans le diagnostic des maladies, (voir les notes 117, 202, 455 etc.) l'*hypostase* pouvait réellement constituer un symptôme. Il est vrai que le médecin était souvent obligé de se contenter de ce signe unique, comme on peut le voir par ce passage des *cent nouvelles nouvelles* :

« Elle est malade. Si fault pourveoir de remède. Ya-il point ycy de son urine? Celle de la mynuyt y est, dit une des meschines. Baillez-la moy, dit-elle. Quand elle eut ceste urine, fist tant qu'elle eut un *urinal* et dedans la bouta et dit à son beau filz qu'il la portast montrer à ung médicin pour savoir qu'on pourra faire ».

Une semblable pratique devait engendrer bien des abus ; les auteurs satiriques n'ont pas manqué de le noter. C'est ainsi que Henri Estienne a écrit dans son *apologie pour Hérodote :* « aucuns médecins ordonnent incontinent qu'ils ont regardé une urine, sans demander de quoy le patient ou la patiente se plaind. Combien que plusieurs médecins confessent qu'on ne se doit guère assurer sur les indices que dônent les urines, mais seulement s'en aider en les adjoustant aux autres ».

Les médecins eux-mêmes n'ont pas toujours eu pour l'*hypostase* un respect absolu. Dans le clan des irrespectueux je crois pouvoir mettre le traducteur des aphorismes d'Hippocrate en vers burlesques, Fontenettes. Voici le passage qui le prouve :

« Quand en fièvre que l'on redoute,
Urine épaisse, et goutte à goutte,
Sort par les nymphes et canaux
Qui servent à vuider les eaux,
Que foye a chassé de ses lobes,
Et que les urines sont globes :
Si cet ordre se change à coup,
Et si l'on en vuide beaucoup,
Claires, ainsi qu'est eau de roche,
Guérison pour le seur est proche :
C'est ainsi que l'urine sort,
A ceux qui bien tost, ou d'abord
En urine ont *hypostaze*,
Qui sçait ce mot là n'est pas *aze.* »

Non toutesfois faire refus d'entrer en ligue, confederation et amitié avec un si preux et magnanime roy.

Si vous croyez Strabo, liv. VII, et Arrian, liv. I, Plutarche aussi, on livre qu'il a faict de la face qui apparoist on corps de la lune, allegue un nommé Phenace, lequel grandement croignoit que la lune tombast en terre ; et avoit commiseration et pitié de ceux qui habitent sous icelle, comme sont les Ethiopiens et Taprobaniens, si une tant grande masse tomboit sus eux. Du ciel et de la terre avoit peur semblable, s'ilz n'estoient dueuement fulciz et appuyés sus les colomnes de Atlas, comme estoit l'opinion des anciens, selon le tesmoignage de Aristoteles, *liv.* V, *Metaphys*.

Eschylus, ce non obstant, par uine fut tué et cheute d'une caquerolle (629) de tortue, laquelle, d'entre les gryphes d'une aigle haulte en l'air tombant sus sa teste, uy fendit la cervelle.

Plus de Anacréon poëte, lequel mourut estranglé d'un pepin de raisin (630). Plus de Fabius preteur romain, lequel mourut suffoque d'un poil de chèvre (631), mangeant une esculée de laict. Plus de celuy honteux lequel, par retenir son vent, et default de peter un meschant coup, subitement mourut (632) en la présence de Claudius, empereur romain. Plus de celuy qui, à Rome, est en la voye Flaminie enterré, lequel en son epitaphe se complainct estre mort par estre mords d'une chatte au petit doigt (633). Plus de Q. Lecanius Bassus (634), d'une tant

(629) *Caquerole* carapace ou teste de la tortue.

(630) « On est pénétré de pitié et même de honte quand on réfléchit combien est frêle l'existence du plus superbe des animaux, il faut si peu de chose pour l'anéantir; la dent imperceptible d'un reptile, ou même un grain de raisin sec, comme au poète Anacréon, un poil avalé dans du lait, comme au sénateur Fabius. Pour peser la vie dans une juste balance, ne perdons pas de vue la fragilité humaine ». Pline. *Hist. nat.* VII 5.

(631) Je ne ris plus de ce poil de chèvre meurtrier depuis que j'ai lu dans un grave journal de médecidte moderne l'histoire d'une appendiciue causée par une soie de brosses a dents.

(632) Ceci est une plaisanterie à l'adresse de l'empereur Claude, qui permit par un édit de peter à table (v. Suetone *Claud.* 32) Chomel, qui a étudié à fond les maladies produites par les gaz, pense qu'il est impossible que la distension qu'ils produisent, soit dans l'estomac; soit dans l'intestin, ne peut, à elle seule entraîner la mort. Il est à peu près certain, dit-il, que dans les cas où une pareille terminaison la peu lieu, il y avait autre chose qu'une accumulaion de gaz.. Tel n'était pas l'avis d'Erasme, lequel a écrit naïvement dans un chapitre de *la Civilité* : « ce n'est pas chose civile de se causer une maladie pour voir la réputation d'être bien apprins. S'il luy est loisible de s'esloigner de la compaignie, qu'il lasche son vent estant ainsi à l'escart, sinon qu'il desguise le son du ventre par un toussement ».

(633) Une ancienne épitaphe a rappelé cette mort, que la science moderne expliquerait très bien par la présence du virus rabique dans la morsure.

(634) Cet exemple est pris dans Pline, comme ceux des notes 630 et 631. Il n'est pas rare de voir des accidents très graves et même la mort survenir à la suite de blessures légères de la main. Blandin a vu la piqûre du doigt chez une couturière amener un phlegmon du bras ; Hamilton a dû donner des soins pendant toute une année à une femme qui s'était fait, avec la pointe d'un couteau, une très petite plaie à la partie interne du pouce. Quand la mort arrive à la suite ed ces piqûres, c'est généralement le

petite poincture d'aiguille au poulce de la main gauche qu'à peine paaouvoit on voir. Plus de Quenelaul, medecin normand, lequel subitement à Montpellier trepassa, par de biays s'estre avec un trancheplume tiré un ciron de la main (635).

Plus de Philomenes (636), auquel son valet pour l'entrée de disner ayant appresté des figues nouvelles, pendant le temps qu'il alla au vin, un asne couillart (637) esgaré estoit entré on logis, et les figues apposées mangeoit religieusement. Philomenes survenant, et curieusement contemplant la grace de l'asne sycophage, dist au varlet qui nestoit de retour: « Raison veul, puisqu'à ce dévot asne as les figues abandonné, que pour boire tu lui produises de ce bon vin qu'as apporté. » Ces paroles dictes, entra en si excessive gaité d'esprit, et s'esclata de rire tant énormément, continuement, que l'exercice de la ratelle (638) lui tollut toute respiration, et subitement mourut. Plus de Spurius Saufeius (639) lequel mourut humant un œuf mollet à l'issue du bain. Plus de cellui lequel dist Boccace estre soubdainement mort par s'escurer les dents d'un brin de saulge (640). Plus de Philippot Placut, lequel estant sain et dru, subitement mourut en payant une vieille debte sans aultre précédente (641) maladie. Plus de

---

tétanos qui emporté le blessé : Lisfranc, Dupuytren, Verneuil et d'autres ont observé et fait connaître pusieurs eas de ce genre.

(635) Rabelais veut parler ici probablement des plaies faites avec les instruments qui servent à disséquer les cadavres. Ces piqûres, que nous appelons *anatomiques* emportent tous les ans quelques médecins; les noms de ces morts obscurs, de ces victimes de la science, devraient être gravés sur les murs des hôpitaux et des écoles de médecine, ce serait le livre d'or de ceux qui tombent sur un champ de bataille qui ne laisse après lui ni colonne superbe, ni pompeux arc de triomphe.

Ciron voir notes 173 et 394 et Cyrano de Bergerac. *Voyage dans la lune*, p. 97.

(636) V. note 56. Dans le *Morgante* de Pulci il est question d'un Margutte, espèce de Panurge, qui mourut de rire en voyant les grimaces d'un singe.

(637) V. note 200.

(638) V. note 326 et 568. Cette histoire n'a pas paru à Zimmerman indigne de figurer dans ses œuvres, à preuve ce passage du traité de l'expérience: « Des ris excessifs causent quelquefois la mort. Zeuxis venait de peindre une vieille femme; il regarde attentivement ce portrait, le trouve si singulier qu'il en meurt de rire. Philemon étant dans un jardin avec ses amis, un âne vient au trot vers eux, mange tranquillement un plat de figues, Philemon lui fait présenter un verre de vin ; l'âne le boit et Philemon meurt des rire. »

(639) « Ap. *Saufeius* mourut après avoir bu du vin miellé à son retour du bain et en avalant un œuf » Pline *hist. nat.* VII 53.

(640) Cette histoire d'un homme mort pour avoir porté à sa bouche un brin de *sauge*, sur lequel un crapaud avait répandu son venin se trouve tout au long dans Boccace, à la 4e journée. Elle forme une nouvelle portant pour titre « le crapaud ou l'innocence justifiée hors de saison ».

Elien, Dioscoride, Aetius, Gesner, Ambroise Paré et nombre d'autres ont écrit que l'haleine du crapaud était mortelle.

(641) J'ignore qui était ce *Philippot Placut*, qui serait mort de joie en payant une vieille dette, mais je crois le fait très possible. J'ai cité à la note 53 parmi les faits prouvant l'influence des passions sur l'économie, celui d'un homme qui trépassa de colère en rencontrant un créancier qu'il ne pouvait pas payer.

Zeuxis (642) le painctre, lequel subitement mourut à force de rire, considérant le minois et pourtraict d'une vieille par lui représentée en paincture. Plus de mille aultres qu'on vous die, fust Verrius, fust Pline, fust Valere, Baptiste Fulgose, fust Bacabery l'aisné (643).

Le bon Bringuenarilles (hélas) mourut estranglé mangeant un coin de beurre frais à la gueule d'un four chault, par l'ordonnance (644) des médecins.

Là d'abundant nous fust dict que le roi de Cullan en Bohu avoit deffaict les satrapes du roi Mechloth, et mis à sac les forteresses de Belima. Depuis, passasmes des isles de Nargues et Zargues. Aussi les isles de Teneliabin et Geneliabin, bien belles et fructueuses en matières de clystères (645). Les isles de Enig et Evig : desquelles par avant estoit advenue l'estafilade au landgraff d'Ess.

---

(642) *Zeuxis* mourut de rire, s'il faut en croire les *faits mémorables* du grammairien *Verrius*, voir note 638.

(643) *Verrius Flaccus* fut l'instituteur des petits fils d'Auguste, *Valère*. C'est Valère Maxime, qui vivait sous Tibère, il a écrit un res cueil des *actions et des paroles mémorables* dans lequel se trouve l'histoire de la mort de Philemon. *Baptiste Fulgose*, c'est un Gênois qui fut doge l'an 1478 ; il est cité plusieurs fois dans l'*aplogie pour Herodote* d'Henri Estienne. On a de lui *de dictis factisque memorabilis collectanea*, livre d'abord composé en Italien et réimprimé plusieurs fois en latin.

Bacabery l'aîné, non inconnu.

(644) Après tant de morts plus ou moins extraordinaires, celle de Bringuenarille arrive fort à propos. Une fois de plus Rabelais, tout en puisant à pleines mains dans les auteurs qui l'ont précédé, n'hésite pas à rire de leurs écrits, qu'ils portent les noms communs de Pline, de Flaccus, de Fulgose, ou le nom imaginaire de Bacabery.

(645) « Le *tereniabin* est une manne qui mitige les ardeurs des fièvres, étanche la soif et lâche moyennement le ventre ; le *geneliabin* est la manne liquide ; elle purge le ventre doucement, ce qui fait qu'on ne craint point d'en donner aux femmes enceintes et aux petits enfants ». Après avoir lu ces deux définitions, dont la première est de Sérapion et la deuxième d'Averroès on comprend mieux cette note de Bernier : « Quant aux isles *Teneliabin* et *Geneliabin*, fertiles en clystères, c'est que ces noms arabes signifient la manne liquide. »

CHAPITRE XVIII

Comment Pantagruel évada une forte tempeste en mer

Au lendemain, rencontrasmes à poge neuf orques chargées de moines, jacobins, jesuites, capussins, hermites, augustins, bernardins, celestins, théatins, egnatins, amadéans, cordeliers, carmes, minimes, et aultres saincts religieux, lesquels alloient au concile de Chesil pour grabeler les articles de la foy contre les nouveaulx hereticques. Les voyant, Panurge entra en exces de joye, comme asceuré d'avoir toute bonne fortune pour celuy jour et aultres subsequens en long ordre. Et, ayant courtoisement salué les béatz peres, et recommandé le salut de son âme à leurs dévotes prieres et menuz suffraiges, fit jetter en leurs naufs soixante et dix huit douzaines de jambons, nombre de caviatz, (645 A) dizaines de cervelatz, centaines de boutargues, (645 B) et deux mille beaux angelotz pour les ames des trespassés.

Pantagruel restoit tout pensif et melancholicque. Frere Jean l'apperceut, et demandoit dont luy venoit telle fascherie non accoustumée, quand le pilot, considerant les voltigemens du peneau sus la pouppe, et prevoyant un tyrannicque grain et fortunal nouveau, commanda tous estre à l'herte, tant nauchiers, fadrins et mousses que nous aultres voyagiers; fit mettre voiles bas, mejane, contremejane, triou, maistralle, epagon, civadiere ; fit caller les boulingues, trinquet de prore et trinquet de gabie, descendre le grand artemon, et de toutes les antemnes ne rester que les grizelles et coustieres.

Soubdain la mer commença à s'enfler et tumultuer du bas abysme; les fortes vagues battre les flancs de nos vaisseaulx; le maistral, accompaigné d'un cole effrené, de noires gruppades, de terribles sions, de mortelles bourrasques, siffler à travers nos antemnes. Le ciel tonner du hault, fouldroyer, esclairer, pleuvoir, gresler ; l'air perdre sa transparence, devenir opacque, tenebreux et obscurcy, si que aultre lumiere ne nous apparoissoit que des fouldres, esclaires et infractions des flambantes nuées ; les categides, thielles, lelapes et presteres enflamber tout autour de nous par les psoloentes, arges, elicies et aultres ejaculations etherées * : nos aspectz tous estre dissipés et perturbés ; les horrifiques typhones suspendre les montueuses vagues du courant. Croyez

(645 A) *Caviatz, caviar.* Voir ce mot dans mon *dictionnaire de la table.*

(645 B) *Boutargue* ou *poutargue,* caviar des Provençaux, qui estiment surtout la boutargue de Martigues.

que ce nous sembloit estre l'antique chaos, auquel estoient feu, air, mer, terre, tous les elemens en refractaire confusion.

Panurge, ayant du contenu en son estomac bien repeu les poissons scatophages (646), restoit acrocy sus le tillac, tout affligé, tout meshaigné, et à demy mort ; invoqua tous les benoistz saincts et sainctes à son aide, protesta de soy confesser en temps et lieu, puis s'escria en grand effroy, disant : « Majordome, hau, mon amy, mon pere, mon oncle, produisez un peu de salé (647) : nous ne boirons tantost que trop, à ce que je voy. A petit manger, bien boire, sera désormais ma devise. Pleust à Dieu, et à la benoiste, digne et sacrée Vierge, que maintenant, je dis tout à ceste heure, Je fusse en terre ferme bien à mon aise !

« O que trois et quatre fois heureux sont ceux qui plantent choux ! O Parces, que ne me fillastes vous pour planteur de choux ! O que petit est le nombre de ceux à qui Jupitr a telle faveur porté qu'il les a déstinés à planter choux ; Car ilz ont toujours en terre un pied, l'aultre n'en est pas loing. Dispute de félicite et bien souverain qui vouldra, mais quinconque plante choulx et présentement par mon décret déclaire bien heureux à trop meilleure raison que Pyrrhon, estant en pareil danger que nous sommes, et voyant un porceau près du rivage qui mangeoit de l'orge espandu, le déclaira bien-heureux en deux qualités, sçavoir est qu'il avoit orge à foison, et d'abundant estoit en terre. Ha ! pour manoir déifique et seigneural il n'est que le plancher des vaches. Ceste vague nous emportera, Dieu servateur ! O mes amis ! un peu de vinaigre (648). Je tressue (649) de grand ahan. Za-

(646) *Scatophage*, de *scatos* excrément et *phago* je mange. Ce mot est employé par Aristophane dans sa comédie de Plutus, voici le passage :

« — *Carion*. — Je lâchai un vent...

— *La femme*. — Et le Dieu Esculape fit la grimace ?

La femme. — C'est donc un Dieu bien grossier ?

Carion. — Je ne dis pas cela, mais par profession il est *scatophage*. »

Autrefois, parmi les moqueries prodiguées aux médecins, on n'oubliait pas celle qui consistait à prétendre qu'ils goûtaient aux excréments et à l'urine, pour savoir si le malade mourrait ou arriverait à guérison. Henri Cornette Agrippa a usé et abusé de cette plaisanterie qui, avouons-le, était méritée. Ne professait-on pas encore au 17e siècle que l'urine humaine guérissait l'érysiphèle, que le sang menstruel calmait les douleurs de la goutte et que la matière fécale sèche prise avec du miel et du vin éloignait les accès dans les fièvres périodiques. Comme tout cela pourrait paraître surprenant nous croyons devoir renvoyer aux sources : la thérapeuque ordurière, dont nous venons de donner un faible mais suffisant échantillon, se trouve exposée tout au long dans un livre publié en 1908 sous ce titre : « *Avicennœ arabum medicorum principis ex Gerardi Cremonensis versione* ». Voir la note 455.

(647) V. notes 12, 206, 554.

(648) V. note 210.

(649) *Tressuer* est encore employé dans le midi de la France pour indiquer qu'on sent cette espèce de sueur froide à la face qui précède la perte de connaissance. On lit dans les *essais* de Montaigne, livre I, chapitre 20 : « Nous *tressuons*, nous paslissons, aux secousses de nos imaginations ».

La citation suivante montre bien que *tressuer* et *suer* étaient deux choses différentes, elle est prise da

las, les vèles sont rompues, le prodenou est en pièces, les cosses esclatent, l'arbre du hault de la guatte plonge en mer : la carène est au soleil, nos gumènes sont presque touts rouqts. Zalas, Zalas ! où sont nos bolingues ? Tout est frelore, bigot. Nostre trinqnet est à vau l'eau. Zalas ! à qui appartiendra ce ? bris Amis, prester moi ici derrière une de ces rambades. Enfants, vostre landrivel est tombé. Hélas ! n'abandonnez l'orgeau, ne aussi le tirados. Je ois, l'agneillot frémir. Est-il cassé ? Pour Dieu saulvons la brague*, du fernel ne vous souciez. Bebebe bous, bous, bous. Voyez a la calamite de vostre bous, sole, de grace, maistre. Astrophile, d'onb nous vient ce tortunal ? Par ma foi, j'ai belle paour. Bou, boubous, bous, bous. C'est faict de moi. Je me couchie de male rage de paour (750). Bou.bou,bou,bou. Otto to to to to ti. Otto to to to to ti. Bou bou bou, ou ou ou, bou bou bous bous. Je n'aie, je n'aie, je meurs ; bonnes gens, je n'aie. ».

---

une farce du 15e siècle, portant pour titre *le testament de Pathelin* :

« Un peu la main ?... le front me *sue*.
De fine frayeur je *tressue*.
Tant je doubte à passer le pas. »

Gui Patin semble avoir fait la même distinction dans une lettre où il écrit :

« Le président est en grand danger de mourir... il a une grande difficulté de respirer : il *sue* et *tressue* de grand Ahan et d'une pure oppression : il a le poumon ravagé et perdu. »

(650) V. les notes 114, 237 A.

Les mouvements de l'intestin sont accélérés par la peur. Cela a été démontré expérimentalement par le Professeur Fubini sur des animaux. Des chiens mis en expérience, et parmi ceux-ci le professeur a eu soin de choisir les plus impressionnables, ont démontré que le sentiment de la peur activait les mouvements de l'intestin, de telle façon qu'un pois peut parcourir l'anse intestinale fistuleuse avec une vitesse qui est le double de la normale, si l'animal se trouve sous l'influence de cette excitation. Ainsi se trouve vérifiée, physiologiquement, cette fameuse *influence d'un boulet de canon sur une selle*, dont parle Voltaire dans l'un de ses contes immortels.

Revue de thérap. 15 mai 87.

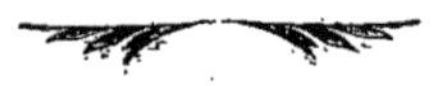

CHAPITRE XIX

Quelle contenance eurent Panurge et frère Jean durant la tempeste

Pantagruel, préalablement avoir imploré l'aide du grand Dieu servateur, et faicte oraison publique en fervente dévotion, par l'advis du pilot tenoit l'arbre fort et ferme; fère Jean s'estoit mis en pourpoinct pour secourir les nauchiers. Aussi estoient Episteman, Ponocrates, et les aultres, Panurge restoit de cul* sus le tillac, pleurant et lamentant. Frère Jean l'apperceut, passant sus la coursie, et luy dist : « Par Dieu, Panurge le veau, Panurge le pleurart, Panurge le criart, tu ferois beaucoup mieulx nous aidant icy que là pleurant comme une vache, assis sur les couillons (656 A) comme un magot. — Be be be bous, bous, bous, respondit Panurge, frère Jean mon amy, mon bon pere, je naye. je naye, mon amy, c'en est faict, Vostre bragmart ne m'en sauroit saulver. Zalas, zalas! nous sommes au dessus de Ela, hors toute la gamme. Be be be bous bous. Zalas! à ceste heure sommes nous au dessous de Gamma ut. Je naye. Ha mon pere, mon oncle, mon tout. L'eau est entrée en mes souliers par le collet*. Bous, bous, bous, paisch, hu, hu, hu, ha, ha, ha, ha, ha, je naye. Zalas, zalas, hu, hu, hu, hu, hu, hu, hu. Be be bous, bous, bobous, ho, ho, ho, ho. Zalas, zalas. A ceste heure fais bien à poinct l'arbre forchu, les pieds à mont, la teste en bas, Pleust à Dieu que présentement je fusse dedans la orque des bons et béatz peres concilipetes. lesquelz ce matin nous rencontrasmes, tant devotz, tant gras, tant joyeux, tant douielletz, et de bonne grace. Holos, holos, holos, zalas, zalas, ceste vague de tous les diables (*mea culpa, Deus*), je dis ceste vague de Dieu enfondrera nostre nauf. Zalas! frere Jean, mon pere, mon amy, confession! Me voyez cy à genoulx, *Confiteor*, votre saincte benediction.

— Viens, pendu au diable, dist Jean, icy nous aider, de par trente

(650 A).

Le voilà encore ce mot malpropre de *couillon*. Pour faire pardonner à Rabelais d'en avoir abusé, je rappelle encore une fois que d'autres médecins en usèrent largement. Exemple :

Après avoir donné la formule d'un onguent contre la hernie inguinale des petits enfants Ambroise Paré écrit, au chapitre XV des tumeurs : « Par ces remédes je proteste que plusieurs ont estés guéris, et ay gardé les chastreux de leur amputer les *couillons*, desquels ils sont fort friands, pour le lucre qu'ils en reçoivent, et abusent ainsi les pères et mères. »

Certains médecins affectent des termes barbares et un galimatias... temoin celuy qui disoit, pour dire qu'il empeschoit un transport au cerveau, qu'il avoit un remède qui empeschoit l'assomption des humeurs : Un autre pour dire à une dame qu'il le purgeoit doucement, l'assuroit qu'il ne luy donneroit que de petites *Koioneries*. »

BERNIER, *hist. cron. de la méd.*

il? — Ne jurons poinct, dist Panurge, mon pere, mon amy, pour ceste heure. Demain, tant que vouldrez. Holos, holos. Zalas! nostre nauf prend eau, je naye, zalas, zalas! Be be be be be bous, bous, bous. bous. Or sommes nous au fond. Zalas, zalas! Je donne dixhuit cents mille escuz de intrade à qui me mettra en terre, tout foireux et tout breneux (650 B) comme je suis, si onques homme fut en ma patrie de bien. *Confitcor*. Zalas! un petit mot de testament, ou codicille pour le moins.

— Mille Diables, dist frère Jean, saultent on corps de ce coqu. Vertus Dieu, parle tu de testament à ceste heure que sommes en dangier, et qu'il nous convient evertuer ou Jamais plus? Viendras tu, ho, diable? Comite, mon mignon, o le gentil algousan! deçà! Gymnaste, icy sus l'estanterol. Nous sommes par la vertus Dieu troussés à ce coup. Voilà nostre phanal extainct. Cecy s'en va à tous les millions de diables. — Zalas, zalas, dist Panurge, zalas! Bou, bou, bou, bous. Zalas, zalas! estoit ce icy que de perir nous estoit predestiné? Holos, bonne gens, je naye, je meurs. *Consummatum est*. C'est faict de moy.

— Magna, gna, gna, dist frere Jean. Fy qu'il est laid, le pleurart de merde. Mousse, ho, de partous les diables, garde l'escantoula. T'es tu blessé ?* Vertus Dieu, attache à l'un des bitous. Icy, de là, de par le diable, hay! Ainsi, mon enfant.

— Ha frere Jean. dist Panurge, mon pere spirituel, mon amy. ne jurons poinct. Vous bechez. Zalas, zalas! Be, be, be, bous, bous, Je naye, je meurs, mes amis. Je pardonne à tout le monde. Adieu, *in manus*. Bous, bous, bouououous. Sainct Michel d'Aure (650 C), sainct Nicolas (650 D), à ceste fois et jamais plus! Je vous fais icy bon veu et à Nostre Seigneur que, si à ce coup mestes aidans, j'entends que me mettez en terre hors ce dangier icy, je vous edifieray une belle legions de diables, viens : viendra-

(650 B). « La guerre n'est-elle pas de nos jours, avec ses tonnerres, ses éclairs ses boucheries, une formidable épouvante? Ne sont-ce pas des émotifs et des phobiques, ceux des soldats, qui aux premiers coups de canon de l'ennemi se mettront à trembler et chercheront un refuge derrière un arbre, un mur, un fossé, pour y subir une purgation naturelle. J'ai connu de vieux capitaines qui n'échappaient pas à cette révolution intestinale: l'instant d'après ils se comportaient le plus vaillamment du monde. »

Dr Gelineau, *les peurs maladives*. Voir la note 114.

(650 C) Quel était, au juste, ce *Saint Michel* qu'invoquait Panurge. Etait-il du Nord ou du Midi? En pareille matière, on ne peut jamais rien affirmer, car tout arrive. Ne sait-on pas, en Provence, que la guérison de la stérilité de la mère de Louis XIV fut dûe à l'intercession qe *Sainte Anne d'Apt*? ignore-t-on en Bretagne que la fécondité fut donnée à Anne d'Autriche par un miracle de *Sainte Anne d'Auray*? Panurge. dont la frayeur était extrême, s'adressait simultanément aux Saints d'oil et aux Saints d'oc. Hygièniquement parlant, il eut aussi bien fait d'aider à la manœuvre.

(650 D) Note de Esmangard et Johanneau: « Outre la vénération dans laquelle *Saint Michel* a toujours été parmi les marins, il étoit particulièrement honoré dans la Lorraine, et par conséquent bien connu du poltron Panurge, le cardinal de Lorraine. »

Note de Dupuis, auteur de *l'origine des cultes*

« Tel matelot a péri dans les flots

grande petite chapelle (651) ou deux.

Entre Quande et Monssoreau,
Et n'y paistra vache ne veau
Zalas, zalas! Il m'en est entré en

la bouche plus de dix-huict seillaulx ou deux. Bous, bous, bous, bous. Qu'elle est amère et salée! — Par la vertus, dist frère Jean, du sang, de la chair, du ventre, de la teste, si encore je te oi pioller, cocu au diable, je te galerai en loup marin: vertus Dieu! Que ne le jectons-nous au fond de la mer? Hespallier, ho! gentil compagnon; ainsi, mon ami. Tenez bien lassus. Vraiement. voici bien esclairé et bien tonné. Je croi que touts les diables sont deschainés aujourd'hui ou que Proserpine est en travail d'enfant.* Touts les diables dansent aux sonnettes.

---

qui eut échappé au naufrage s'il eut manœuvré au lieu de prier, et s'il eut cherché a se sauver par son adresse et son travail, au lieu de s'abandonner à la grâce de Dieu et d'invoquer la Vierge ou *Saint-Nicolas*. »

Note de La Fontaine :
« Aide-toi le ciel t'aidera. »
(651) Voir note 664.

CHAPITRE XX

Comment les nauchiers abandonnent les navires au fort de la tempeste.

« Ha, dist Panurge, vous pechez, frere Jean, mon amy ancien. Ancien, dis-je, car de present je suis nul, vous estes nul. Il me fasche le vous dire. Car je croy que ainsi jurer face grand bien à la ratelle ; (652) comme, à un fendeur de bois, fait grand soulagement celuy qui à chascun coup prés de luy crie : Han ! à haulte voix, et comme un joueur de quilles est mirificquement soulaigé quand il n'a jetté la boulle droit, si quelque homme d'esprit près de luy panche et contourne la teste et le corps à demy, du cousté auquel la boulle aultrement bien jettée eust faict rencontre de quilles. Toutesfois vous pechez, mon amy doulx. Mais, si présentement nous mangeons quelque espece de cabirotades (653), serions nous en sceureté de cestuy oraige ? J'ay leu que sus mer, en temps de tempeste, jamais n'avoient peur, tousjours estoient en seeureté les ministres des dieux Cabires (653 A), tant celebrés par Orphée, Apollonius, Pherecydes, Strabo, Pausanias Herodote.

— Il radote, dist frere Jean, le pauvre diable. A mille et millions et centaines de millions de diables soit le coqu cornard au diable ! Aide nous icy, hau, tigre ! Viendra il ? Icy à orche. Teste Dieu pleine de reliques, quelle patenostre de cinge est ce que tu marmottes là entre les dents ? Ce diable de fol marin est cause de la tempeste, et il seul ne aide à la chorme. Par Dieu, si je vais là, je vous chastieray en diable tempestatif. Icy fadrin, mon mignon, tiens bien, que je y face un nou gregeois. O le gen til mousse ! Pleust à Dieu que tu fusses abbé de Talemouze, et celuy qui de present l'est fust guardian de Croullay ! Ponocrates, mon frere, vous blesserez là. Epistemon, gardez vous de la jalousie, je y ay veu tomber un coup de fouldre. — Inse ! — C'est bien dict. Inse, inse, inse. Vieigne esquif ! Inse. Vertus Dieu, qu'est cela ? Le cap est en pieces. Tonnez, diables, petez, rottez, fiantez*. Bren pour la vague ! Elle a, par la vertus Dieu, failly à m'emporter sous le cou-

---

(652) Voir les notes 326 et 638 La *rate* est le centre de la froideur comme le foie est celui de la chaleur ».
MACROBE. *Saturnales*, VII 4.

(653) *Cabirotade* chevreau rôti, *cabri resti* en Provençal.

(653 A) Rabelais qui n'avait pas une confiance excessive aux saints du christanisme était plus irrévérencieux encore envers les dieux du Paganisme, à preuve ce jeu de mots risqué sur *cabirotade* et *cabire*. Les cabire étaient des divinités de Lemnos que les anciens navigateurs représentaient volon-

rant. Je croy que tous les millions de diables tiennent icy leur chapitre provincial, ou briguent pour election de nouveau recteur — Orche! — C'est bien dict. Garc la caveche, hay! mousse, de par le diable, hay! Orche, orche.

— Bebebebous, bous, bous, dist Panurge, bous, bous, bebe, bous, bous, je naye. Je ne voy ne ciel ne terre. Zalas, zalas! De quatre elemens (653 B) ne nous reste icy que feu et eau. Bouboubous, bous, bous. Pleust à la digne vertus de Dieu qu'à heure presente je fusse dedans le clos de Seuillé, ou chez Innocent le patissier, davant la cave peincte, à Chinon, sus peine de me mettre en pourpoinct pour cuyre les petits pastés! Nostre homme, sçaurier vous me jetter en terre? Vous sçavez tant de bien, comme l'on m'a dict. Je vous donne tout Salmigondinoys, et ma grande caquerollière, si par vostre industrie je trouve unes fois terre ferme. Zalas, zalas! je naye. Dea, beaux amis, puisque surgir ne pouvans à bon port, mettons nous à la rade, je ne sçay où. Plongez toutes vos ancres. Sayons hors de dangier, je vous en prie. Nostre amé, plongez le scandal et les bolides, de grace. Sçaichons la haulteur du profond. Sondez, nostre amé, mon amy, de par Nostre Seigneur! Sçaichons si l'on boiroit icy aisement debout*, sans soy baisser. J'en croy quelque chose.

— Uretacque, hau! cria le pilot, uretacque! La main à l'insail. Amene, uretacque! Bressine, uretacque, guare la pane! Hau amure, amure bas. Hau, uretacque, cap en houlle! Desmanche le haulme. Acappaye.

— En sommes nous là? dist Pantagruel. Le bon Dieu servateur nous soit en aide! — Acappaye, hau! s'escria Jamet Brahier, maistre pilot. Acappaye! Chascun pense de son ame, et se mette en dévotion, n'espérans aide que par miracle des cieulx! — Faisons, dist Panurge, quelque bon et beau veu. Zalas, zalas, zalas, bou bou, bebebebous, bous, bous. Zalas, zalas! faisons un pelerin. Ça, ça, chascun boursille à beaux liards, ça! — Deça, hau, dist frere Jean, de par tous les diables! A poge. Acappaye ou nom de Dieu! Desmanche le heaulme, hau! Acappaye, Acappaye. Beuvons hau! Je dis du meilleur et plus stomachal*. Entendez vous, hau, majourdome. Produisez, exhibez. Aussi bien s'en va cecy à tous les millions de diables. Apporte cy, hau, page, mon tirouoir (ainsi nommoit il son breviaire). Attendez! tire, mon amy; ainsi! Vertus Dieu, voicy bien greslé et fouldroyé, vrayement. Tenez bien là hault, je vous en prie. Quand aurons nous la feste de Tous Saincts! Je croy aujourd'huy est l'infeste feste de tous les millions de diables.

— Helas! dist Panurge, frere Jean se damne bien à credit. O que j'y perds un bon amy! Zalas, zalas, voicy pis que antan. Nous allons de Scylle en Carybde, bolos, je naye, *Confiteor*, un petit mot de testament, frere Jean, mon pere; monsieur l'abstrateur, mon amy, mon Achates; Xenomanes, mon tout. Helas! je naye; deux motz de testament. Tenez icy sur ce transpontin»

tiers à la proue de leurs vaisseaux, pour les invoquer pendant les tempêtes.

(653 B) Voir notes 192 A et 314. « Tout corps est eau, feu, air ou terre, ou composé de ces éléments, ou d'une partie de ces éléments ». CICERON *de nat. deorum*, liv. III.

« Des quatre *éléments* le feu est le seul qui soit assez fécond pour s'engendrer lui-même ». PLINE *hist. nat.* II, 106.

CHAPITRE XXI

Continuation de la tempeste, et briefs discours sur testaments faicts sur mer.

« Faire testament, dit Epistemon à ceste heure qu'il nous convient evertuer et secourir nostre chorme sus peine de faire naufrage, me semble acte autant importun et mal à propos comme celuy des Lances pesades et mignons de Cæsar entrant en Gaule, lesquelz s'amusoient à faire testaments et codicilles, lamentoient leur fortune, pleurant l'absence de leurs femmes et amis romains, lorsque, par nécessité, leur convenoit courir aux armes et soy evertuer contre Ariovistus leur ennemy. C'est sottise telle du charretier, lequel sa charrette versée par un redouble, à genoilz imploroit l'aide de Hercules, et ne aiguillonnoit ses bœufz, et ne mettoit la main pour soublever les roues. De quoy vous servira icy faire testament? Car, ou nous évaderons ce dangier, ou nous serons nayés. Si evadons, il ne vous servira de rien. Testamens ne sont valables ne autorisés sinon par la mort des testateurs. Si sommes payés, ne nayera il pas comme nous? Qui le portera aux executeurs !

— Quelque bonne vague, respondit Panurge, le jettera à bord comme fit Ulyxes ; et quelque fille de roy, allant à l'esbat sur le serain, le rencontrera, puis le fera tres bien executer, et prés la rivame fera ériger quelque magnifique cenotaphe, comme fit Dido à son mary Sychée ; Enéas à Déiphobus, sus le rivage de Troye, près Rhocte ; Andromache, à Hector, en la cité de Buttrot ; Aristoles, à Hermias et Eubulus ; les Athéniens, au poëte Euripides ; les Romains, à Drusus en Germanie, et à Alexandre Severe, leur empereur, en Gaule ; Argentier, à Callaischre, Xenocrite, à Lysidices ; Timares, à son filz Thelcutagores ; Eupolies et Aristodice, à leur filz Théotime ; Oneste, à Timocles ; Callimache, à Sopolis, filz de Dioclides ; Catulle, à son frere ; Statius, à son pere ; Germain de Brie, à Hervé, le nauchier breton.

— Resves tu? dist frere Jean. Aide icy, de par cinq cens mille millions de charretées de diables, aide ; que le cancre (654) te puisse venir aux moustaches, et trois razes d'anguounages (655) pour te faire un hault de chausse, et nouvelle braguette* ! Nostre nauf est elle encarée? Vertus Dieu, comment la remolquerons nous ? Que tous les diables de coup de mer

(654) Cette vilaine imprécation a été déjà rencontrée (voir note 562 et 586). *Cancre* et *chancre* ne doivent pas être confondus dans la langue de Rabelais. Le *cancre* désigne le cancer (nous avons encore la variété de cancer dite *cancroïde*) et le chancre l'ulcération initiale de la syphilis. Malgré cette remarque je ne prétend pas affirmer que la distinction fut nettemeet tranchée par tout le monde du temps de Rabelais : elle ne l'était pas encore à la fin du 18e siècle, ou le mot de *chancre* s'appliquait souvent à toute ulcération ayant de la tendance à s'étendre et à ronger les parties.

Le juron dans lequel le *cancre*

voicy ! Nous n'eschapperons jamais, ou je me donne à tous les diables. »

Alors fut ouye une piteuse exclamation de Pantogruel, disant à haulte voix : « Seigneur Dieu, saulve nous, nons périssons. Non toutesfois advienne selon nos affections, mais ta saincte volunté soit faicte. — Dieu, dist Panurge, et la benoiste Vierge soient avec nous i Holas, holas ! je naye. Bebebous, bebe, bous, bous. *In manus.* Vray Dieu, envoye moy quelque daulphin pour me saulver en terre comme un beau petit Arion. Je Je sonneray bien de la harpe, si elle n'est desmanchée.

— Je me donne à tous les diables, dist frere Jean (Dieu soit avec nous, disoit Panurge entre les dents), si je descends là, je te monstreray par evidente que (655 A) tes couillons pendent au cul d'un veau coquart, cornart, escorné. Mgnan, mgnan, mgnan ! Viens icy nous aider, grand veau pleurart, de par trente millions de diables qui te saultent au corps ! Viendras tu, ô veau marin ? Fy, qu'il est laid le pleurard ! — Vous ne dictes aultre chose. — Ça, joyeux tirouoir en avan, que je vous espluche à contrepoil. *Beatus vir que non abiit* Je sçay tout cecy par cœur. Voyons la légende de monsieur Sainct Nicolas : (655 B).

Horrida tempestas montem turba-
[vit acutum

Tempeste fut un grand fouetteur d'escoliers au college de Montagu. Si, par fouetter pauvres petits enfants, escholiers innocens, les pedagogues sont damnés, il est, sus mon honneur, en la roue d'Ixion, fouettant le chien courtault qui l'esbranle ; s'ilz sont par enfans incens touetteur saulvés, il doibt estre au dessus des... »

(ou le *chaucre)* intervient se retrouve souvent chez les contemporains de Rabelais ; la terreur qu'inspirait alors le chancre venerien. l'avait, dit Paul Lacroix, introduit dans la grande famille des imprécations.

« Tognazze lui dit : le *cancre* te vienne ! »

MERLIN COCCAIE, liv. VI.

« Je puis jurer, et le cancre me tuë Ji j'ay plus de quarante et deux ans
Id. liv. VII.

(655) Le glossaire de Pierre Dudont traduit *angonage* par « abcès chancreux et douloureux, du verbe *angere* tourmenter » et *raze* par « couduit » de telle façon que des *razes d'angonage* seraient quelque chose comme des fistules consécutives à des bubons. Cette explication laisse à désirer, mais j'avoue que je suis incapable d'en donner une meilleure.

Dans l'*alphabet de l'auteur françois* on lit :

« *Augonages.* Bosse chancreuse en langage Toscan ».

(655 A) *Couillon.* Voir les notes 6, 110, 129, 254, 413 etc. Simple rapprochement à propos de ce mot brutal, trop fréquent dans Rabelais :

« Il a été donné à l'Arioste d'aller et de revenir des descriptions terribles aux peintures les plus voluptueuses, et ces peintures à la morale la plus sage. Ce qu'il y a de plus extraordinaire encore, c'est d'intéreser vivement pour les héros et les héroïnes dont il parlO quoiqu'il y en ait un nombre prodigieux. Il y a presque autant d'événements touchants dans son poëme que d'aventures grotesques ; et son lecteur s'accoutume si bien à cette bizarrure, qu'il passe de l'un à l'autre sans en être étonné. Je ne sais quel plaisant a fait courir le premier ce mot prétendu du cardinal d'Este : *Messer Lodovico, dove avete pigliato tante coglionerie* Le cardinal aurait dû : *Dove avete piglato tante cosc divine* ? Aussi est-il appelé en Italie *il divino Arioste.* »

VOLTAIRE, *Dict. philosoph.*

(655 B) Voir la note 650 D.

CHAPITRE XXII

Fin de la Tempeste

« Terre, terre, s'escria Pantagruel, je voi terre. Enfants, courage de brebis ! (655 C). Nous ne sommes pas loing du port. Je voi le ciel du costé de la transmontane, qui commence s'esparer. Advisez à siroch. — Courage, enfants, dist le pilote, le courant est refonce. Au trinquet de gabie. Inse, inse ! Aulx boulingues de contremeiane. Le cable au capestan. Vire, vire, vire ! La main à l'insail. Inse, inse ! Plante le heaulme. Tiens fort à garant. Pare les couets. Pare les escoutes. Pare les bolines. Amure babord. Le heaulme soubs le vent. Casse escoute de tribord, fils de putain ! — Tu es bien aise, homme de bien, dist frère Jean au matelot, d'entendre nouvelles de ta mère. — Vien du lo. Près du plain. Hault la barre. — Haulte est, respondoient les matelots. — Taille vie. Le cap au seuil. Maleties hau ! Que l'on coue bonnette. Inse, inse ! — C'est bien dict et advisé, disoit frère Jean. Sus, sus, sus, enfans, diligentement. Bon. Inse, inse ! — A poge. — C'est bien dict et advisé. L'orage me semble critiquer et finir en bonne heure. Loué soit Dieu pourtant. Nos diables commencent escamper dlinch. — Mole ! C'est bien et doctement parlé. Mole, mole ! Icy. de par Dieu, gentil Ponocrates, puissant ribauld ! Il ne fera qu'enfans masles (656), le paillard. Eusthenes, gallant homme, au trinquet de prore ! — Inse, inse. — C'est bien dict. Inse ! de par Dieu, inse, inse. Je n'en daignerois rien craindre.

Car le jour est feriau,
Nau, Nau, Nau !

— Cestuy celeume, dist Epistemon, n'est hors de propous, et me plaist, car le jour est feriau. — Inse, inse, bon !

— O ! s'escria Epistemon, je vous commande tous bien espérer. Je voy ça Castor à dextre. — Be be bous bous bous, dist Panurge, j'ay grand peur que soy Helene (657) la paillarde. — C'est vrayement, respondit Epistemon, Mixarchagevas, si plus te plaist la dénomination des Argives, Haye, haye, je voy terre, je voy port, je voy grand nombre de gens sus le havre. Je voy du feu sur un obeliscolychnie. — Haye, haye, dist le pilot, double le cap et les basses. — Doublé est, respondoient les matelotz. — Elle s'en va, dist le pilot : aussi vont celles de convoy. Aide au bon temps.

(655 C) « *Courage de brebis*, » Gargantua le disait à Badebec, pendant qu'elle accouchait. Pantagruel le dit ici dans le même sens, qu'explique ce proverbe de Oudin :
« *Courage de brebis*, toujours le nez en terre » V. note 661 B.

(656) Voir note 331.

(657) Les lueurs électriques q u s'attachent aux mâts des vaisseaux et qu'on appelle *feux Saint-Elme* ou *feux Saint-Nicolas*, portaient chez les anciens le nom de *Castor et Pollux*. Ces météores étaient d'un heureux présage quand ils se pré sentaient en nombre pair. Pa

— Sainct Jean, dist Panurge; c'est parlé cela. O le beau mot. — Mgna, mgna, gna, dist frere Jean si tu en tastes goutte que le diable me taste. Entends tu, couillu (658) au diable ? Tenez, nostre amé, plein tanquart du fin meilleu. Apporte les frizons, haut, Gymnasse, et ce grand mastin de pasté jambique*, ou jambonique, ce m'est tout un. Gardez de donner à travers.

— Couraige, s'escria Pantagruel ; couraige, enfans. Soyons courtoys: Voyez cy prés nostre nauf deux lutz, trois flouins, cinq chippes, huit volantaires, quatre gondoles, et six fregates, par les bonnes gens de ceste prochaine isle envoyées à nostre secours. Mais qui est cestuy Ucalegod là bas qui ainsi crie et se déconforte ? Ne tenois je l'arbre sceurement des mains, et plus droit que ne feroient deux gens gumenes ? — C'est, respondit frere Jean, le pauvre diable de Panurge, qui a fiebvre de veau (659). Il tremble de peur quand il est saoul.

— Si, dist Pantagruel, peur il a eu durant ce colle horrible et perilleux fortunal, pourveu qu'au reste il se fust evertué, je ne l'en estime un pelet moins. Car, comme craindre en tout heurt est indice de gros et lasche cœur, ainsi comme faisoit Agamemnon, et pour ceste cause le disoit Achilles en ses reproches ignominieusement avoir oeilz de chien et cœur de cerf (659 A), aussi ne craindre, quand le cas est evidentement redoutable, est signe de peu ou faulte d'apprehension. Ores, si chose est en ceste vie à craindre, aprés l'offense de Dieu, je ne veulx dire que soit la mort. Je ne veulx entrer en la dispute de Socrates et des academicques, mort n'estre de soy mau-

---

nurge, que la peur fait trembler, a entendu le mot de *Castor*. Castor ferait songer tout autre à *Castus* (Chaste) ; lui, le pleurard, trouve le moyen de penser à la *paillarde Helène*.

(658) Ce terme revient encore. V. note 655 A ; Rabelais aurait pu l'éviter quelquefois. Nous lisons dans les *fragments d'histoire* de Voltaire.

« Luther et Melanchton permirent au Landgrave de Hesse deux femmes, parce qu'il avait au nombre de trois ce qui chez les autres se borne à deux. »

Admirateur de Rabelais,

Nous aimerions mieux pourtant quelques périphases à la manière de Voltaire.

(659) « On appelle *fièvre de veau* le petit frisson qui suit quelquefois un repas trop copieux » ainsi s'expriment Burgaud des Marets et Rathery, en leur excellente édition. Si ces commentateurs n'avaient jamais donné de meilleures notes, leur succès aurait de quoi étonner les érudits.

Dans le recueil des *questions naturelles*, publié par Bailly en 1628, les curieux trouveront toute une page traitante de « Que veut dire la fièvre de veau, quand on tremble étant saoul ? » Je m'abstiens de reproduire l'explication, non pas parce qu'elle est trop longue, ais parce qu'elle n'explique rien.

(659 A) *Cœur de cerf*, *Cœur de lièvre*, *Cœur de tigre*, *Cœur de lion* etc., toutes ces expressions imagées sont purement symboliques, sans la moindre relation avec la physiologie, pas plus que la célèbre pensée d'Horace :

« Illi robur et œs triplex
Circa pectus erat, qui fragilem truci
Commisit pelago ratem
Primus..... »

Ces diverses façons de parler ont la même origine, fort bien expliquée ainsi :

« Les anciens considéraient le courage comme une faculté inhérente à notre être ; mais ils en plaçaient la condition matérielle dans un appareil tout à fait étranger à ses manifestations. C'était dans un

vaise, mort n'estre de soy à craindre. Je dis ceste espece de mort par naufrage estre, ou rien n'estre à craindre. Car, comme est la sentence d'Homere, chose griefve, abhorrente et denaturée est perir en mer. De faict, Enéas en la tempeste de laquelle fut le convoy de ses navires prés Sicile surprins, regrettoit n'estre mort de la main du fort Diomedes, et disoit ceux estre trois et quatre fois heureux qui estoient morts en la conflagration de Troye. Il n'est céans mort personne : Dieu servateur en soit eternellement loué. Mais vrayement voicy ún mesnage assez mal en ordre. Bien. Il nous fauldra reparer ce bris. Gardez que ne donnons par terre. »

muscle creux, dans le cœur, dans un organe admirablement constitué pour imprimer, par ses contractions énergiques et infatigables, un mouvement rapide et soutenu aux colonnes de sang qui viennent se presser dans ses cavités, qu'ils en avaient placé le siège et les inspirations. A part cette erreur de localisation, ils savaient parfaitement bien tout le parti qu'on pouvait tirer de cette faculté. »

Félix Voisin,
l'homme animal 1839.

Voisin, fervent disciple de Gall, plaçait le courage dans l'organe de la *Combativité* « situé à l'angle postérieur inférieur de l'os pariétal. au niveau du bord supérieur de l'oreille. »

CHAPITRE XXIII

Comment, la tempeste finie, Panurge fait le bon compaignon.

« Ha, ha, s'escria Panurge, tout va bien. L'oraige est passée. Je vous prie, de grâce, que je descende le premier. Je vouldrois fort aller un peu à mes affaires. Vous aideray je encores là ? Baillez que je vrillonne ceste chorde. J'ay du couraige prou, voire, De peur bien peu. Baillez ça, mon amy. Non, non, pas maille de craincte. Vray est que ceste vague decumane, laquelle donna de prore en pouppe, m'a un peu l'artere (660) alteré. — Voile bas ! — C'est bien dict. Comment, vous ne faites rien. frere Jean ? Est-il bien temps de boire à cette heure ? Que savons-nous si l'estaffier de saint Martin nous brasse encores quelque nouvelle oraige ? Vous iray je encores aider de là ? Vertus guoy, je me repens bien, mais c'est à tard, qui n'ay suivy la doctrine des bons philosophes, qui disent soy pourmener près la mer, et naviger prés la terre estre chose moult sceure et delectable, comme aller à pied quand l'on tient son cheval par la bride. Ha, ha, ha, par Dieu, tout va bien. Vous aideray je encores là ? Baillez ça, je feray bien cela, ou le diable y sera. »

Epistemon avoit une main toute au dedans escorchée et sanglante par avoir en violence grande retenu (661) un des gumènes, et entendant le discours de Pantagruel, dist : « Croyez, seigneur, que j'ai eu de paour et de frayeur non moins que Panurge. Mais quoi ? Je ne me suis espargné au secours. Je considère, que si vraiment mourir est (comme est) de nécessité fatale et inévitable, en telle ou telle façon, mourir est en la saincte volunté de Dieu. Pourtant icellui faut incessamment implorer, invoquer, prier, requerir, supplier.

(660) Dans la vieille anatomie l'*artère* était le tronc commun des conduits aériens, appelé aujourd'hui *trachée*, se continuant supérieurement avec le larynx et se bifurcant en bas pour former les bronches. Quand on est *altéré*, quand on a soif, il existe une espèce de sécheresse à l'orifice supérieur de l'arbre aérien. Les anciens croyaient que toutes les artères contenaient de l'air, aussi donnaient-ils le nom de *arteria* à tous les vaisseaux de cet ordre ; Hippocrate et son école considéraient les artères comme faisant suite aux bronches pour transporter l'air respirable par tout le corps. V. note 351 A.

(661) Le glissement trop rapide d'une corde dans la paume de la main peut être suivi d'une plaie assez difficile à guérir ; on

Mais, là ne faut faire but et bourde nostre part convient pareillement nous évertuer, et comme dict lu sainct envoyé, estre coopérateurs avecques lui. Vous sçavez que dist C. Flaminius, consul, lors que, par l'astuce de Annibal, il fut reserré pres le lac de Peruse, dict Trasimène. « Enfants, dist il à « ses souldars, d'ici sortir ne vous « fault esperer par vœux et implo- « ration des Dieux. Par force et « vertus il nous convient évader, « et à fil d'espéce chemin faire par « le milieu des ennemis. » Pareillement en Salluste. « L'aide (dict « M. Portius Cato) des Dieux n'est « impétrée par vœux otieux, par « lamentations mulièbres. En veil- « lant, soi évertuant, toutes choses « succèdent à souhait et bon port. « Si en nécessité et danger est « l'homme négligent, évire (661 A) « et paresseux, sans propos il im- « plore les Dieux, Ils son irrités et « indignés. » — Je me donne au diable, dist frère Jean.., — J'en suis de moitié, dist Panurge. — Si le clos de Sevillé ne fust tout vendangé et destruict, si je n'eusse que chanté *Contre hostium insidias* (matiere de bréviaire) comme faisaient les autres diables de moines sans secourir la vigne à coups de baston de la croix contre les pillards de Lerné. — Vogue la galère, dist Panurge, tout va bien, frère Jean ne faict rien là. Il s'appelle frère Jean faict néant, et me regarde ici suant et travaillant pour aider à cestui homme de bien matelot premier de ce nom. Nostre amé, ho ! Deux mots : mais que je ne vous fasche. De quante espesseur sont les ais de ceste nauf? — Elle sont, respondit le pilote de deux bons doigts espesses, n'ayez paour. — Vertus Dieu, dist Panurge, nous sommes doncques continuellement à deux doigts près de la mort. Est-ce ci une des neuf joies de mariage ? Ha ! nostre amé, vous faictes bien mesurant le péril à l'aulne de paour. De courage tant et plus. Je n'entend courage de brebis (661 A). Je di courage de loup, asseurance de meurtrier. Et ne rien que les dangers.

---

en a observé des cas sur des matelots, sur des couvreurs, et sur des plombiers, A la déchirure des parties charnues, produites par les rugosités du chanvre vient s'ajouter une véritable brûlure des tissus amenée par la grande rapidité du mouvement.

(661 A) V. note 335 C.

(661 B) V. note 655 C.

CHAPITRE XXIV

Comment, par frère Jean, Panurge est déclare avoir eu peur sans cause durant l'orage

« Bon jour, messieurs, dist Panurge, bonjour trestous. Vous vous portez bien trestous. Dieu mercy, et vous? Vous soyez les bien et à propos venuz. Descendons. Hespailliers, hau, jettez le pontal : approche cestuy esquif. Vous aideray je encores là? Je suis allouvy (661 C) et affamé de bien faire et travailler, comme quatre bœufz. Vrayement voici un beau lieu, et bonnes gens. Enfans, vous avez encores affaire de mon aide? N'espargnez la sueur* de mon corps, pour l'amour de Dieu. Adam, c'est l'homme, naquist pour labourer et travailler, comme l'oiseau pour voler. Nostre Seigneur veult, entendez vous bien? que nous mangeons nostre pain en la sueur de nos corps non pas rien ne faisans, comme ce penaillon de moine que voyez, frère Jean, qui boit, et meurt de peur. Voici beau temps. A ceste heure cognois la responce d'Anacharsis le noble philosophe estre veritable et bien en raison fondée, quand il, interrogé quelle navire luy sembloit la plus sceure, respondit: Celle qui seroit on port.

— Encores mieulx, dist Pantagruel, quand il, interrogé desquelz plus grand estoit le nombre, des mors ou des vivans, demanda: Entre lesquelz comptez vous ceux qui naviguent sus mer? Subtilement signifiant que ceux qui sus mer navigent, tant prés sont du continuel dangier de mort qu'ilz vivent mourans, et mourent vivans.

« Ainsi Portius Cato disoit de trois choses seulement soy repentir. Sçavoir est s'il avoit jamais son secret à femme revelé; si en oisiveté jamais avoir un jour passé, et si par mer il avoit peregriné en lieu aultrement accessible par terre.

— Par le digne froc que je porte, dist frere Jean à Panurge, couillon (662) mon amy, durant la tempeste tu as eu peur sans cause et sans raison. Car tes destinées fatales ne sont à périr en eau. Tu seras hault en l'air certainement pendu, ou buslé gaillard comme un pere. Seigneur, voulez-vous un bon guaban contre la pluie? Laissez moy ces manteaulx de loup et de bedouault. Faites escorcher Panurge, et de sa peau* couvrez vous. N'approchez pas du feu, et ne passez pardevant les forges des mareschaulx, de par Dieu; en un moment, vous la voyriez en cendres; mais à la pluie exposez vous tant

(661 C). *Allouvy*, qui a une faim de loup.

(662) V. notes 658, 399, 424.

que vous vouldrez, à la neige et à la gresle. Voire, par Dieu, jettez vous au plonge dedans le profond de l'eau, ja ne serez pourtant mouillé. Faites en bottes d'hyver, jamais ne prendront eau. Faites en des nasses pour apprendre les jeunes gens à naiger : ils apprendront sans danger.

— Sa peau donc, dist Pantagruel, seroit comme l'herbe dicte Cheveu de Venus (663), laquelle jamais n'est mouillée, ne remoitie, tousjours est seiche, encores qu'elle fust au profond de l'eau tant que vouldrez; pourtant, est dicte Adiantos.

— Panurge, mon amy, dist frère Jean, n'aye jamais peur de l'eau, je t'en prie. Par element sera ta vie terminée. — Voire, respondit Panurge, mais les cuisiniers des diables resvent quelquefois, et errent en leur office : et mettent souvent bouillir ce qu'on destinoit pour roustir; comme, en la cuisine de céans, les maitres queux souvent lardent perdrix, ramiers et bizets, en intention (comme est vraisemblable) de les mettre roustir. Advient toutesfois que les perdrix aux choux, les ramiers aux pourreaulx et les bizets ilz mettent bouillir aux naveaulx.

« Escoutez, beaux amis : Je proteste devant la noble compaignie que, de la chapelle (664) vouée à monsieur S. Nicolas entre Quande

---

(663). V. notes 496, 497.
Adiante, de a privatif et diaïnein. mouiller, est le nom d'un genre de plantes de la famille des fougères, l'espèce dont Rabelais veut parler ici est le capillaire de Montpellier, *adiantum capillus veneris*, décrit par Pline et par Dioscoride. On en fait une infusion et un sirop, qui passent pour avoir des propriétés émollientes et béchiques.

(664). V. note 651. On voit que Panurge avait, en faisant son vœu, équivoqué sur le mot *chapelle* pouvant signifier un petit temple, mais également susceptible de désigner le couvercle d'un alambic (*chapiteau*) ou l'alambic lui-même. Marot a employé le mot *chapelle*, avec le sens d'appareil distillatoire, dans ces vers.

« La chapelle où se font eaux [odoriférantes,
Donne, par ses liqueurs, guéri- [sons différentes »
épigr CXV.

Nicot et Oudin ont mis le mot *chapelle* dans leur dictionnaire avec la signification d'alambic. On trouve dans *l'histoire naturelle* de Pline, que Rabelais devait savoir par cœur, au chapitre 20 du livre XXX, un passage ayant rapport direct avec celui que nous annotons, le voici :

« Dans la famille consulaire des Asprenas deux frères ont été guéris de la colique, l'un pour avoir mangé une alouette, l'autre pour avoir sacrifié dans une *Chapelle* (*sacellum*) *de briques crue construite en forme de fourneau.* »

Quoi qu'il en soit de ce passage de l'auteur latin, le vœu de Panurge fait penser à celui de deux matelots marseillais qui avaient promis à Notre Dame, si elle les préservait de la tempête, de gravir la colline de Lagarde avec des pois chiches dans les souliers. Le lendemain du débarquement, nos marins se trouvent sur le chemin qui mène au sanctuaire, l'un se traînant avec peine, l'autre marchant joyeusement comme un simple promeneur. Ce dernier dit à son camarade; tu vas trop lentement, je ne t'attends pas, tu feras aussi bien tes dévotions tout seul, je file. Mais malheureux, dit l'autre, pour aller de ce pas, tu n'as donc point de pois dans les souliers? — La semelle en est remplie. — Mais, alors, explique moi. . . ? C'est bien simple, nigaud, je les ai fait cuire !

et Monssoreau, j'entends que sera une chapelle d'eau rose, en laquelle ne paistra vache ne veau, car je la jetteray au fond de l'eau. — Voylà, dist Eusthenes, le gallant et demy! C'est vérifié le proverbe lombardique :

Passa el pericolo, gabbato el santo. » (664 A)

(664 A). Danger passé, saint *gabé*, c'est-à-dire trompé, moqué; l'adjectif gabé n'est plus usité mais nous usons encore du terme analogue gabegie. Exemple: « Ce serait une belle *gabegie* si les femmes mettaient le nez dans les affaires de leurs maris » FRED. SOULIÉ, *roman*.

CHAPITRE XXV

Comment, après la tempeste, Pantagruel descendit en tsles des macqèons

Sus l'instant nous descendismes au port d'une isle laquelle on nommoit l'isle des Macréons. Les bonnes gens du lieu nous receurent honorablement. Un vieil Macrobe (ainsi nommoient ilz leur maistre eschevin) vouloit mener Pantagruel en la maison commune de la ville, pour soy refraischir à son aise, et prendre sa réfection (665). Mais il ne voulut partir du mole que tous ses gens ne fussent en terre. Après les avoir recogneuz commanda chascun estre mué de veste mens (666), et toutes les munitions des naufz estre en terre exposées, à ce que toutes les chormes fissent chere lie. Ce que fut incontinent faict. Et Dieu sçait comment il y eut beu et guallé. Tout le peuple du lieu apportoit vivres en abondance. Les Pantagruelistes leurs en donnoient davantaige. Vray est que leurs provisions estoient aucunement endommagées par la tempeste precedente. Le repas finy, Pantagruel pria un chascun soy mettre en office et debvoir pour reparer le briz. Ce que firent, et de bon hait. La reparation leur estoit, facile, parce que tout le peuple de l'isle estoient charpentiers, et tous artizanz telz que voyez en l'arsenac de Venise : et l'isle grande seulement estoit habitée en trois portz et dix paroisses : le reste estoit bois de haulte fustaye, et desert comme si fust la forest d'Ardeine.

A nostre instance, le vieil Macrobe monstra ce qu'estoit spectable et insigne en l'isle. Et, par la forest umbrageuse et deserte, descouvrit plusieurs vieux temples ruinés, plusieurs obelices, pyras mides, monumens et sepulchres antiques, avec inscriptions et épitaphes divers. Les uns en lettres hieroglyphicques, les aultres en langage Ionicque, les aultres en langue Arabique, Agarene, Sclavonicque, et aultres. Desquelz Epistemon fit extraict curieusement. Ce pendant Panurge dist à frère Jean : « Icy est l'isle des Macréons. Macréon (666 A), en grec, signifie vieillard, homme qui a des ans beaucoup.

— Que veulx tu, dist frère Jean, que j'en face ? Veulx tu que je m'en defface ? Je n'estois mie on pays lors que ainsi fut baptisée.

A propous, respondit Panurge,

---

(665). Contrairement à la mode des romanciers, Rabelais songe toujours à faire manger ses héros.

(666). Le médecin sait qu'il n'est pas prudent de garder sur le corps des vêtements mouillés, des inconvénients graves pouvant en résulter : c'est pourquoi les gens de Pantagruel vont changer d'habits.

(666 A). *Macreon* signifie bien en grec « vieillard », mais c'est à tort que l'on ferait dériver de ce mot la *macrobiotique* ou hygiène des vieux, *macrobiotique* vient de *macros* (long) et *bios* (vie).

je croy que le nom de maquerelle en est extrait. Car maquerellaige ne compete que aux vieilles : aux jeunes compete culletaige*. Pourtant seroit ce à penser que icy fust l'isle Maquerelle (666 B), original et prototype de celle qui est à Paris. Allons pescher des huytres en escalle. »

Le vieil Macrobe, en langage Ionicque, demandoit à Pantagruel comment et par quelle industrie et labeur estoit abourdé à leur port celle journée, en laquelle avoit esté troublement de l'air, et tempeste de mer tant horrifique. Pantagruel luy respondit que le hault Servateur avoit eu esgard à la simplicité et sincère affection de ses gens, lesquelz ne voyageoient pour guain ne traficque de marchandise. Une et seule cause les avoit en mer mis, sçavoir est studieux desir de voir, apprendre, cognoistre, visiter l'oracle de Bacbuc, et avoir le mot de la Bouteille, sus quelques difficultés proposées par quelqu'un de la compaignie. Toutesfois, ce ne avoit esté sans grande affliction et dangier evident de naufrage. Puis luy demanda quelle cause luy sembloit estre de cestuy espouvantable fortunal, et si les mers adjacentes d'icelle isle estoient ainsi ordinairement subjectes à tempestes comme, en la mer Océane, sont les ratz de Sanmaieu, Maumusson, et, en la mer Mediterranée, le gouffre de Satalie, Montargentan, Plombin, Capo Melio en Laconie, l'estroict de Gilbathar, le far de Messine, et aultres.

(666 B). Cette île, si mal nommée au XVIe siècle, s'appelle aujourd'hui l'île des Cygnes.

CHAPITRE XXVI

Comment le bon Macrobe raconte à Pantagruel le mannoir et discession des heroes

Adonc respondit le bon Macrobe : « Amis peregrins, icy est une des isles Sporades, non de vos Sporades qui sont en la mer Carpathie, mais des Sporades de l'Océan ; jadis riche, frequente, opulente, marchande populeuse, et subjecte au dominateur de Bretaigne. Maintenant, par laps de temps et sus la declination du monde, pauvre et déserte comme voyez.

« En ceste obscure forest que voyez, longue et ample plus de soixante et dixhuit mille parasanges, est l'habitation des demons et heroes, lesquelz sont devenuz vieux : et croyons, plus ne luysant le comete presentement, lequel nous appareut par trois entiers jours precedens, que hier en soit mort mort quelqu'un (666 C), du trespas duquel soit excitée celle horrible tempeste que avez paty : car, eux vivans, tout bien abonde en ce lieu et aultres isles voisines, et, en mer, est bonache et serenité continuelle. Au trespas d'un chacun d'iceux, ordinairement oyons nous par la forest grandes et pitoyables lamentations, et voyons en terre pestes, vimeres et afflictions ; en l'air, troublemens et tenebres ; en mer, tempeste et fortunal.

— Il y a, dist Pantagruel, de de l'apparence en ce que dictes. Car, comme la torche ou la chandelle, tout le temps qu'elle est vivante et ardente, luist es assistans, esclaire tout autour, delecte un chascun, et à chascun expose son service et sa clarté, ne fait mal ne desplaisir à personne ; sus l'instant qu'elle est extaincte (667), par sa fumée et evaporation elle infectionne l'air, elle nuit es assistans, et à chascun desplaist. Ainsi est il de ces ames nobles et insignes. Tout le temps qu'elles habitent leurs corps, est leur demeure pacifique, utile, delectable, honorable; sus l'heure de leur discession, communement adviennent par les isles et continens grands tremblemens en l'air, tenebres, fouldres, gresles ; en terre, concussions, tremblemens, estonnemens ; en mer, fortunal et tempeste, avec lamentations des peuples, mutations des religions, transports des royaumes, et eversions des republiques.

— Nous, dist Epistemon, en avons nagueres veu l'experience on

---

(666 C) Je ne suis pas le premier à dire que ceci est une satyre des croyances à l'influence des astres. Reminiscence de Pline : « l'odeur d'une lampe mal éteinte peut faire avorter une femme » *hist. nat.* VII. 5.

deces du preux et docte chevalier Guillaume du Bellay, lequel vivant, France estoit en telle felicité que tout le monde avoit sus elle envie; tout le monde s'y rallioit, tout le monde la redoubtoit. Soubdain aprés son trespas, elle a esté en mespris de tout le monde bien longuement.

— Ainsi, dist Pantagruel, mort Anchise à Drepani en Sicile, la tempeste donna terrible vexation à Ænéas. C'est par adventure la cause pourquoy Aerodes, le tyran et cruel roy de Judée, soy voyant prés de mort horrible et espovantable en nature (car il mourut d'une phthriasis (668), mangé des verms et des poulx, comme paravant estoient morts. L. Sylla, Pherecydes (658 A) Syrien, precepteur de Pythagoras, le poëte gregeois Alcman et aultres), (668 B) et prevoyant qu'à sa mort les Juifz feroient feux de joye, fit en son serrail, de toutes les villes, bourgades et chasteaulx de Judée, tous les nobles et magistratz convenir, sous couleur et occasion fraudulente de leur vouloir choses d'importance communiquer, pour le regime et tuition de la province. Iceux venuz et comparens en personnes fit en l'hippodrome du serrail reserrer. Puis dist à sa sœur Salomé, et à son mary Alexandre : « Je suis asceuré « que de ma mort les Juifz se es« jouiront ; mais, si entendre vou« lez et exécuter ce que vous diray, « mes exeques seront honorables, « et y sera lamentation publicque, « Sus l'instant que seray trespassé, « faites, par les archiers de ma « garde, esquelz j'en ay express

---

(668) La *Phthiriase,* ou maladie pédiculaire, est une affection très rare aujourd'hui; elle est caractérisée par le développement d'un grand nombre de poux, produits par les pontes successives de quelques-uns de ces parasites, dont on n'a pas eu le soin de se débarrasser. A proprement parler, la phthiriase n'est pas une maladie, puisque les soins de propreté la préviennent toujours et les frictions sulfureuses ou mercurielles la font disparaître, chez les gens malpropres. On s'explique donc difficilement comment le roi *Herode* a pu en mourir. N'en serait-il pas un peu de la fin misérable de ce tueur de petits enfants comme des derniers moments de Voltaire dévorant ses excréments?

(668 A) Les trois exemples de *Sylla, Pherecydes* et *Alcman* sont pris dans Pline, voici le texte du grave compilateur :

« La Phthiriase, maladie dont mourut le dictateur *Sylla,* est produite par des insectes engendrés du sang même de l'homme » *hist. nat.* XXVI. 86.

« Le nombre des maladies est infini. *Pherecide* mourut d'une quantité de vers effroyable qui lui sortaient du corps » VIII. 52.

« On trouve des insectes même dans la chair morte et jusque dans la chevelure de l'homme vivant: vermine dégoutante par laquelle mourut le dictateur *Sylla* et *Alcman* l'un des plus illustres poètes de la Grèce » XI. 39.

(668 B) « Il survint au roy d'Espagne *Philippe II* quatre apostumes en l'estomac, lesquelles ils ouvrirent afin que toutes purgeassent ; et de cette mauvaise humeur il creut grande abondance de *Roulx* de façon qu'on ne les pouvait espuiser. »

Brantome. *Vie des grands capitaines.*

«Il ne faut négliger ceste *maladie pediculaire* car plusieurs personnes en ont esté travaillées et en ont perdu la vie : *Herode* roy de Judée, *Sylla* dictateur de Rome; le poëte *Alcman, Acastus,* fils de Pelias ; *Pherecides,* theologiens; *Callysthènes* Olynthien ; *mutius* jurisconsulte, *Eumy* qui fut le premier qui suscita la guerre des serfs en la Sicile, et Antiochus. »

A. Paré, *de la petite vérole* Ch.V.

« commission donné, tuer tous ces « nobles et magistratz qui sont « céans reserrés. Ainsi faisans, « toute Judée malgré soy en dueil « et lamentation sera, et semblera « es estrangiers que ce soit à cau- « se de mon trespas, comme si « quelque ame héroïque fust decedée. »

« Autant en affectoit un desespe- « ré tyran, quand il dist : « Moy « mourant, la terre soit avec le feu « meslé ; » c'est à dire perisse tout le monde. Lequel mot Neron le truant changea, disant : « Moy vivant, » comme atteste Suetone. Ceste detestable parole, de laquelle parlent Cicero, *lib.* III, *de Finibus*, et Seneque, *lib.* II, de Clemence, est par Dion Nicæus et Suidas attribuée à l'empereur Tibere. »

CHAPITRE XXVII

Comment Pantagruel résonne sur la discession des ames heroiques et des prodiges prodiges horrifiques qui precederent le trespas de feu seigneur de Lange.

« Je ne vouldroi (dist Pantagruel continuant) n'avoir paty la tormente marine laquelle tant nous a vexés et travaillés, pour non entendre ce que nous dict ce bon Macrobe. Encores suis je facilement induict à croire ce qu'il nous a dict du comete veu en l'air par certains jours precedens telle dicession. Car aulcunes telles ames tant sont nobles, precieuses et heroïques, que, de leur deslogement et trespas, nous est certains jours d'avant donnée signification des cieulx. Et, comme le prudent medecin (669), voyant par les signes pronosticz son malade entrer en decours de mort, par quelques jours d'avant advertit les femmes, enfans, parens et amis, du deces imminent du mary, pere, ou prochain, afin qu'en ce reste de temps qu'il a de vivre ilz l'admonnestent donner ordre à sa maison, exhorter et benire ses enfans, recommander la viduité de sa femme, declairer ce qu'il saura estre necessaire à l'entretenement des pupilles, et

---

(669) V. note 539. Rabelais aime à étudier le médecin dans son rôle moral. Quant tout espoir de conserver la vie du malade est perdu, il veut que la famille soit prévenue et que celui qui part pour le grand voyage puisse mettre ses affaires en bon ordre, qu'il ne soit pas surpris de mort « sans tester et ordonner de son âme ». Cela est bon, chacun doit être de cet avis, mais qu'ils étaient donc bêtes et tyrans les gouvernements qui, deux siècles après la publication de *Pantagruel*, lançaient des édits comme celui que nous allons mettre sous les yeux de nos lecteurs. « Déclaration du 8 mars 1712 : Voulons que tous les médecins de notre royaume soient tenus, le second jour qu'ils visiteront les malades attaqués de fièvre ou autre maladie qui, par sa nature, peut avoir trait à la mort, de les avertir de se confesser, et, en cas que les malades ou leurs familles ne paraissent pas disposés à suivre cet avis, les médecins seront tenus d'avertir le curé de la paroisse et d'en retirer un certificat portant qu'il a été averti... Défendons aux médecins de les visiter le troisième jour, s'il ne leur paraît pas, par un certificat du confesseur qu'ils ont été confessés..., voulons que les médecins qui auront contrevenu à la présente déclaration soient condamnés pour la première fois à trois mille livres d'amende ; qu'ils soient interdits pour la deuxième fois pendant trois mois, et pour la troisième fois déchus de leurs degrés, qu'ils soient rayés du tableau des docteurs et privés pour toujours du pouvoir d'exercer la médecine. »

ne soit de mort surprins sans tester et ordonner de son ame et de sa maison : semblablement les cieulx benevoles, comme joyeux de la nouvelle reception de ces béates ames, avant leur deces semblent faire feux de joye par telz cometes et apparitions metéores. Lesquelles voulent les cieulx estre aux humains pour pronostic certain, et veridicque prediction que, dedans peu de jours, telles venerables ames laisseront leurs corps et la terre.

« Ne plus ne moins que jadis, en Athenes, les juges Aréopagites, ballotans pour le jugement des criminelz prisonniers, usoient de certaines notes selon la varieté des sentences : par (-) signifians condemnation à mort ; par T, absolution ; par A, ampliation : sçavoir est quand le cas n'estoit encores liquidé. Icelles, publiquement exposées, ostoient d'esmoy et pensement les parens, amis et aultres, curieux d'entendre quelle seroit l'issue et jugement des malfaicteurs detenuz en prison. Ainsi, par telz cometes, comme par notes ethérées, disent les cieulx tacitement : Hommes mortelz, si de cestes heureuses ames voulez chose aulcune sçavoir, apprendre, entendre, cognoistre, prevoir, touchant le bien et utilité publique ou privée, faites diligence de vous representer à elles, et d'elles response avoir car la fin et catastrophe de la comœdie approche. Icelle passée, en vain vous les regretterez.

« Font d'avantaige. C'est que, pour declairer la terre et gens terriens n'estre dignes de la presence, compaignie et fruition de telles insignes ames, l'estonnent et espouvantent par prodiges, portentes, monstres, et aultres precedens signes formés contre tout ordre de nature. Ce que vismes plusieurs jours avant le departement de celle tant illustre, genereuse et heroïque ame du docte et preux chevalier de Langey, duquel vous avez parlé.

— Il m'en souvient, dist Epistemon ; et encores me frissonne et tremble le cœur dedans sa capsule, (670) quand je pense es prodiges tant divers et horrifiques lesquelz vismes apertement cinq et six jours avant son depart. De mode que les seigneurs d'Assier, Chemant, Mailly le borgne, Sainct Ayl, Villeneufve la Guyart, maistre Gabriel (671) medecin de Savillan, Rabelays, Cohuau, Massuau, Maiorici, Bullou, Cercu dit Bourguemaistre, François Proust, Ferron, Charles Girard, François Bourré, et tant d'aultres amis, domestiques et serviteurs du defunct : tous effrayés, se regardoient les uns les aultres en silence, sans mot dire de bouche, mais bien tous pensans et prevoyans en leurs entendemens que de brief seroit France privée d'un tant perfaict et necessaire chevalier à sa gloire et protection, et que les cieulx le repetoient comme à eux deu par proprieté naturelle.

— Huppe de froc, dist frere Jean, je veulx devenir clerc sus mes vieux

(670) Ce que Rabelais appelait comme Paracelse, la *capsule du cœur* est le *péricarde*. C'est un sac membraneux de la nature des séreuses, adhérent à l'aponevrose centrale du diaphragme, une sorte de poche en forme de cône irrégulier dans laquelle le cœur tremble réellement.

(671) Tous les commentateurs disent qu'il s'agit ici de *Gabriel Taphenon*, médecin auquel Guillaume du Bellay légua cinquante écus dans son testament. Je n'ai trouvé ce nom dans aucune biographie médicale.

jours. J'ay assez belle entendouoire, voire.

Je vous demande en demandant,
Comme le roy à son sergent,
Et la royne à son enfant :

Ces heros icy et semidieux desquelz avez parlé peuvent ilz par mort finir ? Par nettre dene, je pensois en pensarois qu'ilz fussent immortelz, comme beaux anges, Dieu me le veuille pardonner. Mais ce reverendissime Macrobe dit qu'ilz meurent finablement.

— Non tous, respondit Pantagruel. Les Stoiciens les disoient tous estre mortelz, un excepté, qui seul est immortel, impassible, invisible.

« Pindarus apertement dit, es déesses Hamadryades plus de fil, c'est à dire plus de vie n'estre filé de la quenoille et filasse des Destinées et Parces iniques que es arbres par elles conservées. Ce sont chesnes, desquelz elles nasquirent selon l'opinion de Callimachus et de Pausanias, *in Phoci.* Esquels consent Martianus Capella (671 A). Quant aux semidieux, panes, satyres, sylvains, folletz, ægipanes, nymphes, heroes et demons, plusieurs ont, par la somme totale resultante des aages divers supputés par Hesiode, compté leurs vies estre de 9,720 ans : nombre composé de unité passante en quadrinité, et la quadrinité entiere quatre fois en soy doublée, puis le tout cinq fois multiplié par solides triangles. Voyez Plutarche on livre de la Cessation des oracles.

— Cela, dist frere Jean, n'est point matiere de breviaire. Je n'en croy sinon ce que vous plaira. — Je croy, dist Pantagruel, que toutes ames intellectives sont exemptes des ciseaux de Atropos. Toutes sont immortelles : anges, demons et humaines. Je vous diray toutesfois une histoire bien estrange, mais escrite et asceurée par plusieurs doctes et sçavans historiographes, à ce propous. »

(671 A) *Marcien Capella* écrivain du ve siècle ; ses ouvrages traitant surtout d'astronomie fureut imprimés du temps de Rabelais, sous le titre de *Satiricon*.

CHAPITRE XXVIII

Comment Pantagruel raconte une pitoyable histoire touchant le trépas des Heroes (671 B)

« Epitherses, père de Æmilian rheteur, navigant de Grece en Italie dedans une nauf chargée de diverses marchandises et plusieurs voyagiers, su le soir, cessant le vent auprès des isles Echinades, lesquelles sont entre la Morée et Tunis, fut leur nauf portée près de Paxes. Estant là abourdée, aucun des voyagiers dormans, aultres veillans, aultres beuvans, et souppans (672), fut de l'isle de Paxes ouie une voix de quelqu'un qui haultement appeloit *Thamoun*. Auquel cry tous furent espouvantés. Cestuy Thamous estoit leur pilot natif d'Ægypte, mais non connu de nom, fors à quelques uns sed voyagiers. Fut secondement oui eceste voix : laquelle apelloit *Thamoun* en cris horrifiques. Personne ne respondant, mais tous restans en silence et trepidation, en tierce fois ceste voix fut ouie plus terrible que devant. Dont advint que Thamous respondit : « Je suis icy, que me demandes-tu ? que veulx tu que je face ? » Lors fut icelle voix plus haultement ouie, luy disant et commandant, quand il seroit en Palodes, publier et dire que que Pan le grand dieu estoit mort.

« Ceste parole entendue, disoit Epitherses, touts les nauchers et voyagiers s'estre esbahis et grandement effrayés : et entre eulx délibérants quel seroit meilleur ou taire ou publier ce que avoit esté commandé, dist Thamous son advis estre, advenant que lors ils eussent vent en pouppe, passer oultre sans mot dire ; advenant qu'il feust calme en mer, signifier ce qu'ils avoient ouï. Quand doncques furent près Palodes, advint qu'ils n'eurent ne vent ne courant. Adoncques Thamous, montant en prore, et en terre projectant sa vue, dist, ainsi qu'il lui estoit commandé, que Pan le grand estoit mort. Il n'avoit encores achevé le dernier mot, quand furent entendus grands soupirs, grandes lamentations et effrois en terre, non d'une personne seule, mais de plusieurs ensemble. Ceste nouvelle (parce que plusieurs avoient été présents) fut bien tost divulguée en Rome. Et envoya Tibere Cesar, lors empereur de Rome, quérir cestui Tha-

---

(671 B) Ce chapitre pathétique et fort peu médical fait voir, disent Esmangart et Johanneau en leurs commentaires, « que Henri II figuré par Pantagruel était bien crédule et fortement entiché des préjugés de l'astrologie judiciaire, qui en effet s'identifient avec ceux de la chevalerie dont il faisait profession. » Cette explication ne me paraît pas être d'une clarté parfaite ; le lecteur jugera.

(672) V. note 665.

mous. Et, l'avoir entendu parler, adjousta fois à ses paroles. Et se guementant és gens doctes, qui pour lors estoient en sa court et en Rome et en bon nombre, qui estoit cestui Pan, trouva par leur rapport qu'il avoit esté fils de Mercure et de Penelope.

Ainsi au paravant l'avoient escrit Heredote, et Ciceron on tiers livre *De la Nature des dieux*. Toutesfois je le interpreterois de celuy grand Servateur de fideles, qui fut en Judée ignominieusement occis par l'envie et iniquité des pontifes, docteurs, prebstres et moynes de la loy Mosaïcque. Et ne me semble l'interprétation abhorrente : car à bon droit peut il estre en langage gregeois dict Pan, veu qu'il est le nostre Tout, tout ce que vivons, tout ce que avons, tout ce que esperons est luy, en luy, de luy, par luy. C'est le bon Pan, le grand pasteur, qui, comme atteste le bergier passionné Corydon, non seulement a en amour et affection ses brebis, mais aussi ses bergiers. A la mort duquel furent plaincts, souspirs, effroiz et lamentations en toute la machine de l'univers cieulx, terre, mer, enfers. A ceste mienne interpretation compete le temps, car cestuy très bon, tres grand Pan, nostre unique Servateur, mourut lez Hierusalem, regnant en Rome Tibere Cæsar. »

Pantagruel, ce propos finy, resta en silence et profonde contemplation. Peu de temps après, nous vismes les larmes* decouler de ses œilz grosses comme œufz, d'austruche. Je me donne à Dieu si j'en mens d'un seul mot.

CHAPITRE XXIX

Comment Pantagruel passa l'isle de Tapinois en laquelle regnoit Quaresmeprenant

Les naufz du joyeux convoy refaictes et reparées, les victuailles refraichiz,* les Macréons plus que contens et satisfaicts de la despense que y avoit faict Pantagruel, nos gens plus joyeux que de coustume, au jour subsequent fut voile faicte au serain et delicieux Aguyon, en grande alaigresse. Sus le hault du jour fut, par Xenomanes, monstré de loing l'isle de Tapinois, en laquelle regnoit Quaresmeprenant, duquel Pantagauel avoit autrefois ouy parler, et l'eut volontiers veu en personne, ne fust que Xenomanes l'en descouragea, tant pour le grand destour du chemin que pour le maigre passetemps qu'il dist estre en toute l'isle et court du seigneur. « Vous y voirrez, disoit-il, pour tout potaige un grand avalleur de pois gris (673), un grand cacquerolier, un grand preneur de taulpes, un grand boteleur de foin, un demy géant à poil follet (674) et double tonsure, extraict de Lanternois, bien grand lanternier, confalonnier des Icthyophages, (675), dictateur de Moustardois, fouetteur de petits enfans, calcineur de cendres, pere et nourrisson des medecins (676) foisonnant en pardons, indulgences et stations, homme de bien, bon catholix et de grande devotion. Il pleure les trois pars du jour. Jamais ne se trouve

---

(673). *Avaleur de pois gris*, grand glouton.

(674). Le *poil* étant un signe de force (v. note 176), un géant à poil follet est un géant auquel la force n'est point encore venue tout entière.

(675). « *l'ichthyophagie* (v. note 392) excite d'une manière marquée les propriétés vitales du système générateur, ainsi qu'on l'a noté presque de tous les temps, depuis Athénée et Juvenal, jusqu'à Paw, Montesquieu et Chaussier ». H. CLOQUET, *Encycl. Method.*

(676) S'il est vrai qu'on a vu des catholiques pousser l'abstinence jusqu'à passer tout un carême sans manger autre chose qu'une feuille de chou cru chaque dimanche, comme *l'histoire impartiale des Jésuites* le rapporte de Saint-Macaire d'Alexandrie, Rabelais avait bien raison de considérer la Quarantaine anti-Pascale comme un temps qui devait préparer de la besogne aux médecins. Toujours est-il que le carême produisait des effets observés de tout le monde, ainsi qu'en témoigne la locution familière *face de carême* désignant une figure amaigrie. Enfin, l'intention de Rabelais était bonne : son assertion sur l'inconvénient du jeûne pouvant faire songer l'autorité ecclésiastique à se départir de ses rigueurs, au moins pour les malades des hôpitaux et des léproseries, lesquels étaient obligés d'observer le carême comme les gens valides.

aux nopces (676 A). Vray est que c'est le plus industrieux faiseur de lardoueres et brochettes qui soit en quarante royaumes. Il y a environ six ans que, passant par Tapinois, j'en emportay une grosse, et la donnay aux bouchiers de Quande. Ilz les estimerent beaucoup, et non sans cause. Je vous en monstreray à nostre retour deux attachées sus le grand portail. Les alimens desquelz il se paist sont aubers salés, casquets, morrions salés, et salades salées. Dont quelquefois patit une lourde pissechaulde (677). Ses habillemens sont joyeux, tant en façon comme en couleur, car il parte gris et froid : rien davant et rien derrière, et les manches de mesmes.

— Vous me ferez plaisir, dist Pantagruel, si, comme m'avez exposé ses vestemens, ses alimens, sa maniere de faire, et ses passetemps, aussi m'exposez sa forme et corpulence en toutes ses parties. — Je t'en prie, couillette (678), dist frere Jean, car je l'ay trouvé dedans mon breviaire : et s'ensuit après les festes mobiles. — Voluntiers, respondit Xenomanes. Nous en oyrons par adventure plus amplement parler passans l'isle Farouche, en laquelle dominent les Andouilles farfelues, ses ennemies mortelles, contre lesquelles il a guerre sempiternelle. Et ne fust l'aide du noble Mardigras, leur protecteur et bon voisin, ce grand lanternier, Quaresmeprenant les eust ja piéça exterminées de leur manoir. — Sont elles, demandoit frere Jean, masles ou femelles, anges ou mortelles, femmes ou pucelles ! — Elles sont, respondit Xenomanes, femelles en sexe, mortelles en condition : aucunes pucelles, autres non. — Je me donne au diable, dist frere Jean, si je en suis pour elles. Quel desordre est ce en nature, faire guerre contre les femmes ? retournons. Sacmentons ce grand vilain. — Combattre Quaresmeprenant, dist Panurge; de par tous les diables, je ne suis pas si fol et hardi ensemble. *Quid juris*, si nous trouvions enveloppés entre Andouilles et Quaresmeprenant, entre l'enclume et les marteaulx ? Cancre ! Ostez-vous de là. Tirons oultre. Adieu vous di, Quaresmeprenant. Je vous recommande les Andouilles, et n'oubliez pas les Boudins. »

(676 A). Pendant le carême les mariages étaient interdits par l'église ; je crois même que l'interdiction persiste.

(677). V. note 281. Personnifiant le carême, Rabelais lui donne pour nourriture des aliments d'une nature tellement échauffante qu'une urétrite peut s'en suivre quand il en est fait un long usage. Ces casques et ces morions amenant ainsi la *pissé-chaulde* ont quelque rapport avec l'expression du soudard qui disait :

« Avoir dans le tube urinal
tous les sabres de l'arsenal. »

(678) V. notes 562, 587, 654.

CHAPITRE XXX

Comment par Xenomanes est anatomisé et descript Quaresmeprenant (678 A)

« Quaresme prenant, dist Xenomanes, quant aulx parties internes, n'a, au moins de mon temps avoit, la cervelle, en grandeur, couleur, substance et vigueur, semblable au couillon gausche d'un ciron maslé (679).

Les ventricules d'icelle, comme un tirefond (679 A).

L'excrescence vermiforme, comme un pilemaille (679 B).

Les membranes, comme la coqueluche d'un moine (679 C).

L'entonnoir comme un oiseau de masson (679 D).

(678 A). En ce chapitre je n'avais d'abord vu, je l'avoue, qu'une énumération barroque, dans laquelle se livrent à un combat grotesque, l'anatomie, la physiologie, la cuisine et la cave. J'ai bien changé d'avis, depuis que mon éminent confrère le Dr Ledouble a publié son précieux livre sur *Rabelais anatomiste*, auquel je vail faire de nombreux emprunts.

(679) *Ciron*, voir les notes, 173, 394, 407.

(679 A) V. note, 438. « Le cerveau est creusé de cavités dites *ventricules*. Ces ventricules sont au nombre de trois : un moyen vertical, plus large à sa partie inférieure qu'à sa partie supérieure et qui est moins une cavité qu'une fente (*fissura media*, Gordon) et deux latéraux, horizontaux, communiquant entre eux par l'intermédiaire du précédent. *Tire-fond*, instrument d'acier avec lequel le chirurgien enlève la pièce d'os qu'il a sciée avec le trépan. Pour démontrer l'exactitude absolue de la comparaison de maître François, il me suffira d'accoler une coupe transversale et verticale du cerveau, en arrière des tubercules mamillaires, et le tire-fond qui est dessiné dans le Xe livre des œuvres d'Ambroise Paré, édit. de 1628 » LE DOUBLE. *Rabelais anatomiste*, p. 277. (v. fig. I, p. 115).

(679 B) *Excressence vermiforme*, éminence vermiculaire supérieure, saillie allongée qui se trouve sur le cervelet ; sa ressemblance avec un maillet ou *pile-maille* a eu besoin, pour apparaître, de toute l'habileté de M. Danty-Collas, l'artiste Tourangeau dont le crayon délicat a su si bien s'allier à la plume savante du Dr Le Double. Voir la page 283 de *Rabelais anatomiste* (Leroux, édit.)

(679 C) *Membranes* du cerveau. Elles sont, en procédant de dedans en dehors : la pie-mère, l'arachnoïde et la dure-mère ; à elles trois, elles ressemblent assez bien à un capuchon, *coqueluchon* ou *coqueluche*.

(679 D) *Entonnoir*. La partie de la base du cerveau répondant à la tige pituitaire était appelée entonnoir, à cause de sa forme et parce qu'on croyait que les liquides du cerveau étaient entonnés par elle dans les fosses nasales. Voir LE DOUBLE, *Rabelais anatomiste*, p. 281.

Riolan dit dans son *anthropographie* ; « entre les racines de la moelle épinière et la rencontre des optiques on trouve un *trou carré, l'entonnoir*. C'est à proprement parler l'égout du cerveau, dans lequel les excréments de ses ventricules se déchargent. »

La voulte, comme un gomphe (679 E).

Le conare, comme un veze (679 F).

Le rets admirable, comme un chanfrein (679 G).

Les additaments mammillaires, comme un bobelin (679 H).

Les tympanes, comme un moulinet (679 I).

Les os pétreux, comme un plumail (679 J).

La nuque, comme un fallot.

Les nerfs, comme un robinet (680).

La luette, comme un sarbataine.

Le palat, comme une moufle.

La salive, comme une navette.

(679 E) « La *voulte*, voute à trois piliers, trigone cérébral, est une cloison constituée par deux bandelettes de tissu nerveux, plates, blanches, juxtaposées, qui recouvrent le ventricule moyen du cerveau en décrivant une courbe à concavité inférieure ..» LE DOUBLE, *loc. cit.*, p. 277-278.

Goimphe signifierait coiffe. Je crois qu'on peut rappeler que le mot grec *gomphosis* signifiait clou, nous en avons même fait *Gomphose*, terme désignant un genre d'articulation immobile de deux os, dans lequel l'un remplit la cavité de l'autre, àla manière d'un clou.

(679 F) *Conare*. La glande pinéale (V. note 818), a été décrite par Galien sous le nom de *conarium*, à cause de sa ressemblance avec un cône. Willis a trouvé quelle ressemblait mieux à une pomme de pin, d'où son nouveau nom.

Voir LE DOUBLE, p. 279.

(679 G) *Rets admirable*. V. note, 330. Ce terme a été admiré par un maître de la faculté de Paris, M. La boulbène, qui écrivait ceci, avant d'être professeur :

« Le nombre des découvertes d'Hérophile a été prodigieux. Etudiant les centres nerveux, il imposa des dénominations pittoresques,conservées à travers les âges ; *duremère, pie-mère, rets admirables, confluent des sinus* ou *pressoir*, etc. »

(679 H) *additaments mamillaires*, que Des Marets traduit par « les bouts des mamelles » ! se disait des nerfs olfactifs. Le nom de mamillaire leur vient de ce qu'ils forment comme deux petits mamelons, pris tout d'abord pour de simples appendices creux du cerveau. Dans l'*introduction à la chirurgie*, d'Ambroise Paré, il est écrit : « de sentir et odorer en fait les *apophyses mam millaires*, produites de la propre substance du cerveau et assises sur les naseaux »: Dans le *prologue de la teste*, de Bruscambille, on lit : « Je trouvois dans le cerveau la glande pituite, le retemirable, les apophyses *mamillières* ». En *la grande chirurgie* de Guy de Chauliac j'ai trouvé ce passage : « les 5e et 6e os du pot de la teste sont les os dits pierreus parce qu'ils sont durs. On les appelle aussi faux ou menteurs d'autant qu'ils sont joints en escaille avec les pariétaux, Là sont les trous des oreilles, les *additions mammillaires* des émonctoires. Ils s'estendent du long des dits pariétaux, depuis la commissure lambdoïde jusque au milieu des os des tempes ». A ce passage de Chauliac le Dr Nicaise a mis la note que voici : « il s'agit des ganglions du nerf olfactif, et non des tubercules mamillaires d'aujourd'hui qui sont plus en arrière, sous la face inférieure du ventricule moyen. On donnait aussi le nom d'*additions mamillaires* aux apophyses mastoïdes. »

Bobelin. Sans chicaner mon excellent confrère Le Double sur la signification de ce mot, qui est pour lui synonyme de peloton, je me permets de renvoyer le lecteur au chapitre XXX de *Pantagruel*, dans lequel entre autres nouvelles de l'enfer on apprend que « Romule y estoit rataconneur de *bobelin* », c'est-à-dire racommodeur de vieux souliers.

(679 I) *Tympane*, oreille moyenne, caisse du tympan. Voir Le Double, p. 259.

(679 J.) *Os pétreux*, rocher. Voir LE DOUBLE, p. 49.

(680) *Nerfs, luette, palais* etc. Voir LE DOUBLE, p. 288.

Les amygdales, comme lunettes à un œil.

Le isthme, comme une portoire (681).

Le gouzier, comme un panier vendangeret.

L'estomach, comme un bauldrier.

Le pylore, comme un fourchefière (681 A).

L'aspre artère, comme un gouet (681 B).

Le gaviet, comme un peloton d'estouppes (682).

Le poulmon, comme une aumusse.

Le cœur, comme une chasuble.

Le médiastin, comme un godet.

La plèvre, comme un bec de corbin (682 A).

Les artères, comme une cape de Biart (682 B).

Le diaphragme, comme un bonnet à la coquarde (683).

Le foye, comme une besaguë.

Les vênes, comme un chassis.

La ratelle, comme un courcaillet.

Les boyaulx, comme un tramail.

Le fiel, comme une doloire.

La fressure, comme un gantelet (683 A).

Le mésentère, comme un mitre abbatiale (683 B).

L'intestin jeun, comme un daviet (633 C).

(681) L'*isthme* du gosier est un véritable détroit, situé entre la bouche et le pharynx; il est formé par la base de la langue en bas, le voile du palais et la luette en haut, les amygdales et les piliers sur le côté. Voir Le Double p. 105.

(681 A) *Pylore* de *pulè* porte et *ouros* gardien, c'est l'ouverture inférieure de l'estomac; elle est munie d'une valvule musculeuse, dite valvule *pylorique*, dont la contraction ou le relachement fermé ou ouvre la porte de l'intestin. V. Le Double, p. 113.

(681) *Aspre artere*, trachée V. note 660. « l'*aspre artère* a son orifice aux racines de la langue... Cette artère s'étendant jusqu'aux poumons, recevant l'air que nous respirons et renvoyant celui qui revient des poumons, il a fallu que son orifice fut muni d'une espèce de couvercle (l'épiglotte) afin que la respiration ne se trouvant pas embarrassée par quelque partie de nourriture qui pourrait y tomber » Ciceron *de natura Deorum* liv. II.

(682) Les mots *gaviet*, *guaviet*, *gavion*, *girgarreon* désignent tous le *gosier*. V. notes 198, 209, 277, 520, 562, de *gargaréon* nous avons fait *gargarisme*, désignant un liquide qui doit être mis en contact avec toute la membrane muqueuse gutturale.

(682 A) Les *plèvres* sont deux membranes séreuses en forme de sac sans ouverture, ou de bonnet de coton, tapissant chacune un des côtés de la poitrine et se réfléchissant ensuite sur le poumon correspondant, en s'adossant l'une à l'autre. Le *mediastin* est la cloison membraneuse que forme cet adossement. On appelle encore du non de *mediastin* les espaces que laissent entr'elles les deux plèvres, derrière le sternum, et au devant de la colone verticale : l'un est dit antérieur, l'autre postérieur. V. Le Double, p. 182.

(682 B) *Artères* voir les notes 108 B. 328, 351, 438, 660.

(683) *Diaphragme* voir les notes 43, 238, 295, 312, 462.

Foie. Voir Le Double, p. 141.

Ratelle voir Le Double, p. 143.

(683 A) *Fressure* voir notes 599, 623.

(683 B) *Mesentère*, de *mesos* milieu et *enteron* intestin, est le nom des replis du péritoine qui maintiennent en place les diverses portions de l'intestin. V. Le Double, p. 46.

(683 C) *L'intestin jeun* (V. note 322) est l'intestin grêle, *intestinum tenue*, formant à lui seul les quatre cinquième du conduit intestinal. Il se divise en *duodenum*, *Jejunum* et *ileon*, le duodenum est ainsi nommé à cause de sa longueur, qui est d'environ douze travers de

L'intestin borgne, comme un plastron (683 D).

Le colon comme une brinde (683 E)

Le boyau culier, comme un bourrabaquin monachal.

Les rognons, comme une truelle (684).

Les lumbes, comme un catenat.

Les pores uretères, comme une crémaillière (684 A).

Les vênes émulgentes, comme deux glyphoires (684 B).

Les vases spermatiques, comme un gasteau feuilleté.

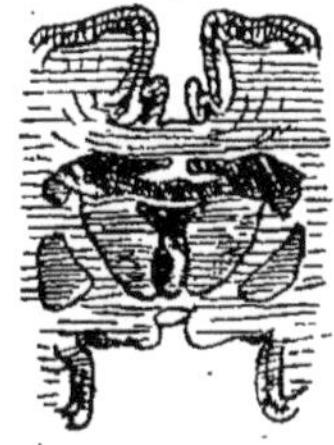

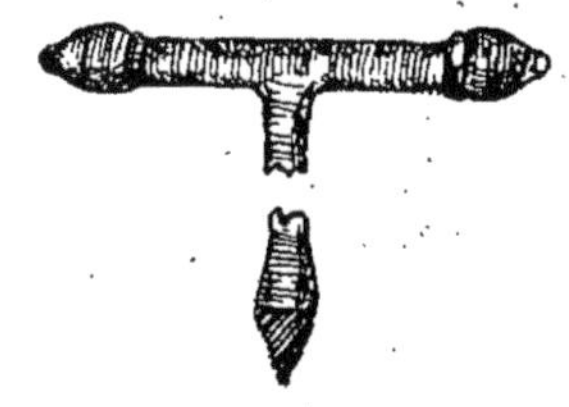

Les ventricules d'icelle, camme un tirefond (fig. de Le Double

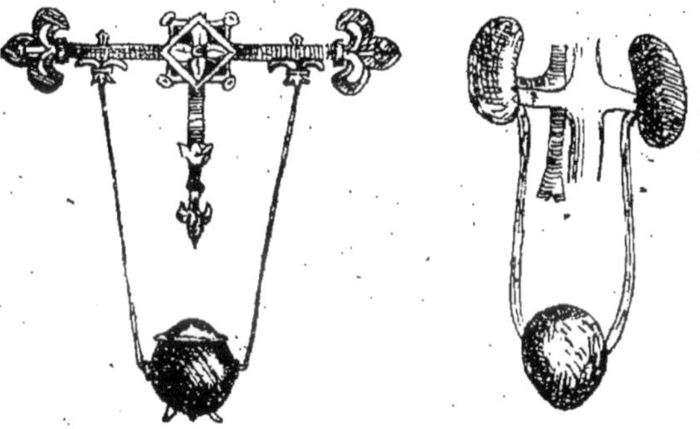

Les pores uretères, comme une crémaillière (fig. de Le Double)

doigt; le Jejunum est ainsi appelé parce que, à l'ouverture des cadavres, on le trouve généralement vide, de *Jejunus*, c'est-à-dire à jeun. Rabelais a ici donné le nom d'*intestin jeun* à l'intestin grêle tout entier. L'ileon tire son nom de sa forme, *eilen* signifiant : serpenter.

— *Daviet*, « le *davier* ou *david*, comme disent les tonneliers, de qui, cet instrument pour arracher les dents, a été imité », A. Monteil, *hist. des français des divers états*. V. note 227. V. Le Double, p. 46.

(683 D) Le *cœcum* (*intestin borgne*), le *colon* et le *rectum* sont les trois divisions du gros intestin, lequel va de l'iléon à l'anus, le cacum, de *Cœcus*, aveugle, est ainsi nommé parce qu'il se prolonge inférieurement en cul de sac ; le colon a conservé son ancien nom grec *cólon*; le rectum est ainsi nommé à cause de sa direction presque droite. Nous n'avons pas besoin de dire pourquoi Rabelais appelle cette dernière partie du gros intestin *boyau Cullier*. V. notes 322, 327, 21, 41, 108 V. Le Double p. 121.

(684) *Rognons*, v. notes 8, 312, 325. *Uretères*, v. notes 30 et 325. *Veines émulgentes*, v. note 325.

(684 A) *Pores uretères*, ce sont les canaux qui portent l'urine des reins à la vessie ; la figure qui les transforme en une *crémaillière*, dans le *Rabelais anatomiste*, témoigne de beaucoup de bonne volonté et de beaucoup d'imagination on en jugera par cette reproduction :

(684 B) *Veines émulgentes*, de *emulgere*, traire, veines chargées de vider les reins. V. Le Double p. 83.

Les parastates, comme un pot à plume (684 C).

La vessie, comme un arc à jallet.

Le col d'icelle, comme un batail.

Le mirach, comme un chapeau albanois (684 D).

Le siphach (684 E), comme un brassal.

Les muscles, comme soufflet.

Les tendons, comme un gand d'oiseau.

Les ligaments, comme une escarcelle.

Les os, comme cassemuseaulx.

La mouelle, comme un bissac.

Les cartilages, comme un tortue de garrigues.

Les adènes, comme une serpe (685)

Les esperits animaulx, comme grands coups de poing (685 A).

Les esperits vitaulx, comme longues chiquenauldes.

Le sang bouillant, comme nazardes multipliées.

L'urine, comme un papefigue.

La géniture, comme un cent de clous à latte. Et me contoit sa nourrice, qu'il estant marié avec la

(684 C) *Parastates*, épididymes ; « l'épididyme est couché à la manière d'un cimier de casque, sur le bord supérieur du testicule ». CRUVEILHIER, *anatomie*.

(684 D) *Mirach*, la plupart des glossaires de Rabelais traduisent ce mot par « partie extérieure du ventre », d'après cette définition de Faventinus dans son *de medendis morbis* : « *mirach* dicitur pars ventris exterior, composita ex cute, pinguedine et octo musculis ventris ». Cette explication ne me satisfaisant que médiocrement, j'en ai cherché d'autres. Voici ce que j'ai trouvé au livre II de la grande chirurgie de Guy de Chauliac : « les parties basses du ventre, depuis le sumen jusques aux cuisses sont triples : les unes contenantes, les autres contenues et les autres yssantes au dehors. Les contenantes sont *mirac*, *sifac*, la *coëffe* et les *os*. Les contenues sont la vessie, les parties spermatiques, l'amarry aux femmes, longaon ou intestin droict, les nerfs veines et artères. Celles qui passent oultre en dehors sont les didymes, ou gemeaux, les testicules et la verge, les haynes, le périnée, les fesses et les muscles qui descendent à la cuisse... le ventre estant ouvert, les parties contenantes sont par devant *mirac* et *sifac*.

« *Mirac* est réellement composé de quatre parties : sçavoir est de la peau, de la graisse, du pannicule charnu et des muscles.

« *Sifac* n'est qu'une membrane adhérente au *mirac* de par dedans.

« *Sifac* est nommé *Peritonée* par Galen. » !

Dans un ouvrage publié en 1578 avec ce titre *thresor de médicine*. J'ai encore trouvé ceci :

« Après les muscles de l'abdomen, qui sont huit en nombre, il y a une membrane très déliée, subtile et fort ressemblant aux larges toilles des aragnes, dit en latin Peritonœum en arabic *Siphac*. »

(684 E) Siphac. Ce mot a encore été défini par le même Faventinus. Voici ses propres termes : « est Siphac panniculus nervosus, solidus, continens inter se zirbum, stomachum et hepar ». J'ai trouvé une explication datant d'un peu plus loin et j'en donne la copie :

« Quant ilz sont prins en adoultire
Le mari, fort nacu en ire
Leur couppe, par grant violence,
Les membres portans la semence,
D'un coustel ou d'unes cisailles,
C'est assavoir les genitailles.
Et aucuns soufrent la rumpture
Du syphat par male adventure.
Le syphate est comme un drappel
Qui forme la toye ou la pel
Enquoy les boyauls sont enclos ».

Jean LEFÈVRE.

La vieille, 14e siècle.

V. note 684 D.

(685) Le mot adènes, du grec adên, désigne les ganglions et les glandes en général. Nous en avons tiré l'expression adénite. On dit : « adénite cervicale, adénite inguinale » pour désigner les maladies caractérisées par l'inflammation des ganglions ou des glandes du cou, de l'aine.

(685 A) *Esprits animaux, esprits vitraux*, v. notes 312, 330, 357, 438, 542.

Miquaresme, engendra seulement nombre de adverbes locaulx, et certains jeusnes doubles.

La mémoire avait comme une escharpes (686).

Le sens commum, comme un bourdon.

L'imagination, comme un quarillonnement de cloches.

Les pensées, comme un vol d'estourneaulx.

La conscience, comme un dénigement de héronneaulx.

Les délibérations, comme une pochée d'orgues.

La repentance, comme l'équippage d'un double canon.

Les entreprinses, comme la sanbourre d'un gallion.

L'entendement, comme un bréviaire dessiré.

Les intelligences, comme limas sortants des fraires.

La volunté, comme trois noix en une escuelle.

Le désir, comme six boteaulx de sainct foin.

Le jugement, comme un chaussepied.

La discrétion, comme une moufle.

La raison, comme un tabouret. »

(686) *Mémoire, sens commun, imagination* etc. En classant ces facultés parmi les organes internes. Rabelais montre bien que, dans son opinion, les opérations de l'intelligence ne sont pas indépendantes de la matière corporelle.

CHAPITRE XXXI

Anatomie de Quaresmeprenant, quant aux parties externes (687)

« Quaresmeprenant, disait Xenomanes continuant, quant aux parties externes, estoit un peu mieux proportionné, exceptez les sept costes qu'il avoit oultre la forme commune des humains.

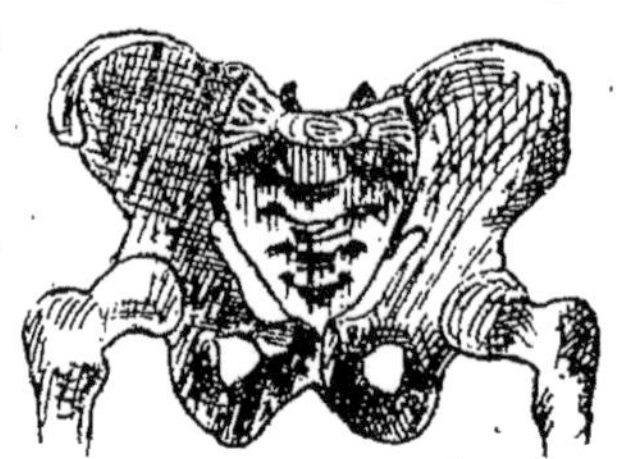
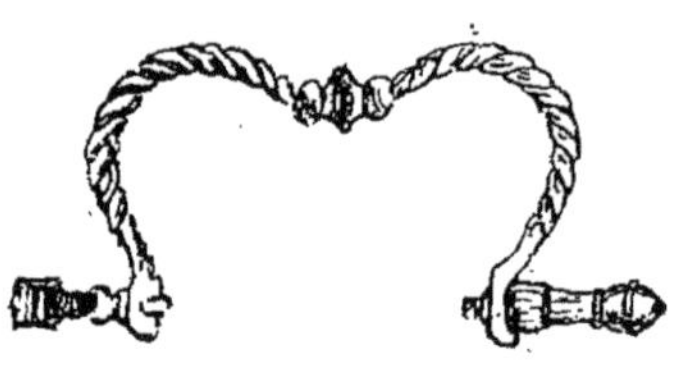

Les hanches comme un vibrequin

Les orteils* avoit comme une espinette organisée.

Les ongles*, comme une vrille,

Les pieds*, comme une guiterne.

Les talons*, comme une massue.

La plante*, comme un creziou.

Les jambe*, comme un leurre.

Les genoils*, comme un escabeau.

Les cuisses*, comme un crenequin.

Le ventre à poulaines, boutonné selon la mode antique et ceinct à l'antibust.

Le nombril*, comme une vielle.

La penillière (688), comme une dariole.

Le menbre, comme une pantophle.

Les couilles*, comme une guedoufle

Les génitoires (688 A), comme un rabot.

---

(687) De ce chapitre, comme du précédent, le *Rabelais anatomiste* du Dr Le Double donne des explications techniques toujours ingénieuses, un peu étonnantes parfois. Telle est celle des *hanches* comme un *vilbrequin* dont voici les images comparatives :

A vrai dire, toute la bizarre énumération anatomique des chapitres XXX et XXXI pourrait bien n'être que propos amusant, destiné à faire rire aux dépens de Pline : l'auteur de *l'histoire naturelle* n'a-t-il pas décrit gravement, en son livre VI des peuples sans nez, sans langue, sans bouche, des hommes n'ayant qu'un œil au milieu du front, des hommes à tête de chien, etc. ?

(688) *Pénillière*, voir les notes 212 et 623.

(688 A) « Les *genitoires*, les vésicules séminales, sont deux poches membraneuses situées dans le ventre, au voisinage de l'anus, et dans lesquelles séjourne, jusqu'à son expulsion au dehors, le liquide spermatique ». LE DOUBLE. *Rab. anat*

Les crémastères, comme une raquette (689).

Le perinœum*, comme un flageolet.

Le trou du cul, comme un miroir crystallin (689 A).

Les fesses, comme une herse.

Les reins, comme un pot beurrier.

L'alkatim, comme un billart (690).

Le dors, comme une arbaleste de passe (690 A),

Les spondyles (690 B), comme une cornemuse.

Les costes, comme un rouet.

Le bréchet, comme un baldachin (690 C).

Les omoplates*, comme un mortier.

La poictrine, comme un jeu de régales.

Les mamelles, comme un cornet à bouqnin.

Les aisselles, comme un échiquier.

Les espaules, comme une civière à bras.

Les bras, comme une barbute.

Les doigts, comme landiers de frarie.

Les rasettes, comme deux échasses (691).

Les fauciles, commé faucilles (691 A).

Les couctes*, comme ratoires.

---

(689) V. note 312.

(689 A) Allusion probable à la maladie nommée *cristaline*, qui s'entendait surtout de la blennorrhagie anale. On lit dans *les essais de Mathurine* publiés en 1625 : « ... C'est un mal de femme. Soit, il y a chancres, poulains, pissechaude, verolle, *cristaline* et autres appanages. » En 1823, Lagneau écrivait : « on désigne vulgairement sous le nom de *cristaline* la maladie syphilitique, lorsque les symptômes qui la caractérisent siègent exclusivement à l'anus, dans l'un ou l'autre sexe, et qu'elle a été contractée par l'application immédiate du virus sur cette partie. »

(690) Un arabe vrai, dont j'avais fait connaissance à la bibliothèque nationale, m'assura que le mot arabe *alkatim* signifiait en anglais « Eager for food or venery », c'est-à-dire « gros mangeur ou grand chasseur » et j'ai naïvement rapporté cette explication à la note 384 B du tiers livre, à propos d'une région située au-dessus des fesses ! C'était encore plus absurde que de traduire *alkatim* par *peritoine* (ainsi que Le Double m'en accuse à tort). J'aurais dû me méfier de mon donneur d'explication, mais, que voulez-vous, je m'étais laissé prendre à sa belle calotte rouge ! J'ai connu, depuis, un autre arabe venant à la bibliothèque avec un chapeau noir et j'ai imploré ses lumières. Celui-là m'a répondu textuellement ceci : le mot *alkatim* composé de l'article *al* et du substantif *katim* peut désigner des objets divers se rapportant à l'action de couvrir ; anatomiquement, il doit s'appliquer à un organe qui en recouvre un autre ; et je transcris encore son explication.

Peut-être aurais-je mieux fait de dire tout simplement, d'après les précieux renseignements que je tenais de deux maîtres, Hahn et Leclerc : *l'alkatim c'est la région lombaire.*

(690 A) *Dours*, le dos, de *dorsum*.

(690 B) *Spondyles*, vertèbres. V. note 312 C.

(690 C) *Brechet*, sternum. V. note 606.

(691) *rasettes* se disait du carpe et du tarse. « *rasceta*, mot arabe employé pour désigner les os du carpe c'est-à-dire du poignet » BURGAUD DES MARETS et RATHERY, « la *rasquette* du pié est composée de quatre os lyés » LANFRANC.

Voir LE DOUBLE, Rabelais anatomiste, p. 56.

(691 A) *fauciles* (V. notes 108-520-616) ou *fociles* se disait des os de l'avant-bras, cubitus et radius, et des os de la jambe, tibia et péroné. « *fociles* sont les deux os du petit bras ou avant-bras, et les deux os de la jambe. Le grand focile de l'avant-bras est nommé du grec *Kibiton* (cubitus, coude) des latins *cubitus* et *ulna*, le petit focile est dit en grec *Kerkis*, en latin *radius*, qui

Les mains, comme une estrille.

Le col comme une saluerne.

La gorge, comme une chausse d'hypocras (692).

Le nou, comme un baril, auquel pend●ient deux goitrous de bronze bien beaulx et harmonieux, en forme d'une horloge de sable (692 A).

La barbe comme une lanterne.

Le menton comme un potiron.

Les oreilles, comme deux mitaines.

Le nez, comme un brodequin enté en escusson.

Les narines, comme un beguin.

Les sourcilles, comme une lichefrette.

Sur la sourcille gauche avoit un seing en forme et grandeur d'un urinal (*).

Les paulpieres*, comme un rebec.

Les œils, comme un estui de peignes.

Les nerfs optiques, comme un fusil.

Le front, comme une retombe (693).

Les temples*, comme une chantepleure.

Les joues, comme deux sabbots.

Les maschoires comme un goubelet.

Les dents, comme un vouge. De ses telles dents de laict vous trouverez une à Colonges-les-royaulx, en Poictou, et deux à la Brosse en Xaintonge, sur la porte de la cave.

La langue comme une harpe.

La bouche, comme une housse.

Le visage historié (694), comme on bast de mulet.

La teste contournée, comme un alambic.

Le crâne, comme une gibbessière.

Les coustures, comme un aneau de pescheur (694 A).

La peau, comme une galvardine.

L'épidermis, comme un beluteau.

Les cheveulx, comme un decrotoire.

Le poil, tel comme ha esté dict. »

---

signifie la navette d'un tisserand à laquelle ressemblent les deux *fociles* unis ensemble ; à la jambe, le focile majeur est nommé des grecs *Knémé*, des latins *tibia* ; le mineur est dit en grec *Peronê*, en latin *fibula*. Guy l'appelle *acus*... où les *fociles* terminent et sont contigus aux os de la main, là se fait la joincture... en le petit bras sont deux os nommez *focilles* : scavoir est, le majeur qui est en bas, plus long que l'autre, à cause de l'addition en forme de bec et tend vers le petit doigt, faisant en dehors une éminence bossue, en mode de cheville. Le mineur est en haut, et des le pli du coubde iusque à la main il tend vers le poulce, comme s'il y vouloit adiouster ou s'adiouster avec luy... »

GUY DE CHAULIAC
la grande chirurgie, II. 4 avec glossaire de Nicaise.

(692) Une *chausse d'Hypocras*, c'est un filtre d'apothicaire, en drap ou en feutre. V. note 431.

(692 A) *nou* vient certainement de *nodus*. Mais de quel nœud s'agit-il? probablement de la saillie formée par le cartilage thyroïde, connue sous le nom de *pomme d'adam*, le mot nodus a été employé par les auteurs latins avec des acceptions différentes : virgile et Columelle l'emploient dans le sens de nodosités ou renfiement des arbres. Pline s'en sert dans le sens de vertèbre, épine dorsale, tumeur. Si *nou* signifie bien la saillie formée par le cartilage du larynx, *gouytrou* signifierait *goître*. V. note 520.

(693) Les *retombes* ou *retumbes* étaient des vases dont on se servait pour décanter des liquides. En provençal *retumba* signifie décanter, transvaser, comme on peut le voir dans les chansons de V. Gelu :

« ... paure home Jo
Vai *retumba* lei Jarroun et lei po ».

(694) *bistorié*. V. note 424.

(694 A) *coustures*. Faut-il entendre par ce mot les *sutures* ou bien les cicatrices du visage *bistorié*. Le Double est pour la premiare interprétation.

CHAPITRE XXXII

Continuation des contenances de Quaresmeprenant

« Cas admirable en nature, dist Xenomanes continuant, est voir et entendre l'estat de Quresmeprenant (695).

S'il crachoit, c'estoient panerées de chardonnette (695 A.)

S'il mouchoit, c'estoient anguillettes salées.

S'il plouroit, c'estoient canars à la dodine.

S'il trembloit, c'estoient grands pastés de lievre.

S'il suoit, c'estoient moulues au beurre frais.

S'il rottoit, c'estoient huistres en escalle.

S'il esternuoit, c'estoienl pleins barrils de moustarde.

S'il toussoit, c'estoit boites de coudignac.

S'il sanglottoit, c'estoient denrées de cresson.

S'il baisloit, c'estoient potées de pois pilés.

S'il souspiroit, c'estoient langues de bœuf fumées.

S'il subloit, c'estoient hottées de singes verds.

S'il ronfloit, c'estoient jadaulx de febves frezes.

S'il rechinoit, c'estoient pieds de porc au sou.

S'il parloit, c'estoit gros bureau d'Auvergne, tant s'en failloit que fust saye cramoisie, de laquelle vouloit Parisatis estre les paroles sues ceux de tis qui parloient à son fils Cyrus roi des Perses.

S'il souffloit, c'estoient troncs pour les indulgences.

S'il guignoit des œils, c'estoient gauffres et obelies.

S'il grondoit, c'estoient chats de Mars.

S'il dodelinoit de la teste, c'estoient charrettes ferrées.

S'il faisoit la moue, c'estoient bastons rompus.

S'il marmonnoit, c'estoient jeux de la bazoche.

S'il trépignoit, c'estoient respits et quinquenelles.

---

(695) L'énumération physiologique qui constitue ce chapitre est une des moins heureuses, à mon avis. Pourtant, elle a été imitée par les auteurs de la *satyre menippée* : dans ce pamphlet fameux, le légat dit, en parlant du roi d'Espagne : « Quand il sue, ce sont diadesmes ; quand il se mousche, ce sont couronnes ; quand il va à ses affaires, ce ne sont que comtez et duchez qui luy sortent du corps, tant il est farcy et remply. »

(695 A) V. note 191 C. Dans l'*apologie pour Herodote* il est question d'un diner de « chevreaux *à la chardonnerette* ». *La chardonnette* est le carduus niger, dont il est ainsi parlé dans les commentaires botaniques de Pierre Constant, publiés en 1572 : « Cette plante, qui est semblable aux artichaux, on mange ses racines en salade, comme on feroit un reffort... la decoction de *chardonnette* tenue la bouche est bonne contre les douleurs des dents. »

S'il reculoit, c'estoient cocquecigrues de mer.

S'il buvoit, c'estoient fours à ban.

S'il estoit enroué, c'estoient entrées de moresques.

S'il petoit, c'estoient houseaulx de vache brune.

S'il vesnoit, c'estoient bottines de cordouan.

S'il se grattoit, c'estoient ordonnances nouvelles.

S'il chantoit, c'estoient pois en gousse.

S'il fiantoit, c'estoient potirons et morilles.

S'il buffoit, c'estoient choulx à l'huile, *alias* caul ambolif.

S'il discouroit, c'estoient neiges d'autan.

S'il se soucioit, c'estoient des rais et des tondus.

Si rien donnoit, aultant en avoit le brodeur.

S'il songeoit, c'estoient vits (695) volants et rampants contre une muraille.

S'il resvoit, c'estoient papiers rentiers.

« Cas estrange : travailloit rien ne faisant, rien ne faisoit travaillant. Corybantioit dormant, dormoit corybantiant, les œils ouverts comme font les lièvres de Champagne, craignant quelque camisade d'Andouilles ses antiques ennemies. Rioit en mordant, mordoit en riant. Rien ne mangeoit jeusnant, jeusnoit rien ne mangeant. Grignotoit par soubçon, buvoit par imagination. Se baignoit dessus les haults clochers, se seichoit dedans lis estangs et rivières. Peschoit en l'aer et y prenoit escrevisees décumanes. Chassoit on profond de la mer, et y trouvoit ibices, (696) staunboucs et chamois.

De toutes corneilles prinses en Tapinois ordinairement poschoit les œils. Rien ne craignoit que son umbre, et le cri des gras chevreaulx. Battoit certains jours le pavé. Se jouoit és cordes des ceincts. De son poing faisoit un maillet. Escripvoit sus parchemin velu. avecques son gros gallimart prognostications et almanachs. —

Voilà le galand, dist frère Jean. C'est mon homme : c'est cellui que je cherche. Je lui vai mander un cartel. —

Voilà, dist Pantagruel, une estrange et monstrueuse membrure d'homme, si homme le doib nommer. Vous me réduisez en mémoire la forme et contenence de Amodunt et Discordance.

Quelle forme, demanda frère Jean, avoient-ils ? Je n'en ouï jamais parler : Dieu me le pardoint. — Je vous en dirai, respondit Pantagruel, ce que j'en ai leu parmi les apologues antiques. Physis (c'est Nature) en sa première portée enfanta Beaulté et Harmonie sans copulation charnelle, comme de soi-même est grandement féconde et fertile. Antiphysie, laquelle de tout temps est partie adverse de Nature, incontinent eut envie sus cestui tant beau et honorable enfan-

---

(695 B) Cela fait penser à la locution vulgaire : la moutarde me monte au nez.

(695 C) V. dans le tome VI, page 300, de l'édition variorium, l'explication technique que je n'ose pas reproduire. Elle souligne, avec trop de complaisance, une signification que les *fantaisies de Bruscambille* esquissent seulement ainsi : « lou cap coupade, lou reste du corps ne vaut pas un *viz d'ase* ».

(696) *ibices*, de *ibex*, bouquetins. — *Stambouces*, même sens que le précédent.

tement : et au rebours enfanta Amoduut et Discordance par copulation de Tellumon.

Ils avoient la teste sphérique et ronde entièrement comme un ballon : non doulcement comprimée des deux costés comme est la forme humaine. Les aureilles avoient hault enlevées, grandes comme aureilles d'asne : les œils hors la teste, fichés sur des os semblables aux talons, sans sourcilles, durs comme sont ceulx des cancres(697); les pieds ronds comme pelottes ; les bras et mains tournés en arrière vers les espaules ; et cheminoient sur leurs testes continuellement faisants la roue, cul sus teste, les pieds contremont. Et comme vous sçavez que és singesses semblent leurs petits singes plus beaux que chose du monde, Antiphysie louoit et s'efforceoit prouver que la forme de ses enfants plus belle estoit et advenente, que des enfants de Physis : disant que ainsi avoir les pieds et teste sphériques, et ainsi cheminer circulairement en rouant, estoit la forme compétente et parfaite allure retirante à quelque portion de divinité, par laquelle les cieulx et toutes choses éternelles sont ainsi contournées.

Avoir les pieds en l'aer, la teste en bas, estoit imitation du Créateur de l'univers, vu que les cheveulx sont en l'homme comme racines, les jambes comme rameaulx. Car les arbres plus commodément sont en terre fichés sus leurs racines, que ne seroient sus leurs rameaulx. Par cette démonstration alléguant que trop mieulx et plus aptement estoient ses enfants comme une arbre droicte, que ceulx de Physis, lesquels estoient comme une arbre renversée. Quant est des bras et des mains, prouvoit que plus raisonnablement estoient tournés vers les espaules ; parce que ceste partie de corps ne doibvoit estre sans deffenses, attendu que le devant estoit compétentement muni par les dents, desquelles la personne peut non seulement user en maschant sans l'aide des mains, mais aussi soi deffendre contre les choses nuisantes.

Ainsi, par le tesmoignage et stipulation des bestes brutes, tiroit touts les fols et insensés en sa sentense, et estoit en admiration à toutes gens escervelés et desgarnis de bon jugement et sens commun. Depuis elle engeedra les matagots, cagots (697A) papelars : les maniacles pistolets : les démoniacles Calvins imposteurs de Genève : les enragés Putherbes briffaulx, caphars, chattemites, canibales et aultres monstres difformes et contrefaicts en despit de Nature. »

(697) Plusieurs crustacés ont des yeux à facettes, mobiles sur des pédicules.

(697 A) « le mot de *Cagots* s'applique aussi bien aux moines mendiants revêtus de la cagoule qu'aux habitants du Béarn atteints d'une hypertrophie de la glande thyroïde. On appelle même *Kagot*, dans les Pyrénées, l'hypertrophie de cette glande » LE DOUBLE. *Rabelais anatomiste*.

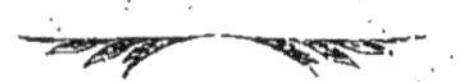

CHAPITRE XXXIII

Comment par Pantagruel fut un monstrueux physétère apperceu près l'islle Farouche

Sus le hault du jour, approchants l'isle Farouche, Pantagruel de loing apperceut un grand et monstreux physétère, (698) venent droict vers nous bruyant, ronflant, enflé, enlevé plus hault que les hunes des naufs, et jectant eaux de la gueule en l'aer devant soi, comme si fust une grosse rivière tombante de quelque montagne. Pantagruel le monstra au pilot et à Xenomanes. Par le conseil du pilot furent sonnées les trompettes de la thalamege en intonation de gare serre.

A cestui son, toutes les naufs, gallions, ramberges, liburniques, selon qu'estoit leur discipline navale, se mirent en ordre et figure telle qu'est le Y gregeois, lettre de Pythagoras: telle que voyez observer par les grues en leur vol, telle qu'est en un angle acut : on cone et base de laquelle estoit ladicte thalamege en équipage de vertueusement combattre. Frère Jean on chasteau gaillard monta galant et bien délibéré avec les bombardiers. Panurge commencea crier et lamenter plus que jamais. « Babillebabou, disoit-il, voici pis qu'autan. Fuyons. C'est, par la mort bœuf, Leviathan descript par le noble prophète Moses en la vie du sainct homme Job Il nous avalera touts et gents et naufs, comme pilules (698 A).

En sa grande gueule infernale

---

(698) Le *physetère* est la grande baleine, décrite par Rondelet, *livre XVI chap. 14 de piscibus.* Elle a été rencontrée quelquefois dans le Golfe de Gascogne. Pline écrit. (HIST. NAT. IX. 3) que le *physétère* ou *souffleur* est le plus grand animal de l'Océan Gallique. Il s'élève, dit-il, comme une haute colonne au-dessus des voiles des navires et vomit une énorme quantité d'eau. « Il y a un poisson appelé *fisiter*, horrible et espouvantable aux navigans, qui a deux cens coudées de longueur, la teste très grande et la gueule aussi, sa queue est fendue par le milieu, longue d'un bout à autre de cent pieds : son ventre est fort large : il n'a pas de narines, et au lieu d'icelles il a deux conduits hauts et ouverts au dessus, et quand il void quelque bateau, il emplit beaucoup de fois sa gueule d'eau et la jeste par les conduits sur les mariniers de si grande force qu'il les fait perdre avec le vaisseau : et si cela ne suffit, quand il les sent travaillez en graude peine, il vient au vaisseau, et jestant la moitié de son corps dessus il les fait aller au fonds : il fait le semblable de sa queue, de laquelle il le met en pièces, d'un coup : et ces difformes animaux seroient un très grand dommage, si Dieu n'y avoit donné remède par le moyen du son des trompettes, et coups d'artillerie : de quoy s'avisent les navigans, quand ils les sentent » *Hexameron* fait en Hespagnol par *Antoine de Torquemada* et mis en françois par *Gabriel Chappuys*, Thourangeau, Lyon, 1582.

(698 A) V. note 285.

nous ne lui tiendrons lieu plus que feroit un grain de dragée musquée en la gueule d'un asne. Voyez-le ci. Fuyons, gaignons terre. Je croi que c'est le propre monstre marin qui fut jadis destiné pour dévorer Andromeda. Nous sommes touts perdus. O que pour l'occire présentement fust ici quelque vaillant Perseus. —

Percé jus par moi sera, respondit Pantagruel. N'ayez paour (698 B). Vertus Dieu, dit Panurge, faictes que soyons hors les causes de paour. Quand voulez vous que j'aye paour, sinon quand le danger est évident? —

Si telle est, dist Pantagruel, vostre destinée fatale, comme n'agaires exposoit frère Jean, vous doibviez paour avoir de Pyroeis, Heous, Aëthon, Phlegon, célèbres chevaulx du soleil flammivomes, qui rendent feu par les narines: des physétères, (698 C) qui ne jectent qu'eau par les ouïes et par la gueule, ne doibvez paour aulcune avoir. Ja par leur eau ne serez en danger de mort. Par cestui élément plutost serez garanti et conservé que fasché ne offensé. —

A l'autre, dist Panurge. C'est bien rentré de piques noires. Vertus d'un petit poisson! ne vous ai-je assez exposé la transmission des éléments, et le facile symbole qui est entre rost et bouilli, entre bouilli et rosti! Hélas! Voi-le ci. Je m'en vai cacher là bas. Nous sommes tous morts à ce coup. Je voi sus la hune Atropos la félonne avecques ses ciseaux de frais esmoulus, preste à nous touts couper le filet de vie. Gare. Voi-le ci. O que tu es horrible et abominable! Tu en as bien noyé d'aultres qui ne s'en sont poinct vantés. Dea s'il jectast vin bon, blanc, vermeil, friand, délicieux, en lieu de ceste eau amère, puante, salée, cela seroit tolérable aulcunement: et y seroit aulcune occasion de patience, à l'exemple de cellui milord anglois auquel estant faict commendement pour les crimes desquels estoit convaincu, de mourir à son arbitrage, esleut mourir nayé dedans un tonneau de Malvesie (698 D). Voi-le ci. Ho! ho! diable Satanas, Léviathan. Je ne te peulx voir, tant tu es hideux et détestable. Veste (3) à l'audience : veste aux chicanous.»

(698 B) V. note 650.

(698 C) Ce nom de *physétère* n'est point exclu des ouvrages modernes. C'est ainsi que Lacépède écrit dans son *histoire naturelle*: «un *physétère mular* a pu faire entendre un cri terrible, dont le retentissement s'est prolongé au loin. »

(698 D) George, duc de Clarence; condamné à mort en 1470 avec la liberté de choisir son supplice, aurait demandé à être noyé dans un tonneaux de vin de Malvoisie.

CHAPITRE XXXIV

Comment par Pantagruel fut defaict le monstrueux physetère

Le physétère, entrant dedans les brayes et angles des naufs et gallions, jectoit eau sus les premières à pleins tonneaulx, comme si fussent les catadupes du Nil en Ethiopie. Dards, dardelles, javelots, espieux, corsiques, pertuisanes, voloient sus lui de touts costés. Frère Jean ne s'y espargnoit. Panurge mouroit de paour. L'artillerie tonnoit et fouldroyoit en diable, et faisoit son debvoir de le pinser sans rire. Mais peu proficioit : car les gros boullets de fer et de bronze entrants en sa peau, sembloient fondre, à les voir de loing, comme font les tuiles au soleil. Alors Pantagruel, considérant l'occasion et nécessité, desploye ses bras, et monstre ce qu'il sçavoit faire.

Vous dictes, et est escript, que le truant Commodus, empereur de Rome, tant dextrement tiroit de l'arc, que de bien loing il passoit les flesches entre les doigts des jeunes enfants levants la main en l'aer, sans aulcunement les férir. Vous nous racomptez aussi d'un archer indian on temps qu'Alexandre le grand conquesta Indie, lequel tant estoit de traire périt, que de loing il passoit ses flesches par dedans un anneau ; quoi qu'elles fussent longues de trois coubdées, et fust le fer d'icelles tant grand et poisant qu'il en persoit brancs d'acier, boucliers espais, plastrons acérés, ce tout généralement qu'il touchoit : tant ferme, résistant, dur et valide fust que sçauriez dire. Vous nous dictes aussi merveilles de l'industrie des anciens François, lesquels à touts estoient en l'art sagittaire préférés, et lesquels en chasse de bestes noires et rousses frottoient le fer de leurs flesches avecques ellébore (699), pource que de la venaison ainsi ferue la chair plus tendre, friande, salubre et délicieuse estoit, cernant toutesfois et ostants la partie ainsi atteincte tout autour. Vous faictes pareillement narré des Parthes, qui par derrière tiroient plus ingénieusement que ne faisoient les aultres nations en face. Aussi célébrez-vous les Scythes en ceste dextérité. De la part desquels jadis un ambassadeur envoyé à Darius roi des Perses, lui offrit un oiseau, une grenoille, une souris et cinq flesches, sans mot dire. Interrogué que prétendoient tels présents, et s'il avoit charge de rien

(699) « Les chasseurs gaulois trempent leurs flèches dans du suc d'*ellébore*, ils coupent ensuite la chair autour de la blessure des animaux qu'ils ont tués et prétendent que le gibier en est plus tendre ». PLINE *hist. nat.* XXV. 25.

dire, respondit que non. Dont restoit Darius tout estonné et hébété en son entendement, ne fust que l'un des sept capitaines qui avoient occis les mages, nommé Gobryes, lui exposa et interpréta, disant : « Par ces dons et offrandes vous disent tacitement les Scythes: Si les Perses comme oiseaulx ne volent au ciel, ou comme souris ne se cachent vers le centre de la terre, ou ne se mussent on profund des estangs et palus comme grenoilles, touts seront à perdition mis par la puissance et sagettes des Scythes. »

Le noble Pantagruel, en l'art de jecter et darder, estoit sans comparaison plus admirable. Car avecques ses horribles piles et dards (lesquels proprement ressembloient aulx grosses poultres sus lesquelles sont les ponts de Nantes, Saulmur, Bergerac, et à Paris les ponts au Change et aux Meusniers soustenus, en longueur, grosseur poisanteur et ferrure), de mille pas loing, il ouvroit les huistres en escalle sans toucher les bords ; il esmouchoit une bougie sans l'exteindre, frappoit les pics par l'œil, dessemeloit les bottes sans les endommager, deffourroit les barbutes sans rien gaster, tournoit les feuillets du bréviaire de frère Jean l'un après l'aultre sans rien dessirer. Avecques tels dards, desquels estoit grande munition dedans sa nauf, au premier coup, il enferra le physétère sus le front, de mode qu'il lui transperça les deux machoires et la langue, si que plus ne ouvrit la gueule, plus ne puisa, plus ne jecta eau, Au second, il lui creva l'œil droict. Au troisiesme l'œil gausche, Et fut vu le physétère en grande jubilation de touts porter ces trois cornes au front quelque peu penchantes d'avant, en figure triangulaire équilatérale et tournoyer d'un costé et d'aultre, chancellant et fourvoyant, comme estourdi, aveuglé et prochain de mort. De ce non content, Pantagruel lui en darda un aultre sus la queue penchant pareillement en arrière. Puis trois aultres sus l'eschine en ligne perpendiculaire, par équale distance de queue et bec trois fois justement compartie. Enfin lui en lancea sus les flancs cinquante d'un costé et cinquante de l'aultre. De manière que le corps du physétère sembloit a la quille d'un gallion à trois gabies, emmortaisée par compétente dimension de ses poultres, comme si fussent cosses et portchaubanes de la carine. Et estoit chose moult plaisante à voir. Adoncques mourant le physetère se renversa ventre sus dors, comme font touts poissons morts ; et ainsi, renversant les poultres contre bas en mer, ressembloit au scolopendre (700) serpent ayant cent pieds, comme l'ha descript le sage ancien Nicander (701).

(700) Le *scolopendre* dont il est ici question est le petit insecte myriapode appelé vulgairement mille pieds, vivant sous les pierres, dans les lieux humides.

(701) « Nos Toscans appellent les *scolopendres bestes à cent piez*... les pointures de ces vers sont venimeuses. . *Nicander* en parle ainsi : quand elle marche, ses pieds retirent aux rames d'une galère ». MATTHIOLE. *Comment*. 1572.

« Dans l'antiquité, *Nicandre* de Colophon, de la secte des empiriques, décrivit en vers les animaux venimeux, ainsi que les plantes toxiques, les accidents qu'ils occasionnent et les remèdes auxquels on doit recourir » Dr FOISSAC, *discours* 1853.

CHAPITRE XXXV

Comment Pantargruel descend en l'isle farouche, manoir antique des Andouilles

Les hespalliers de la nauf lanternière amenarent le physetère lié en terre de l'isle prochaine, dicte Farouche, pour en faire anatomie (701 A) et recueillir la graisse des rognons (701 B) laquelle disoient estre fort utile et nécessaire à la guérison de certaine maladie qu'ils nommoient faulte d'argent. Pantagruel n'en tint compte, car aultres assez pareils, voire encore plus énormes, avoit vu en l'océan Gallique. Condescendit toutesfois descendre en l'isle Farouche, pour seicher et rafraischir aulcuns de ses gens mouillés (702) et souillés par le villain physétère, à un petit port désert vers le midi, situé les une touche de bois haulte, belle et plaisante, de laquelle sortoit un délicieux ruisseau d'eau doulce, claire et argentine. Là, dessoubs belles tentes, furent les cuisines dressées, sans espargne de bois. Chascun mué de vestements à son plaisir. fut par frère Jean la campanelle sonnée. Au son d'icelle furent les tables dressées et promptement servies.

Pantagruel, disnant avec ses gens joyeusement, sus l'apport de la seconde table, apperceut certaines petires Andouilles affaictées gravir et monter sans mot sonner sus un hault arbre près le retraict du gobelet : si demanda à Xenomanes : « Quelles bestes sont ce là ? » pensant que fussent escurieux, belettes, martres ou ermines. « Ce sont Andouilles, respondit Xenomanes. Ici est l'Isle Farouche. de laquelle je vous parlois à ce matin : entre lesquelles et Quaresmeprenant, leur maling et antique ennemi, est guerre mortelle de longtemps. Et croi que par les cannonades tirées contre le physétère ayent eu quelque frayeur et doubtance que leur dict ennemi ici fut avecques ses force pour les surprendre, ou faire le gast parmi ceste leur isle, comme ja plusieurs fois s'estoit en vain efforcé et à peu de profict, obstant le soing et vigilance des Andouilles, lesquelles (comme disoit Dido aux compagnons d'Eneas voulants prendre port en Carthage sans son sceu et licence) la mali

---

(701 A) *Anatomie*. V. notes 196, 213, 428.

(701 B) Hippocrate conseillait la *graisse de rognon* pour faire des persaires ; Pline professait (*hist. nat.* XXVIII. 37) que l'axonge la plus estimée en médecine était celle qui était tirée des reins.

(702) Rabelais ne laisse jamais échapper l'occasion de formuler quelque précepte d'hygiène comme celui-ci :

Garder sur soi des vêtements humides est très malsain.

gnité de leur ennemi et vicinité de ses terres contraignoient soi continuellement contregarder et veigler. — Dea, bel ami, dist Pantagruel, si voyez que par quelque honeste moyen puissions fin à ceste guerre mettre, et ensemble les réconcilier, donnez m'en advis. Je m'y employerai de bien bon cœur ; et n'y espargnerai du mien pour contempérer et amodier les conditions controverses entre les deux parties. — Possible n'est pour le présent, respondit Xenomanes. Il y ha environ quatre ans, que, passant par ci et Tapinois, je me mis en debvoir de traicter paix entr'eulx, ou longues trèves pour le moins : et ores fussent bons amis et voisins si tant l'un comme les aultres soi fussent despouillés de leurs affections en un seul article. Quaresmeprenant ne vouloit on traicté de paix comprendre les Boudins saulvages, ne les Saulcissons montigènes, leurs anciens bons compères et confédérés. Les Andouilles (703) requéroient que la forteresse de Caques fust par leur discrétion, comme est le chasteau de Saloir, régie et gouvernée, et que d'icelle fussent hors chassés ne sçai quels puants, vilains, assassineurs et brigands qui la tenoient. Ce que ne put estre accordé, et sembloient les conditions iniques à l'aultre partie. Ainsi ne fut entr'eulx l'appoinctement conclus. Restarent toutesfois moins sévères et plus doulx ennemis que n'estoient par le passé. Mais depuis la denunciation du concile national de Chesil, par laquelle elles furent farfouillées, godelurées et intimées, par laquelle aussi fut Quaresmeprenant déclaré breneux, hallebrené et stocfisé en cas que avecques elles il feits alliance ou appoinctement aulcun, se sont horrifiquement aigris, envenimés, indignés et obstinés en leurs courages, et n'est possible y remédier. Plus tost auriez-vous les chats et rats, les chiens et lièvres ensemble réconcilié. »

---

(703) On a vu dans ce chapitre une infinité d'allusions aussi absurdes les unes que les autres. Voici une de ces explications, je la donne parce qu'elle est la plus courte et parce qu'elle émane d'un médecin, Bernier : « le chapitre XXXV est une vision de notre auteur, où à propos de Quaresme prenant, il parle *d'andouilles* qu'il appelle ingénieusement traitresses, peut-être parce que le contenant des boyaux et surtout du colon, retient souvent quelque chose du contenu. Tout cela avec quelques inductions historiques, et quelques traits qui font passer doucement sur le fade de ses andouilles, quoique, à la lettre, andouilles soient toujours de haut goût, tant on a soin de les sinapiser de sel, de poivre, d'oignons, etc. »

CHAPITRE XXXVI

Comment, par les Andouilles farouches, est dressée embuscade contre Pantagruel

Ce disant Xenomanes, frère Jean apperceut vingt et cinq ou trente jeunes Andouilles de légère taille sus le havre, soi retirantes le grand pas vers leur ville, citadelle, chasteau et roquette de cheminées, et dist à Pantagruel : « Il y aura ici de l'asne, je le prévoi. Ces Andouilles vénérables vous pourraient par adventure prendre pour Quaresmeprenant, quoi qu'en rien ne lui sembliez. Laissons ces repaissailles ici, et nous mettons en debvoir de leur résister. Ce ne seroit, dist Xenomanes, pas trop mal faict. Andouilles sont Andouilles, tousjours doubles et traîtresses (703). »

Adoncques se lève Pantagruel de table pour descouvrir hors la touche de bois : puis soubdain retourne, et nous asseure avoir à gausche descouvert une embuscade d'Andouilles farfelues, et du costé droict, à demie lieue loing de là, un gros bataillon d'aultres puissantes et gigantales Andouillles, le long d'une petite colline, furieusement en batailles marchantes vers nous, au son des vezes et piboles, des gogues et des vessics, des joyeux pifres et tabours, des trompettes et clairons. Par la conjecture de soixante et dix-huit enseignes qu'il y comptoit, estimions leur nombre n'estre moindre de quarante à deux mille. L'ordre qu'elles tenoient, leur fier marcher et faces asseurées nous faisoient croire que ce n'estoient Friquenelles, mais vieilles Andouilles de guerres. Par les premières filières, jusques près les enseignes, estoient toutes armées à haut appareil (704), avecques piques petites, comme nous sembloit de loing, toutesfois bien poinctues et acérées ; sur les ailes estoient flanquégées d'un grand nombre de Boudins sylvatiques, de Godiveaulx massifs et Saulcissons à cheval, tout de belles

---

(703 A) Sur *l'andouille traîtresse*. V. la *Revue d'Hygiène*, numéro du 20 mars 1898, page 270.

(704) Parmi les diverses manières de pratiquer l'opération de la taille il en est une imaginée du temps de Rabelais, par Jean des Romains, et dite *haut* ou *grand appareil*, par opposition au *petit appareil* ou *méthode* de Celse. Celle-ci exigeait l'emploi d'un très petit nombre d'instruments. Quand donc un médecin du XVIe siècle dit de quelqu'un qu'il est armé *à haut appareil* on comprend qu'il veut dire que les instruments de combat sont sur lui au grand complet. — Dans le *diction. des proverbes* J. Panckouke de 1748 on lit : « il est mort faute de bon *appareil* » signifie : « faute d'avoir apporté les soins nécessaires ».

taille, gens insulaires, bandolliers et farouches.

Pantagruel fut en grand esmoi, et non sans cause : quoi qu'Epistemon lui remonstrast que l'usance et coustume du pays andouillois povoit estre ainsi caresser et en armes recepvoir leurs amis estrangers : comme sont les nobles rois de France, par les bonnes villes du royaulme, receus et salués à leurs premières entrées, après leur sacre et nouvel advènement à la couronne. « Par adventure, disoit-il, est-ce la garde ordinaire de la reine du lieu, laquelle, advertie par les jeunes Andouilles du guet que veistes sus l'arbre, comment en ce port surgeoit le beau et pompeux convoi de vos vaisseaulx, ha pensé que là debvoit estre quelque riche et puissant prince ; et vient vous visiter en personne. »

De ce non satisfaict, Pantagruel assembla son conseil pour sommairement leur advis entendre sur ce que faire debvoient en cestui estrif d'espoir incertain et crainte évidente. Adoncques brièvement leur remonstra comment telles manières de recueil en armes avoit souvent porté mortel préjudice soubs couleur de caresse et amitié. « Ainsi, disoit-il, l'empereur Antonin Caracalle à l'une fois occit les Alexandrins ; à l'aultre desfist la compagnie d'Artaban, roi de Perse, soubs couleur et fiction de vouloir sa fille espouser. Ce que ne resta impuni ; car peu après il y perdit la vie. Ainsi les enfants de Jacob, pour venger le rapt de leur sœur Dina, sacmentarent les Sichémiens. En ceste hypocritique façon, par Galien, empereur romain, furent les gens de guerre deffaicts devant Constantinople. Ainsi, soubs espèce d'amitié, Antonius attira Artavasdes, roi d'Arménie ; puis le feit lier et enferrer de grosses chaisnes : finablement le feit occire. Mille aultres pareilles histoires trouvons-nous parmi les antiques monuments. Et à bon droict est jusques à présent de prudence grandement loué Charles, roi de France, sixiesme de ce nom, lequel retournant victorieux des Flamens et Gantois en sa bonne ville de Paris, et, au Bourget en France, entendent que les Parisiens avecques leurs maillets (dont feurent depuis surnommés maillotins) estaient hors la ville issus en bataille jusques au nombre de vingt mille combattants, n'y voulut entrer (quoi qu'ils remontrassent que ainsi s'estoient mis en armes pour plus honorablement le recueillir sans aultre fiction ne maulvaise affection), que premièrement ne se fussent en leurs maisons retirés et désarmés.

CHAPITRE XXXVII

Comment Pantagruel manda quérir les capitaines Riflandouille et Tailleboudin ; avec un notable discours sur les noms propres des lieux et des personnes.

La resolution du conseil fut qu'en tout evenement ilz se tiendroient sns leurs gardes. Lors par Carpalim et Gymnaste, au mandement de Pantagruel, furent appellés les gens de guerre qui estoient dedans les naufz Brindiere (desquelz coronel estoit Riflandouille) et Portouerriere (desquelz coronel estoit Tailleboudin le jeune). « Je soulaigeray, dist Panurge, Gymnaste de ceste peine. Aussi bien vous est icy sa presence necessaire. — Par le froc que je porte, dist frere Jean, tu te veulx absenter du combat, couillu, (705) et ja ne retourneras, sus mon honneur. Ce n'est mie grande perte. Aussi bien ne feroit il que pleurer, lamenter, crier, et descouraiger les bons soubdars. — Je retourneray, certes, dist Panurge, frere Jean, mon pere spirituel, bien tost. Seulement donnez ordre à ce que ces fascheuses andouilles ne grimpent sus les naufz. Ce pendant que combaterez, je prieray Dieu pour vostre victoire, à l'exemple du chevaleureux capitaine Moses, conducteur du peuple israélicque.

— La denomination, dist Epistemon à Pantagruel, de ces deux vostres coronelz Riflandouille et Tailleboudin en cestuy conflict nous promet asceurance, heur et victoire, si, par fortune, ces andouilles nous vouloient oultrager. — Vous le prenez bien, dist Pantagruel, et me plaist que par les noms de nos coronelz vous prevoiez et prognosticquez la nostre victoire. Telle maniere de prognosticquer par noms n'est moderne. Elle fut jadis celebrée et religieusement observée par les Pythagoriens. (706) Plusieurs grands seigneurs et empereurs en ont jadis bien faict leur profit. Octavien Auguste, second empereur de Rome, quelque jour rencontrant un paysan nommé Euthyche, c'est à dire bien fortuné, qui menoit un asne nommé Nicon, c'est en langue grecque Victorien, meu de la signification des noms

---

(705) V. notes 547--658.

(706) Voici le passage de Pline relatif à cette ancienne folie : « Des secrets découverts par *Pythagore* un des plus infaillibles est celui-ci : L'enfant auquel on donne un nom sera boiteux ou borgne, ou bien éprouvera quelque autre accident de ce genre du côté droit, si les voyelles de ce nom sont en nombre impair, et du côté gauche si elles sont en nombre pair » *Hist. nat.* XXVIII-6. Je n'ai pas besoin de dire que Rabelais ne parle de cette découverte infaillible que pour s'en égayer, par le luxe même des maladies ou infirmités citées comme exemples.

tant de l'asmer que de l'asne, s'asceura de toute prosperité, felicité et victoire. Vespasian, empereur pareillement de Rome, estant un jour seulet en oraison on temple de Serapis, à la veue et venue inopinée d'un sien serviteur, nommé Basilides, c'est à dire royal, lequel il avait loing derriere laissé malade, print espoir et asceurance d'obtenir l'empire romain, Regilian, non pour aultre cause ne occasion, fut par les gens de guerre eslu empereur, que par signification de son propre nom. Voyez le Cratyle (706 A) du divin Platon. — Par ma soif,* dist Rhizotome, je le veulx lire : je vous oy souvent le alleguant. — Voyez comment les Pythagoriens, par raison des noms et nombres, concluent que Patroclus debvoit estre occis par Hector, Hector par Achilles, Achilles par Paris, Paris par Philoctetes. Je suis tout confus en mon entendement quand je pense en l'invention admirable de Pythagoras, (706 B) lequel, par le nombre *par* ou *impar* des syllabes d'un chascun nom propre, exposoit de quel cousté estoient les humains boiteux, borgnes, goutteux, paralytiques, pleuritiques, et aultres telz malefices en nature : sçavoir est assignant le nombre *par* au cousté gauche du corps, le *impar* au dextre.

— Vrayement, dist Epistemon, j'en vis l'experience à Xainctes, en une procession generale, present le tant bon, tant vertueux, tant docte et equitable president Briend Valée, seigneur du Douhet. Passant un boiteux* ou boiteuse, un borgne ou borgnesse, un bossu ou bossue, on luy rapportoit son nom propre. Si les syllabes du nom estoient en nombre *impar*, soubdain, sans voir les personnes, il les disoit estre maleficiés, borgnes, boiteux, bossus du cousté dextre. Si elles estoient en nombre *par*, du cousté gauche. Et ainsi estoit la verité, onques n'y trouvasmes exception.

— Par ceste invention, dist Pantagruel, les doctes ont affermé que Achilles, estant à genoux, fut par la fleiche de Paris blessé on talon dextre : car son nom est de syllabes *impares*. Icy est à noter que les anciens s'agenouilloient du pied dextre. Venus par Diomedes, davant Troye, blessée en la main gauche : car son nom en Grec est de quatre syllabes. Vulcan boiteux du pied gauche, par mesmes raisons. Philippe, roy de Macedonie, et Hannibal, borgnes de l'œil dextre. Encores pourrions nous particularizer des ischies, (707) hernies,

(706 A) Le *cratyle*, dialogue qui traite des noms et des signes de nos pensées, est un ouvrage plein de subtilités, dont Rabelais a entendu certainement se moquer, malgré l'épithète de « divin » accolée au nom de l'auteur. Platon a, du reste, donné plus d'une fois à rire, notamment lorsqu'il fit choix, pour y demeurer avec ses disciples, du lieu le plus malsain d'Athènes, prétendant que les corps y devenant maladifs, les âmes y deviendraient meilleures Cela prouve, dit Daniel Leclerc qu'il échappe aux grands hommes des absurdités bien propres à consoler l'ignorance et à corriger l'orgueil du savoir.

(706 B) V. note 706.

(707) *ischie*, sciatique. V. note 214. Dans la *chirurgie* de Guillemeau (edit de 1612, page 189,) on trouve ce tableau :

DES MALADIES DES JOINTURES :

Arthritis. — Morbus articularis, Goutte, C'est une imbecilité des jointures quand sur icelles il flue quelque humeur contre nature. Les

hemicraines; (707 A) par ceste raison pythagorique. Mais pour retourner aux noms, considerez comment Alexandre le Grand, filz du roy Philippe, duquel avons parlé, par l'interpretation d'un seul nom parvint à son entreprinse. Il assiegeoit la forte ville de Tyre, et la battoit de toutes ses forces par plusieurs sepmaines ; mais c'estoit en vain. Rien ne profitoient ses engins et molitions. Tout estoit soubdain demoli et remparé par les Tyriens. Dont print phantasie de lever le siege, avec grande melancholie, voyant en cestuy departement perte insigne de sa reputation. En tel estrif et fascherie s'endormit. Dormant, songeoit qu'un satyre estoit dedans sa tente, dansant et sautelant avec ses jambes bouquines. Alexandre le vouloit prendre : le satyre toujours luy eschappoit. En fin, le roy le poursuivant en un destroit, le happa. Sus ce poinct s'esveilla, et racontant son songe (707 B) aux philosophes et gens sçavans de sa court, entendit que les dieux luy promettoient victoire, et que Tyre bien toust seroit prinse ; car ce mot *Satyros*, divisé en deux, est *sa Tyros*, signifiant *Tienne est Tyre*. De faict, au premier assault qu'il fit, il emporta la ville de force, et en grande victoire subjuga ce peuple rebelle. Au rebours, considerez comment, par la signification d'un nom, Pompée se desespera. Estant vaincu par Cæsar en la bataille Pharsalique, ne eut moyen aultre de soy saulver que par fuite. Fuyant par mer, arriva en l'isle de Cypre. Prés la ville de Paphos, apperceut sus le rivage un palais beau et somptueux. Demandant au pilot comment l'on nommoit cestuy palais, entendit qu'on le nommoit *cacabasilea*, c'est à dire *Malroy*. Ce nom luy fut en tel effroy et abomination qu'il entra en desespoir, comme asceuré de n'evader que bien toust ne perdist la vie. De mode que les assistans et nauchiers ouirent ses cris, souspirs et gemissemens. De faict, peu de temps aprés, un nommé Achillas, paysant incogneu, luy trancha la teste. Encores pourrions nous, à ce propos, alleguer ce que advint à L. Paulus Æmilius, lors que, par le senat romain, fut esleu empereur, c'est à dire chef de l'armée qu'ilz envoyoient contre Persés, roy de Macedonie. Iceluy jour, sus le soir,

---

espèces sont : Siagonagra, quand elle vient aux machoueres, tracholagra, au col; rachiragra, à l'espine; omagra, aux espaules; clersagra, aux clavicules: pechyagra, au coulde; cheragra, aux mains; *ischias* en la hanche; gonagra au genouil; Podagra, aux pieds.

(707 A) *Hemicraines*, hémicranie, migraine, de *émisus* moitié et *cranion* crâne.

(707 B) *Songes*. V. notes 354, 356, 362. Dans ses *préceptes de Santé* Plutarque n'a pas dédaigné de traiter des songes symptomatiques. Voici le passage traduit par Amyot « Pourtant ne faut-il pas feulement obferver le corps au boire, et au manger, et aux exercices de la perfonne, s'il s'y prend plus lafchement et plus froidement que de couftume, ou au contraire s'il a point plus de fain et plus de foif que d'ordinaire : mais auffi craindre fi le dormir n'est point continué tout d'vne tire egalement et doucement, ains qu'il ait des inegalitez et interruptions, voire jufques aux fonges faut-il bien prendre garde, s'ils font point étranges et non accouftumez : car fi ce font imaginations extraordinaires, ils tefmoignent et fignifient qu'il y a repletion de groffes humeurs gluantes, et perturbation des efprits au dedans. »

retournant en sa maison pour soy apprester au deslogement, baisant une sienne petite fille nommée Tratia, advisa qu'elle estoit aucunement triste. « Qui a il, dist il, ma Tratia? Pourquoy es tu ainsi triste et faschée? — Mon pere, respondit elle, Persa est morte. » Ainsi nommoit elle une petite chienne qu'elle avoit en delices. A ce mot print Paulus asseurance de la victoire contre Persés. Si le temps permettoit que puissions discourir par les sacres bibles des Hebreux, nous trouverions cent passages insignes nous montrans evidemment en quelle observance et religion leurs estoient les noms propres avec leurs significations. »

Sus la fin de ce discours, arriverent les deux coronelz, accompaignés de leurs soudards, tous bien armés et bien deliberés. Pantagruel leur fit un briefve remonstrance, à ce qu'ilz eussent à soy monstrer vertueux au combat, si par cas estoient contraincts (car encores ne pouvoit il croire que les Andouilles fussent si traitresses) (707 C), avec defense de commencer le hourt : et leur bailla *Mardi gras* pour mot du guet.

(707 C) Pourquoi l'andouille est-elle traîtresse ! Grangousier l'a déjà dit crûment à Gargamelle au chapitre des tripes. V. notes 22 et 703 A

CHAPITRE XXXVIII

Comment andouilles ne sont à mespriser entre les humains

Voustruphez ici, beuveurs, (707 D) et ne croyez que ainsi soit en vérité comme je vous raconte. Je ne sçaurois que vous en faire. Croyez-le, si voulez ; si nō voulez, allez y voir. Mais je sçay bien ce que je vis. Ce fut en l'isle Farouche. Je la vous nomme. Et vous réduisez à mémoire la force des géants antiques, lesquelz entreprindrent le hault mont Pelion imposer sus Osse, et l'ombrageux Olympe avec Osse envelopper, pour combattre les dieux, et du ciel les deniger. Ce n'estoit force vulgaire ne mediocre. Iceux toutesfois n'estoient que andouilles pour la moitié du corps, ou serpents que je ne mente.

Le serpent qui tenta Eve estoit andouillicque : (707 E) ce nonobstant est de luy escrit qu'il estoit fin et cautuleux sus tous aultres animans.

Aussi sont andouilles.

Encôre maintient on en certaines academies que ce tentateur estoit l'andouille nommée Ityphalle, (708) en laquelle fut jadis transformé le bon messer Priapus, grand tentateur des femmes par les paradis en Grec, ce sont jardins en François. Les Souisses, peuple maintenant hardy et belliqueux, que sçavons nous si jadis estoient saulcisses ? Je n'en vouldrois pas mettre le doigt on feu. Les Himantopodes. (709) peuple en Æthiopie bien insigne, sont andouilles, selon la description de Pline, non autre chose.

Si ces discours ne satisfont à l'incredulité de vos seigneuries, presentement (j'entends aprés boire) visitez Lusignan, Partenay, Vovant, Mervant, et Ponseuges en Poictou. Là trouverez tesmoings vieulx de renom et de la bonne forge, lesquelz vous jureront sus le bras sainct Rigomé (709 A) que Mellusine leur premiere fondatrice avoi

---

(707 D) *buvenrs* v. note I.

(707 E) Le *Commentaire historique* d'Esmangart et Johanneau abonde, sur ce chapitre, en considérations extraordinaires sur le péché originel, les idoles, la rue Saint-André des Arts et autres sujets tout à fait imprévus. Les amateurs de vaines curiosités les trouveront à la page 356 du tome sixième de l'édition variorum, imprimée à Paris chez Dalibon en 1823.

(708) L'*ithyphalle* était un phallus en miniature, que l'on pendait au cou des petits garçons et des petites filles. Cette bizarre amulette protégeait, dit-on, contre les effets de l'envie.

(709) v. note 687.

(709 A) v. note 150, plusieurs commentateurs disent : « *Saint Rigomé* ou *Rigomer* est un saint du Maine, dont le bras était une relique en grande vénération au temps de l'auteur ». J'ai vainement compulsé tous les recueils spéciaux, je ne suis pas parvenu à trouver trace de ce bienheureux ; pourtant sur une « liste des saints et saintes auxquels on doit adresser des prières pour combattre certains fléaux ou obtenir des faveurs spéciales » imprimée à Marseille en 1881, j'ai vu « *Saint Gomér* pour les mal mariés » entre « Saint Ignace, contre les maléfices » et « Sains Job, contre la melancolie. »

corps feminin jusques aux boursavitz, (709 B) et que le reste en bas estoit andouille serpentine, ou bien serpent andouillicque. Elle toutesfois avoit alleures braves et gallantes, lesquelles encores aujourd'hui sont imitées par les Bretons balladins dansans leurs trioris fredonnisés.

Quelle fut la cause pourquoy Erichthonius premier inventa les coches, (709 C) lectieres, et chariotz ? C'estoit parce que Vulcan l'avoit engendré avec jambes de andouilles : pour lesquelles cacher, mieulx aima aller en lictiere qu'à cheval. Car encores de son temps n'estoient andouilles en reputation.

La nymphe Scythique Ora avoi pareillement le corps my party en femme et en andouille. Elle toutesfois tant sembla belle à Jupiter qu'il coucha avec elle et en eut un beau filz nommé Colaxés. Cessez pourtant icy plus vous trupher, et croyez qu'il n'est rien si vray que l'Evangile.

(709 B) v. note 695 C

(709 C) *Eritchtonius*, roi d'Athènes, fils de Vulcain et de Minerve; il inventa par nécessité les chariots des cul-de-jattes.

CHAPITRE XXXIX

Comment frère Jean se rallie avecques les cuisiniers pour combattre les Andouilles (1)

Voyant frère Jean ces furieuses Andouilles ainsi marcher de hait, dist à Pantagruel : « Ce sera ici une belle bataille de foin à ce que je voi. Ho le grand honneur et louanges magnifiques qui seront en nostre victoire ! Je vouldroi que dedans vostre nauf de ce conflict seulement spectateur, et au reste me laissiez faire avecques mes gents. — Quels gents ? demanda Pantagruel. — Matière de bréviaire, respondit frère Jean. Pourquoi Potiphar, maistre queux des cuisines de Pharaon, cellui qui achapta Joseph, et lequel Joseph eust faict cocu s'il eust voulu, fut maistre de la cavallerie de tout le royaulme d'Egypte ? Pourquoi Nabuzardan, maistre cuisinier du roi Nabugodonozor fut entre touts aultres capitaines esleu pour assiéger et ruiner Hierusalem ? — J'escoute, respondit Pantagruel. — Par le trou Madame, dist frère Jean, j'oseroi jurer qu'ils autresfois avoient Andouilles combattu, ou gents aussi peu estimés que Andouilles, pour lesquelles abbattre, combattre, dompter, et sacmenter trop plus sont sans comparaison cuisiniers idoines et suffisants que touts gens d'armes, estradiots, souldars et piétons du monde. — Vous me refraischissez la mémoire, dist Pantagruel, de ce qu'est escript entre les facétieuses et joyeuses responses de Ciceron. On temps des guerres civiles à Rome entre César et Pompée, il estoit naturellement plus enclin à la part pompéiane, quoi que de Cesar fust requis et grandement favorisé. Un jour, entendant que les Pompéians à certaine rencontre avoient faict insigne perte de leurs gents, voulut visiter leur camp. En leur camp paperceut peu de force, moins de courage, et beaucoup de désordre. Lors prévoyant que tout iroit à mal et perdition, comme depuis advint, commença trupher et moquer maintenant les uns, maintenant les aultres, avecques brocards aigres et piquans, comme très-bien sçavoit le style. Quelques capitaines, faisants des bons compagnons, comme gents bien asseurés et délibérés, lui dirent : « Voyez-vous combien nous avons d'aigles ? » C'estoit lors la divise des Romains en temps de guerre. « Cela, respondit Ciceron, seroit bon et à propos si guerre aviez contre les pies. » Doncques vu que combattre nous fault Andouilles, vous inférez que c'est bataille culinaire, et voulez aulx cuisiniers vous rallier. Faictes comme l'entendez. Je resterai ici, attendant l'issue de ces fanfares. »

Frère Jean de ce pas va ès tentes

(709) rien de médical dans ce chapitre, ainsi résumé dans l'édition variorum : Comme il s'agit enfin de combattre, furieux, Pantagruel anime ses cuisiniers au combat, en leur promettant d'être leur capitaine. *Ventre sur ventre*, dit-il, *allons combattre ces paillardes*. Après cela, il est aisé de prévoir quelle sorte de combat va se livrer. »

des cuisines, et dist en toute gaieté et courtoisie aulx cuisiniers : « Enfants, je veulx hui vous touts voir en honneur et triumphe. Par vous seront faictes apertises d'armes non encores vues de nostre mémoire. Ventre sus ventre ! ne tient-on aultres compte des vaillants cuisiniers? Allons combattre ces paillardes Andouilles. Je serai vostre capitaine. Buvons amis. Cza courage !

— Capitaine, respondirent les cuisiniers, vous dictes bien. Nous sommes à vostre joli commendement. Soubs vostre conduicte nous voulons vivre et mourir. — Vivre, dist frère Jean, bien : mourir poinct. C'est à faire aulx Andouillles. Or doncques mettons-nous en ordre, Nabuzardan vous sera pour mot du guet. »

CHAPITRE XL

Comment par frère Jean est dressée la truye, et les preux cuisiniers dedans enclous.

Lors au mandement de frère Jean, fut par les maistres ingenieux dressée la grande Truye, laquelle estoit dedans la nauf Bourrabaquiniere. C'estoit un engin mirificque de telle ordonnance que de gros couillarts (710) qui par rangs estoient autour il jettoit bedaines et quarreaulx empenés d'acier : et dedans la quadrature duquel pouvaient aisément combattre et à couvert demeurer deux cens hommes et plus ; et estoit faict au patron de la truye de la Riole, moyennant laquelle fut Bergerac prins sus les Anglois, regnant en France le jeune roy Charles sixieme. Ensuite le nombre et les noms des preux et vaillans cuisiniers, lesquelz, comme dedans le cheval de Troye, entrerent dedanz la truye.

(710 A)Saulpicquet, Maindegourre,
Ambrelin, Pamperdu,
Guavache, Lasdaller,
Lascheron, Pochecuilliere,
Porcausou, Moustamoulue,
Salezart, Crespelet,
Maistre Hordoux, Carbonnade,
Grasboyau*, Fressurade*,
Pillemortier, Hoschepot,
Leschevin, Hasteret,
Saulgrenée, Balafré*,
Cabirotade, Gualimafré.

Tous ces nobles cuisiniers portoient en leurs armoiries en champ de gueules, lardouire de sinople, fessée d'un chevron argenté, penchant à gauche.

Lardonnet, Ladon, Groslardon,
Croquelardon, Saulvelardon,
Tirelardon, Archilardon,
Roidlardon, Lacelardon,
Antilardon, Grattelardon,
Frizelardon, Machelardon,

Guaillardon (711), par syncope, natif près de Rambouillet. Le nom du docteur culinaire estoit Guaillart lardon. Ainsi dictes vous idolatre pour idolatre.

Roiddelardon, Trappelardon,
Astolardon, Bastelardon,
Doulxlardon, Guyllevardon,
Maschelardon, Mouschelardon

---

(710) « Ces *couillarts* et *bedaines* etoient à la verité d'antiques machines de guerre, mais on voit par le choix affecté de ces mots, et par les antécédents et les conséquents, qu'il ne s'agit point ici d'une guerre qui donne la mort, mais de celle qui donne la vie. » Esmangart et Johanneau. *Comment. histor.*

(710 A) Il ne nous parait pas nécessaire d'annoter tous ces termes, sentant plus la cuisine que l'anatomie.

(711) Ayant vainement demandé des nouvelles de ce *Gaillardon* aux dictionnaires biographiques, je me suis adressé à la municipalité de Rambouillet qui m'a très gracieusement répondu : il n'y a aucun *Guaillardon* sur les registres de l'état civil, lesquels remontent seulement à l'an 1560, mais il existe, non loin de Rambouillet, une commune importante appelée *Gallardon* ; Rabelais n'aurait-il pas donné à son personnage le nom de cette localité ?

Bellardon,
Neullardon,
Aigrelardon,
Billelardon,
Guignelardon,
Poyselardon,
Vezelardon,
Myrelardon.

Noms incogneuz entre les Maranes (711 A) et juifs (712).

Couillu*,
Salladier,
Cressonnadière,
Raclenaveau,
Cochonnier,
Peaudeconnin,
Pastissandierre
Raslard,
Moustardiot,
Vinetteux,
Potageouart,
Frelault,
Apigratis,
Jusverdt (713),
Marmitige,
Accodopot,
Hoschepot,
Brisepot,
Gualiepot,
Frillis,
Guorgesalée,
Benest,
Escarguotandière,
Bouillonsec,
Souppimars,
Eschinade,
Prezurier,
Mascaron,
Escarsaufle.

Briguaille. Cestuy fut de cuisine tiré en chambre pour le service du noble cardinal le Veneur (713 A).

(711 A) V. notes 378 A et 412. Les *marans* ou *maranes* étaient des Juifs honteux. On lit dans la *Satyre Menippée*: « Si le Roy d'Espagne ayme tant la religion catholique et haist ceux qui n'en sont point, comment peut-il endurer les Juifs et les *marranes* en ses pays ? Ces *marranes*, qui font tant de signes de croix et se frappent la poitrine avec tant d'éclat à la messe, sont néantmoins Juifs et Mahumétants, quelque bonne mine qu'ils fassent. »

Autres extraits, propres à indiquer nettement le sens du mot *maran*:

« Avant que les humanités et les bonnes lettres eussent été rendues communes et traittables à un chacun, tous ceux qui s'amusaient à les cultiver étoient reputez hérétiques.. Celui qui entendoit le mieux la langue Hebraïque était pris pour juif ou *maran*..» (NAUDÉ *Apol. pr les grands hommes soupçonnés de magie*, Ch. II).

« Antoine Saporta avait été le condisciple de Rabelais... il fut nommé doyen en 1551... Félix Platter dit dans ses mémoires que Saporta était *maran*: on donnait ce nom aux descendants des Maures que Ferdinand le catholique avait expulsés d'Espagne et dont un grand nombre s'étaient établis dans le Languedoc. »

KIEFFER, notes sur *la botanique en Provence* par LUDOVIC LEGRÉ.

(712) La religion des Juifs leur défendait de manger de la chair de porc. Le *Courrier Médical* a publié sur cette question les commentaires que voici : « On attribue généralement cette coutume aux prescriptions hygiéniques de Moïse qui craignait la ladrerie de ces animaux. Il existe cependant à ce sujet une légende assez curieuse, mais qui ne tient pas compte de l'ancienneté dà cette loi qui est bien antérieure e Jésus-Christ. La *Revue des traditions populaires* rapporte, en effet, que lorsque notre Seigneur Jésus-Christ vivait encore sur terre, il vint un jour en Flandre. Là il rencontra quelques douzaines de Juifs qui se mirent à rire et à le railler quand ils le virent de loin. — Attenez, dit l'un d'eux, nous allons bien voir ce que c'est que ses miracles, et s'il peut deviner juste. — Alors ils mirent l'un d'eux sous une tonne et quand Jésus arriva, ils lui demandèrent : « Dis-nous ce qu'il y a là dedans. — Volontiers ; c'est un porc. » Là-dessus, les Juifs se mirent à rire et pensèrent avoir attrapé Jésus ; ils levèrent la tonne, mais ils n'en crurent pas leurs yeux, quand ils virent leur ami de tout à l'heure, sous forme d'un porc, s'échapper de la tonne avec des grognements furieux et courir vers un troupeau de ces animaux qui passaient. Les Juifs se précipitèrent pour retrouver leur compagnon, mais ils ne purent le distinguer des autres porcs, car tous étaient semblables. Aujourd'hui encore ils ne mangent pas de viande de porc, dans la crainte de tuer et de manger un descendant de leur ami. »

(713) *Jusverd* nom provençai du persil.

« *Testilis tout à flo dins lou*
[*mourtier embrigo*
Juvert, mentastre, aiet, rouqueto,
[*pebre d'ai.* »
J. F. ROUX.

(713 A) Ce *Le Veneur* avait été

Guasteroust,
Escouvillon,
Begninet,
Escharbottier,
Vitet (713 B),
Vitault,

Hastiveau,
Alloyaudiere,
Esclanchier,
Guastelet,
Rapimontet,
Soufflemboyau,
Pelouze,

Vitvain,
Jolivet,
Vitneuf,
Vistempenard,
Victorien,
Vitvieulx,
Vitvelu*,
Gabaonite,
Bubarin,
Crocodillet,
Prelinguant,
Balafré,
Maschourré.

Mondam, inventeur de la saulce *madame*, et pour telle invention ainsi nommé en langage Escosse-François.

Clacquedens*,
Badiguoincier*,

Myrelanguoy,
Becdassée,
Guauffreux,
Saffranier,
Malparouart,
Antitus,

Rincepot,
Urefelipipinguet,
Maunet,
Guodopie,
Navelier,
Rabiolas,
Roudinandiere
Cochonnet.

Robert. Cestuy fut inventeur de la saulse *Robert*, tant salubre et necessaire aux connils roustis, canards, porc frais, œufs pochés, merluz salés, et mille aultres telles viandes.

Froiddanguille,
Gourneau,
Gribouillis,
Sacabribes,
Olymbrius,
Foucquet,
Dalyqualquain,
Saulpoudré,
Paellefrite,
Landore,
Calabre,
Navelet,
Foyrart,
Grosguallon,
Brenous,

Salmiguondin,
Aransor,
Talemouse,
Grosbec,
Frippellippes,
Friantaures,
Guaffelaze,
Mucydan,
Matatruys,
Cartevirade,
Cocquesygrue,
Visedecache,
Badelory,
Vedel,
Braguibus.

Dedans la truye entrerent ces nobles cuisiniers gaillars, gallans, brusquetz, et prompts au combat. Frere Jean, avec son grand badelaire entre le dernier et ferme les portes à ressort par le dedans.

évêque de Lisieux avant de devenir cardinal à Marseille. Il aimait tellement les perdrix qu'il en faisait nourrir toute l'année durant dans une de ses bastides.

(713 B) Dans ce nom et les suivants il y a plus d'un jeu de mots d'un goût douteux. A la page 18 d'un petit livre de botanique populaire, imprimé à Rouen en 1633, on voit la figure de la plante nommée « *pied de veau, aron*, ou *vit de Prestre* ».

V. note 216 E.

CHAPITRE XLI

Comment Pantagruel rompit les andouilles aux genoil

Tant approcherent ces andouilles que Pantagruel apperceut comment elles desployent leurs bras, et ja commençoient à baisser bois. Adonc envoye Gymnaste entendre ce qu'elles vouloient dire, et sus quelle querelle elles vouloient sans defiance guerroyer contre leurs antiques, qui rien n'avoient mesfaict ne mesdict. Gymnaste au davant des premieres filieres fit une grande et profonde reverence, et s'escria tant qu'il peult, disant: « Vostres, vostres, vostres sommes nous trestous, et à commandement. Tous tenons de Mardi gras, vostre antique confederé. » Aucuns depuis me ont raconté qu'il dist Gradimars, non Mardigras. Quoy que soit, à ce mot un gros cervelat saulvaige et farfelu, anticipant davant le front de leur bataillon, le voulut saisir à la gorge. « Par Dieu, dist Gymnaste, tu n'y entreras qu'à taillons; ainsi entier ne pourrois-tu. » Si sacque son espée Baise mon cul (ainsi la nommait il) à deux mains, et trancha le cervelat en deux pièces. Vray Dieu, qu'il estoit gras! Il me souvint du gros Taureau de Berne, qui fut à Marignan tué à la defaicte des Souisses. Croyez qu'il n'avoit gueres moins de quatre doigts de lard sur le ventre*. Ce cervelat écervelé, coururent andouilles sus Gymnaste, et le terrassoient vilainement, quand Pantagruel avec ses gens accourut le grand pas au secours. Adonc commença le combat martial pelle melle. Riflandouilles rifloit andouilles. Tailleboudin tailloit boudins. Pantagruel rompoit les andouilles au genoil. Frere Jean se tenoit coy dedans sa Truye, tout voyant et considérant, quand les guodiveaulx qui estoient en embuscade, sortirent tous en grand effroy sus Pantagruel. Adonc voyant frere Jean le desarroy et tumulte, ouvre les portes de sa Truye, et sort avec ses bons soubdars, les uns portant broches de fer, les aultres tenans landiers, contrehastiers, paeslos, cocquasses, grisles, fourgons, tenailles, lichefretes, ramons, marmites, mortiers, pilons, tous en ordre comme bruleurs de maisons; hurlans et crians tous ensemble espouvantablement; *Nabuzardan, Nabuzardan, Nabuzardan.* En telz cris et esmeute chocquerent les guodiveaulx, et à travers les saulcissons. Les andouilles soubdain apperceurent ce nouveau renfort, et se mirent en fuite le grand gallop, comme s'elles eussent veu tous les diables. Frere Jean à coups de bedaines les abbatoit menu comme mousches; ses soubdars ne s'y espargnoient mie. C'estoit pitié. Le camp était tout couvert d'andouilles mortes* ou navrées. Et dit le conte que si Dieu n'y eust pourveu, la generation andouillicque eust par ces soubdars esté exterminée. Mais il advint un cas merveilleux. Vous en croiriez cè que vouldrez. Du cousté de la Transmontane advola un grand, gras, gros, gris pourceau, ayant aisles longues et amples, comme sont les ailes d'un moulin à vent. Et estoit le pennage rouge cramoisie, comme est d'un phœnicoptere (714), qui en Languegoth est appellé Fammant. Les œilz avoit rouges et flamboyans, comme un Pyrope (715) Les oreilles verdes comme une esmeraude (615 A) prassine; les dents jaunes comme une topaze (715 B); la queue longue, noire comme marbre Lucullian; les pieds blancs diaphanes et transparens comme un diamant, et estoient largement pattés, comme sont les oyes, et comme jadis à Tholoso les portoit la royne Pedaucque (716). Et avait un collier d'or au coul, autour duquel estoient quelques lettres Ioniques, desquelles je ne peuz lire que deux mots us átênân, pourceau Minerve enseignant. Le temps estoit beau et clair. Mais à la venue de ce monstre il tonna du consté gauche si fort que nous en restames tous estonnés (716 A). Les andouilles soubdain que l'apperceurent jetterent leurs armes et baston, et à terre toutes s'agenouillerent, levant haultes les mains joinctes, sans mot dire, comme si elles l'adorassent. Frère Jean, avec ses gens, frappoient toujours, et embrochoit andouilles. Mais par le commandement de Pantagruel fut sonnée retraicte, et cesserent toutes armes. Le monstre, ayant plusieurs fois volé et revolé entre les deux armées, jetta plus de vingt et sept pipes de moustarde en terre, puis disparut volant par l'air et criant sans cesse : « Mardigras, Mardigras, Mardigras! »

(714) « Le flamant (*Phœnicopterus*) était fort recherché, surtout à cause de sa langue délicate et charnue. »

Dat mihi penna rubens nomen; sed lingua gulosis Nostra sapit. Quid si garrula lingua foret.

Héliogabale entretenait une troupe de chasseurs destinés à lui en fournir constamment. On mange encore cet oiseau dans quelques (parties de l'Afrique) Dr Saucerotte, *essai sur le régime alimentaire des anciens.* (in *Union Médicale* 1850) V. note 124.

(715) Le *pyrope* des anciens était l'escarboucle ou un alliage de cuivre et d'or; nous ne trouvons mentionné nulle part un animal portant le nom de *pyrope*. Pourtant nous savons qu'Agricola a publié, en 1561, un ouvrage dans lequel, il est question d'animaux *pyrogènes*, dont le feu est l'élément indispensable, et qui meurent quand on les en retire.

(715 A) *émeraude verte,* du grec *prasinos*.

« *Esmeraude* proficte contre le flux de ventre ».

A. Boece de Boot,

traité des pierreries. V. notes 3, 50, 411.

(715 B) Chalin de Vinario, qui fut médecin à Avignon, se vantait de posséder une bague en *topaze*, donnée par le pape, dont le contact guérissait les morsures de serpent et les piqûres de scorpion. V. note 3.

(716) Des pieds *pattés* sont des pieds *palmés*, c'est-à-dire dont les doigts sont unis par une membrane, comme ceux des canards. Cette disposition anatomique a fait appeler toute une classe d'oiseaux *palmipèdes*.

Pe d'Auque, en provençal, signifie *pied d'oie*.

716 A) *estonné* V. note 234 A.

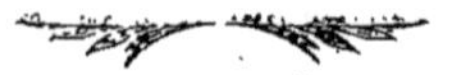

CHAPITRE XLII

Comment Pantagruel parlemente avec niphleseth, royne des andouilles

Le monstre susdict plus ne apparoissant, et restantes les deux armées en silence, Pantagruel demanda parlementer avec la dame Niphleseth (717) (ainsi estoit nommée la royne des Andouilles) laquelle estoit prés les enseignes dedans son coche. Ce qui fut facilement accordé. La royne descendit en terre, et gracieusement salua Pantagruel, et le vit voluntiers. Pantagruel soy complaignoit de ceste guerre. Elle luy fit ses excuses honnestement, alleguant que par faulx rapport avoit esté commis l'erreur, et que ses espions luy avoient dénoncé que Quaresmeprenant, leur antique ennemy, estoit en terre descendu, et passoit temps à voir l'urine (718) des Physete-

---

(717) *Niphleseth*, *mentula* en hebreu, d'après les commentateurs qui m'ont précédé.

(718) V. Notes 117. 202. A 455 A. 529. 588. 589. 628. Rabelais ne devait pas avoir une confiance bien grande en l'*uroscopie*, bien qu'elle fut fort en vogue de son temps. Sans nier que la science médicale puisse tirer partie de l'inspection des urines, sans méconnaître les indications que l'examen de ce liquide peut fournir à la thérapeutique, on admettra difficilement qu'il faille voir, dans ce fluide excrémentiel, tout ce qu'y ont vu les savants de l'antiquité et les anciens médecins ; les passages suivants et ceux que nous avons déjà cités, d'écrivains de genres divers le montreront avec la plus grande évidence.

Voici d'abord un auteur grave :

« On tire de l'*urine* des pronostics pour la santé. Si elle est blanche puis jaune le matin, elle indique d'abord que la digestion se fait, puis qu'elle est faite. L'urine rouge est un triste pronostic; noire, c'est pis encore. Si elle forme des bulles et qu'elle soit chargée, c'est encore un mauvais signe. Quand elle dépose un sédiment blanchâtre, on est menacé de quelque mal dans le voisinage des viscères ou des articulations ; verte, elle annonce une maladie intestinale; pâle, une affection bilieuse; rouge, une altération du sang. Mauvaise urine encore que celle où s'aperçoivent des taches sales ou de petits nuages. L'urine blanche ou trop claire est malsaine aussi; celle qui est épaisse et d'une odeur forte annonce la mort; même signe si, chez les enfants, elle est sans consistance et trop délayée » PLINE *hist. nat.* XXVIII. 19 trad. de Grandsagne.

Voici, maintenant, un auteur badin :

« .... Il la fit pisser dans un beau urinal de cristal et en ayant vu l'*urine*, il en consulta avec son médecin, qui estoit un très grand et très sçavant et expert personnage, pour sçavoir de luy, par cette inspection, si elle estoit pucelle, ouy ou non. Le médecin l'ayant bien fixement et doctement inspirée, il trouva que... » BRANTOME *Dames galantes*. disc. I.

Ecoutons, à présent, un moderne critique.

« Gordon Bernard, médecin français, a fait honneur à la faculté de Montpellier, où il commença à enseigner en 1285... il témoigna beaucoup de confiance à l'inspection des urines ; il crut même qu'elles pourraient donner des éclaircissements

res (718 A). Puis le pria de vouloir de grace leur pardonner ceste offense, alleguant qu'en Andouilles plus toust l'on trouvoit merde que fiel*: en ceste condition, quelle et toutes ses successitres Niphleseth à jamais ticndroient de luy et ses successeurs toute l'isle et pays a foy et hommaige, obéiroient en tout et par tout à ses mandemens, seroicnt de ses amis amies et de ses ennemis ennemies; par chascun an, en recognoissance de ceste féaulté, luy envoyroient soixante et dix huit mille andouilles royales pour à l'entrée de table le servir six mois l'an. Ce que fut par elle faict : et envoya au lendemain dedans six grands briguantins le nombre susdict d'andouilles royalles au bon Gargantua, sous la conduicte de la jeune Niphleseth, infante de l'isle. Le noble Gargantua en fit present, et les envoya au grand roy de Paris. Mais au changement de l'air (719), aussi par faulte de moustarde (baume naturel* et restaurant d'andouilles) moururent presque toutes Par l'octroy et vouloir du grand roy furent par monceaulx en un endroit de Paris enterrécs, qui jusques à présent est appelé la rue Pavée d'andouilles. A la requeste des dames de la court royalle fut Niphleseth la jeune saulvée et honorablement traictée. Depuis fut mariée en bon et riche lieu, et fit plusieurs beaulx enfans, dont loué soit Dieu.

Pantagruel remercia gracieusement la royne, pardonna toute l'offense, refusa l'offre qu'elle avoit faict, et luy donna un beau petit cousteau pargois. Puis, curieusement l'interrogea sus l'apparition du monstre susdict. Elle respondit que c'étoit l'idée de Mardigras, leur dieu tutelaire en temps de guerre, premier fondateur et original de toute la race andouillicque. Pourtant sembloit il à un pourceau, car andouilles furent de pourceau extraictes. Pantagruel demandoit à à quel propous et quelle indication curative il avoit tant de moustarde en terre projetté. La royne respondit que moustarde estoit leur Sangréal (720) et baume celeste :

assez certains pour déterminer la nature et la cause des maladies. On admire surtout l'ingénuité avec laquelle il enseigne, dans le traité *de cautelis urinarum*, différents tours de souplesse et plusieurs réponses équivoques, pour se tirer des embarras où se trouvent ordinairement ceux qui font profession de cette vaine science ». BAYLE. *Encyclop. des Sciences médicales*. 6e division. tome I.

(718 A.) V. note 698.

(719) Le changement de climat produit dans l'organisme des modifications profondes que la médecine doit connaître et auxquelles il est ici fait allusion sérieusement, quelque gaie que soit la matière traitée.

(720) N. note 632. le *Sangréal*, *Saint Bréal*, *Sangraal* ou *Sacrocatino* était, croyait-on, du sang des plaies du Christ conservé par les soins de Joseph d'Arimathie. On lui attribuait, naturellement, les propriétés les plus extraordinaires; une opinion différente sur la nature du *Saugraal* est émise dans le roman de Lancelot du Lac. Le *Sangraal* serait, d'après ce livre, « le vaisseau où nostre seigneur mangea l'aigneau en la maison de Simon le Lépreux ». La Légende du *Saint Gréal* aurait-elle persisté en Provence? Je serais tenté de le

duquel mettant quelque peu dedans les playes des andouilles terrassées, en bien peu de temps les navrées guerissoient, les mortes ressuscitoient.

Aultres propous ne tint Pantagruel à la royne, et se retira en sa nauf. Aussi firent tous les bons compagnons avec leurs armes et leur Truye.

croire lorsque j'entends ce couplet de Frédéric Mistral :

« D'engaugna Paris en tout
Cadun s'acoumodo,
Et lou mounde ven partout
Esclaü de la modo.

Nautri, li bou Prouvençau.
Chivalié dou *Sant Grahau*.
Faguen-nous felibre
Et restaren libre. »

CHAPITRE XLIII

Comment Pantagruel descendit en l'isle de Ruach

Deux jours après arrivasmes en l'isle de Ruach, et vous jure par l'estoile Poussiniere que je trouvay l'estat et la vie du peuple estrange plus que je ne dis. Ilz ne vivent que de vent (721). Rien ne beuvent, rien ne mangent, sinon vent (721 A). Ilz n'ont maisons que de gyrouettes. En leurs jardins ne sement que les trois especes de anemone (722). La que (723) et aultres herbes carminatives (723 A) ilz en escurent soigneusement. Le peuple commun, pour soy alimenter, use de esventours de plumes, de papier, de toile, selon leur faculté et puissance. Les riches vivent de moulins à vent. Quant ilz font quelque festin ou banquet, on dresse les tables sous un ou deux moulins à vent. Là, repaissent aises comme à nopces. Et durant leur repas, disputent de la bonté, excellence, salubrité, rarité des vens, comme vous, beuveurs, par les banquetz philosophez en matiere de vins. L'un loue le Siroch ; l'autre, le Besch ; l'aultre, le Guarbin ; l'aultre, la Bise ; l'aultre, Zephyre ; l'aultre, Gualerne. Ainsi des aultres. L'aultre, le vent de la chemise, pour les muguets et amoureux. Pour les malades ilz usent de vens coulis, comme de coulis (724) on nourrit les malades

(721) Même dans les créations qui sont uniquement du domaine de la fantaisie, Rabelais songe à faire vivre ses héros ; aussi n'oublie-t-il jamais de nous dire ce qu'ils mangent — et surtout ce qu'ils boivent.

(721 A) Les auteurs de la *satyre menippée* ont imité cette fiction de Rabelais. Ils ont décrit une isle de *Ruach*, par laquelle il faut entendre Paris pendant les calamités du siège, la ligue y est présentée comme une femme nourrissant de *vent* les Parisiens assiégés.

(722) Les *anémones* sont ainsi nommées de *anemos* vent, parce qu'elles se plaisent aux lieux en pelin vent, ou, selon Pline, parceque leurs fleurs ne s'ouvrent que par l'effet du vent. Les trois espèces indiquées ici sont l'anémone pulsatile violette, l'anémone de Provence et l'anémone hépatique. Toutes ont été employées en médecine; elles sont âcres et même caustiques.

(723) Les herbes qui chassent les vents (v: note 140) doivent naturellement être bannies du pays où le vent est roi, mais il serait dangereux, sur la foi de cette plaisanterie, de placer la *rue* parmi les plantes simplement toniques et aromatiques qui, comme la mélisse, la sauge, ou l'anis, ont la propriété d'expulser les gaz intestinaux. Le genre *rue* contient une dizaine d'espèces, toutes acres et rubéfiantes.

(723 A) [*Carminatif*. V. 250 A, 333 E

(724) L'auteur qui s'occupe toujours, avons-nous dit, de nourrir ses héros bien portants n'oublie pas de sustenter les malades. Les *coulis*, dont la gastronomie s'est emparée, sont, par excellence, les aliments des personnes privées de santé, ce sont des jus tirés, par expression, de bonnes viandes et de légumes choisis. Le vent appelé ici *coulis*, peut avoir reçu ce nom parcequ'il se glisse entre les fentes des portes, comme les jus passent à travers les mailles de l'étamine dans laquelle on presse les viandes.

Commines, (*mémoires*, liv. VI), Folengo (liv. II), Marot (*épitaphes*) nous apprennent que les coulis étaient autrefois réservés aux papes et aux rois. Dans le *testament de*

de nostre pays. « O, me disoit un petit enflé, qui pourroit avoir une vessie de ce bon vent de Languegoth, que l'on nomme Cyerce! Le noble Scurron (725), médecin, passant un jour par ce pays, nous contoit qu'il est si fort qu'il renverse les charettes chargées. O le grand bien qu'il feroit à ma jambe Œdipodicque (726)! Les grosses ne sont les meilleures. — Mais, dist Panurge, une grosse botte de ce bon vin de Languegoth, qui croist à Mirevaulx, Canteperdris et Frontignan! »

Je y vis un homme de bonne apparence bien ressemblant à la ventrose (727), amerement courroussé contre un sien gros, grand varlet et un petit page, et les battoit en diable, à grands coups de brodequin. Ignorant la cause du courroux, pensois que fust par le conseil des médecins* comme chose salubre au maistre soy courrousser et battre, aux varletz estre battuz. Mais je ouyz qu'il reprochoit aux varletz lui avoir esté robbé à demy une ayre de vent Guarbin, laquelle il gardoit cherement, comme viande rare pour l'arriere saison. Ilz ne fiantent*, ilz ne pissent*, ilz ne crachent* en ceste isle, En récompense, ilz vessent*, ilz pettent*, ilz rottent* copieusement. Ilz patissent toutes sortes et toutes especes de maladies. Aussi toute maladie naist et procede de ventosité (728), comme deduit Hyppocrates, *lib. de Flatibus*. Mais la plus epidemiale est la cholique venteuse (728 A). Pour y remedier, usent de ventoses (729) amples, et y rendent

Pathelin, un malade s'écrie : « une escuellée de coulis seroit-ce point bonne viande pour moy? »

Dans la *tierce joye de mariage*, on lit : « mon amy, fait-elle, vous savez que je suis feble et ne puis rien mengier. — Madame, fait-il, que n'avez-vous ordonné vous faire ung bon *coutis* de chappon au sucre. »

Enfin, dans Ambroise Paré au chapitre 34 de la génération, j'ai relevé ce passage :

« Aucuns donnent à l'accouchée des bouillons, moyeux d'œufs, avec sucre et cannelle, autres des *coulis* et pressis, choses fort nourrissantes. »

(725) Jean *Schyron, Joannes Scurronus*, fut le patron de Rabelais à son arrivée à l'école de Montpellier, comme on peut le voir sur les registres de la faculté, à la date du 1er novembre 1530. Voir la page IV de la notice de *Rabelais médecin*. Gargantua 1879.

Schyron naquit à Anduze, dans le département du Gard. Reçu docteur en 1520 il fut immédiatement nommé professeur. « Il avait, dit Astruc, présidé au baccalauréat de Rabelais, aussi en parle-t-il d'une manière honorable dans son *Pantagruel*, quoiqu'en badinant, selon sa coutume. »

(726) *Œdipodicque* signifie *enflée* Quand le fils de Laïus et de Jocaste fut né, on alla le pendre par les pieds à un arbre de la forê voisine, parcequ'un oracle avai prédit que cet enfant serait le meurtrier de son frère. Un berger vint à passer qui le sauva et, voyant ses pieds enflés, il l'appela *Œdipe*, qui a cette signification en grec, de *udor* eau et *pous* pied.

(727) *Ventrose*, probablement *tympanite*. V. note 730. « Denis le tyran, mourut dans son lit d'une *tympanite* » (le mot latin est *tympanides*).

Cicéron *de natura deorum*.

(728) « C'est l'air qui donne la vie aux hommes, c'est aussi l'air qui fait les maladies ». *Hippocrate: des vents*.

(728 A) Quoique la *colique venteuse* semble bien trouvée pour le pays des vents, c'est pourtant une maladie qui existe réellement. On l'appelle aussi colique flatulente ou flatuente.

(729) La *ventouse* (du latin *ventus*) est un petit appareil destiné à faire le vide sur une partie de la peau. Il consiste en une cloche de verre dans laquelle on allume quelques brins de coton, d'étoupe ou de papier et que l'on retourne brusquement pour l'appliquer sur les tégu-

force ventosités. Ilz meurent tous hydropicques tympanites (730), et meurent les hommes en petant, les femmes en vesnant. Ainsi leur sort l'ame par le cul*.

Depuis, nous pourmenans par l'isle, rencontrasmes trois gros esventés, lesquelz alloient à l'esbat voir les pluviers, qui là sont en abondance, et vivent (731) de mesme diéte. Je advisay que ainsi, comme vous, beuveurs, allans par pays portez flaccons, ferrieres et bouteilles : pareillement chascun à sa ceincture portoit un beau petit soufflet. Si par cas vent leur failloit, avec ces jolis souffletz ils en forgeoient de tout frais, par attraction et expulsion réciproque, comme vous sçavez que vent, en essentiale définition, n'est aultre chose que air flottant et ondoyant. En ce moment, de par leur roy, nous fut faict commandement que de trois heures n'eussions à retirer en nos navires homme ne femme du pays. Car on luy avoit robbé une veze pleine du vent propre que jadis à Ulysses donna le bon ronfleur Æolus pour guider sa nauf en temps calme. Lequel il gardoit religieusement, comme un autre Sangréal (732), et en guerissoit plusieurs enormes maladies, seulement en laschant et eslargissant les malades autant qu'en fauldroit pour forger un pet (732) virginal : c'est ce que les sanctimoniales appellent sonnet.

ments. Il se forme alors, à l'endroit recouvert par le vase, une saillie causée par l'afflux des liquides soustraits à l'action de la pression atmosphérique. Les anciens ne se rendaient pas compte de l'action de la ventouse ; Celse avait écrit : « la ventouse attire l'air artériel ».

(730) *Hydropiques, tympanites*, c'est-à-dire : ils meurent plein d'eau et de gaz. L'hydropisie est la maladie caractérisée par un épanchement de sérosité dans les divers tissus des organes du corps humain ; la tympanite est l'affection consistant en une accumulation de gaz dans l'intestin.

(731) Il est faux que le *pluvier* vive de vent, bien que ce fut une opinion commune au temps de Rabelais. En effet, on peut lire dans les *Contes de la reine de Navarre* :

« ...Jamais je n'ai osé tenter leur amour, de peur d'en trouver moins que je désire. Vous vivez donc que de foi et d'espérance, dit Nomerside, *comme le pluvier du vent*? vous êtes bien aisé à nourrir... »

(732) V. note 720, le *Saint-Gréal* est le titre d'un curieux roman de chevalerie écrit en vers au 12e siècle par ordre de Philippe comte de Flandre et refait plusieurs fois depuis, notamment au 14e siècle. Ce singulier ouvrage célèbre les miracles opérés par « le *Saint Hanap*, ou *Sainte-Ecuelle* ou *Saint-Gréal*; c'est-à-dire la sainte portion, parce que ceste écuelle avoit été la portion de Jésus Christ étant à table avec ses douze apôtres ».

Il énumère aussi les châtiments subis par les téméraires qui ont osé regarder librement la sainte relique. On lit dans le *commentaire historique* de l'édition variorum : « le vent miraculeux que le roi gardait religieusement et en guarissoit plusieurs énormes maladies, est ici un trait de raillerie qu'il est inutile d'expliquer à ceux qui savent ce qu'une partie du peuple croit en France et dans un royaume voisin touchant la guérison miraculeuse des écrouelles. »

(732 A) Trop de *pets* dans ce chapitre, dira-t-on. Oui, Rabelais en use trop largement sans doute, mais il convient de rappeler que les auteurs ses contemporains en abusaient et que la mode continua après lui :

Exemples : « La compagnie se print à rire, et celle qui esleva un ton plus haut, ce fut madame l'accouchée, qui mesme eu *petta* de resjouyssance pour le moins huict dix fois consequtivement. » Les *Caquets de l'accouchée*, 5e journée 1622.

« Un mari pleurait pour sa femme,
Voyant qu'en travail elle était
Et que si fort elle *pétait*
Qu'elle allait presque rendre l'âme.
Comme elle jetait les hauts cris,
L'accoucheur, avec un souris,
Dit pour consoler l'accouchée ;
« Vous êtes, madame Nanon.
Bien avant dedans la tranchée,
Puisque vous tirez le canon.

Encyclopedia, 1815.

CHAPITRE XLIV

Comment petites pluyes abattent les grands vents

Pantagruel loueit leur police et maniere de vivre. et dist à leur potestat Hypenemien (733) : « Si recevez l'opinion de Epicurus, disant le bien souverain consister en volupté (volupté, di-je, facile et non pénible), je vous répute bienheureux. Car vostre vivre, qui est de vent, ne vous couste rien ou bien peu, il ne fault que souffler. — Voire, respondit le potestat. Mais en ceste vie mortelle rien n'est béat de toutes parts. Souvent, quand sommes à table, nous alimentants de quelque bon et grand vent de Dieu, comme de manne céleste, aises comme pères, quelque petite pluie survient, laquelle nous le tollit et abbat. Ainsi sont maints repas perdus par faulte de victuailles. — C'est, dist Panurge, comme Jenin de Quinquenais, pissant sur le fessier de sa femme Quelot, abbatit le vent punais qui en sortoit comme d'une magistrale éolipyle (734). J'en feis n'agaires un dizain joliet.

Jenin, tastant un soir ses vins nouveaulx
Troubles encor et bouillants en leurlie,
Pria Quelot apprester les naveaulx (735)
A leur soupper, pour faire chère lie.
Cela fut faict. Puis, sans mélancolie,
Se vont coucher, belutent, prennent somme.
Mais ne povant Jenin dormir en somme.
Tant fort vesnoit Queslot, et tant souvent,
La compissa*. Puis, « Voilà, dist-il, comme
Petite pluie abat bien un grand vent.

— Nous d'advantage, disoit le potestat, avons une annuelle calamité bien grande et dommageable. C'est qu'un géant nommé Bringuenarilles qui habite en l'isle de Tohu, annuellement par le conseil de ses médicins ici se transporte à la prime vère pour prendre purgation (736) : et nous dévore grand nombre de moulins à vent, comme pilules, et

---

(733) *Hypenemien*, de *upo* sous et *anemos* vent, Pline a employé l'adjectif *hypenemien* pour caractériser un œuf clair, sans germe.

(734) Tous les traités de physique décrivent sous le nom d'*Eolipile* une machine à réaction, comparable au tourniquet hydraulique, dans laquelle la vapeur agit et produit du mouvement. Héron d'Alexandrie construisit le premier un eolipile, plus de cent ans avant notre ère. C'était une sphère métallique creuse, mobile sur un axe et percée de deux orifices capillaires. Après avoir introduit de l'eau dans l'appareil, on le chauffait en dessous ; au moment de l'ébullition, la vapeur d'eau en se dégageant mettait la sphère en mouvement.

(735) Démocrite défendait l'usage des *navets* et des raves comme aliments, parceque, disait-il, ces végétaux produisent des vents. Pline a répété cette assertion, qui n'a rien de bien exact. Du reste, les anciens s'occupaient beaucoup des principes plus ou moins *carminatifs* des aliments. V. notes 140 et 723. Ils n'étaient pas toujours dans leurs appréciations aussi heureux qu'Hippocrate énumérant les inconvénients du vin doux.

Oribase avait dit « le *vin nouveau* est flatulent » et Macrobe : « le *vin doux* est pesant et gazeux, il descend rapidement dans les régions inférieures de l'intestin d'où il est expulsé .

de soufflets pareillement, desquels il est fort friand. Ce que nous vient à grande misère ; et en jeusnons trois ou quatre quaresmes par chascun an, sans certaines particulières rouaisons et oraisons. — Et n'y sçavez-vous, demandoit Pantagruel, obvier ? — Par le conseil, respondit le potestat, de nos maistres mezat rims (737), nous avons mis, en la saison qu'il ha de coustume ici venir, dedans les moulins force coqs et force poulles. A la premiere fois qu'il les avala, peu s'en fallut qu'il n'en mourust. Car ils lui chantoient dedans le corps, et lui voloient à travers l'estomach, dontomboit en lipothymie (738), cardiaque passion (738 A), et convulsion horrifique et dangereuse : comme si quelque serpent lui fust par la bouche entré dedans l'estomach. — Voilà, dist frère Jean, un *comme* mal à propos, et incongreu. Car j'ai aultrefois ouï dire, que le serpent entré dedans l'estomach ne faict desplaisir aulcun et soubdain retourne dehors, si par les pieds on pend le patient, lui présentant près la bouche un paeslon plein de laict (739) chauld. — Vous, dist Pantagruel, l'avez ouï dire : aussi avoient ceux qui vous l'ont racompté. Mais tel remède ne fut onques vu ne leu. Hippocrates *lib.* 5 *Epid.* escript le cas estre de son temps advenu : et le patient subit estre mort par spasme et convul sion (739 A). — Oultre plus, disoit le potestat, touts les regnards du pays lui entroient en gueule poursuivant les gelines, et trespassoit à touts moments, ne fust que par le conseil d'un badin enchanteur, à

---

(736) Nombre de gens pensent bien faire en prenant une *purgation* au renouvellement de chaque saison. C'est là une coutume qui pour être vieille n'en est pas moins mauvaise ! pour un homme en bonne santé un purgatif est au moins inutile ; il est souvent nuisible. Un *mesarim* qui serait chargé d'étudier les irritations intestinales volontaires aurait fort à faire (v. 737).

(737) Pierre Dupont croit que *mesarim* ou *mezarim* venant de *mesarion* mésentère, signifierait « médecin soignant spécialement les intestins. J'accepte volontiers cette explication, tout en renvoyant par précaution à la note 323 touchant les veines *mesaraiques*.

(738) Le mot *lipothymie* (de *leipein* manquer et *thumos* courage) n'est pas l'évanouissement, comme plusieurs commentateurs le disent. Dans l'état que l'on a appelé de ce nom grec, il y a cessation du mouvement mais non du sentiment.

(738 A) *Passion cardiaque*, douleur vive au *cardia*, orifice supérieur de l'estomac ; on l'appelle aussi *cardialgie* et parfois *gastralgie*.

(739) Rabelais proteste ici contre un vieux préjugé, qui existe encore, sur l'amour des serpents pour le lait, passion immodérée qui les ferait entrer dans les étables pour têter nos femelles laitières. Non, les serpents ne tètent pas. Il faut considérer comme de pures fables toutes les histaires de brebis, de chèvres ou de vaches, dont les couleuvres viennent tarir le lait la nuit. Allez dans un cabinet d'histoire naturelle, faites-vous montrer une tête de couleuvre, examinez-là de près et vous verrez que sa bouche dure, cornée, n'est point munie de lèvres dont la souplesse puisse faire ventouse aspiratrice. Incapable de sucer, le reptile ne peut donc pas têter. Nos couleuvres ne mangent que des insectes, des limaces, des œufs, des oiseaux et même des lapins ; mais pour qu'elles puissent toucher au lait, il faut que ce liquide ait été préalablement transformé en fromage.

(739 A) Voici le passage d'Hippocrate auquel il est fait allusion : « un jeune homme, après avoir bu beaucoup de vin pur, s'endormit dans une cabane, où un serpent lui entra dans la bouche. Dès qu'il le sentit, ne pouvant plus l'arrêter, il grinça des dents et il avala le serpent, dont il écrasa une partie. Il

l'heure du paroxysme il escorchoit un regnard (740) pour antidote et contrepoison. Depuis eut meilleur advis, et y remédie moyennant un clystère qu'on lui baille, faict d'une décoction de grains de bled et millet, esquels accourrent les poulies, ensemble de foies d'oisons, esquels accourent les regnards. Aussi des pilules qu'il prend par la bouche,

avait des douleurs horribles : il portait les mains à la gorge, comme pour s'étrangler, et il se jetait ça et là. Il mourut dans les convulsions » *Epid.* V. 88.

(740) V. notes 57 bis, 185. Cette question du *renard écorché*, que j'avais posée à mes collègues de l'association française pour l'avancement des sciences, a failli rendre fou notre excellent secrétaire général le professeur Gariel, tant elle a encombré les colonnes de l'*intermédiaire*. Voici quelques unes des explications qu'elle a provoquées :

« Dans le Nord on dit *faire des piaux* dans le même sens que *escorcher le renard*. Hécart, qui cite cette expression dans son dictionnaire Rouchi-français (1834) ajoute l'interprétation suivante : « Si on rend par excès de vin, cette ordure est couverte de bulles que l'on compare à des fragments de peau ». *Peau* se dit *piau* en Rouchi. »

D'ARGI.

« *Renaquer*, en franc-comtois, ne me paraît pas avoir du tout le même sens que *renadier* ou *renarder*.

Renaquer est à coup sûr un vieux mot français, formé du préfixe *re*, qui marque l'action de *retirer*, et de *naque*, qui signifie *morve*, ou, plus exactement, écoulement nasal [nasicus (fluor)]. *Renaque* est d'ailleurs employé aussi communément que *naque* dans une grande partie du département du Jura. *Renaquer*, tout comme *renifler*, est donc faire un bruit en retirant son souffle par le nez.

Renaquer s'emploie aussi, dans le Jura, pour témoigner de la répugnance pour quelque chose. Les jeunes enfant *renaquent* devant un plat qui ne leur plaît pas ; les animaux *renaquent* également quand ils ne veulent pas des aliments qu'on leur présente ou quand ils hésitent à effectuer le travail qu'on leur commande.

Renaquer veut donc dire *renifler* ; il n'est jamais employé pour *renarder* c'est-à-dire vomir. »

A. PICAUD.

« *Etude sur le simplicissimus de Grimelshausen*, thèse française présentée à la Faculté des Lettres de Paris par Ferd. Antoine. — Paris, C. Klincksieck, 1882. (Bibliothèque Sainte-Geneviève, S·, 0, 158. Le texte du roman lui-même est à la côte 8·, V., 216, Sup. édition de Montbéliard, 1669).

Au bas de la page 140 :

« Le 33e chapitre est consacré au récit d'un accident malpropre arrivé au gouverneur à la suite de cette orgie : « *Wie der herr Gubernator einen abscheulichen Fuchs geschossen.* » Il est à remarquer que l'allemand populaire emploie pour désigner cette vilaine chose, la métaphore que le langage populaire français.

Il semblerait résulter de cette citation que l'expression *écorcher le renard* vient plutôt d'une analogie de forme avec la peau de l'animal que d'une consonance avec un mot patois. »

DARGUEZ.

« Dans certaines provinces, escorcher un renard, faire un renard, piquer un renard, renarder » sont les synonymes de vomir. Ce qui va paraître tout aussi bizarre, c'est que l'expression « faire une descente de lit » a le même sens, et que toutes ces expressions ont entre elles une relation étroite, que voici :

De temps immémorial, dans la région saint-quentinnoise (Aisne), tout chasseur qui tue un renard fait une descente de lit de sa peau. Il est même tellement entré dans les coutumes du pays qu'une descente de lit doit être une peau de renard, que les marchands de tapis ont fait faire des descentes de lit présetant un renard comme sujet de milieu.

Voici maintenant comment, par métaphore, on a fini par dire « faire

composées de levriers) et de 741) chiens terriers. Voyez-là nostre malheur. — N'ayez paour, gents de bien, dist Pantagruel, désormais. Ce grand Bringuenarilles, avaleur de moulins à vent, est mort. Je le vous asseure. Et mourut suffoqué et estranglé, mangeant un coin de beurre frais à la gueule d'un four chauld par l'ordonnance des médecins (742). »

---

une descente de lit » pour « vomir ». Un homme ivre, en rentrant chez lui, songe d'abord à se coucher; bientôt il éprouve le besoin de soulager son estomac; il se met sur son séant et, s'il n'a pas une cuvette à sa portée ou s'il la manque, c'est sa descente de lit ou l'endroit où elle devait être qui reçoit « le renard ». Avec le renard qu'il écorche au passage, il fait une descente de lit. C'est ainsi que les expressions : « écorcher le renard » pour avoir une descente de lit, « faire une descente de lit » en vomissant, sont devenues synonymes, car, deux quantités égales à une troisième étant égales entre elles, *écorcher le renard* égale *vomir* C. Q. F. D.

Piquer un renard peut être rapproché de *piquer une tête*, le mouvement de tête en avant qui commence les deux actes étant absolument le même.

« Ecorcher le renard », dans le sens de vomir, donne encore lieu, dans la même région, à une coutume bien curieuse, qui remonte vraisemblablement aussi haut que l'expression elle-même et qui existait encore dans mon enfance.

Lorsqu'un ivrogne de distinction, je veux dire un gros bonnet du pays, les dimanches et jours de fête, *faisait un renard* dans la rue, un habitant du pays. qui de mon temps était bien le roi des poivrots du village, parcourait dès le lendemain les rues avec, sur son dos, ce crochet qui sert à la fois aux commissionnaires et aux marchands de peaux de lapin (en patois picard, *eine ékéletté*), en criant : « Peau de renard! », Il allait ainsi à la recherche du coupable pour lui acheter la peau de son renard. Visitant toutes les auberges, s'enquérant auprès des aubergistes et des passants, il entremêlait son enquête de gauloiseries, de reparties burlesques, qui attiraient autour de lui les fêtards du lundi et les gamins. Lorsque, enfin, il arrivait chez l'auteur du renard, avec son escorte de truands, afin que tout le village sût bien quel gros bonnet s'était grisé la veille, c'étaient alors les scènes de haut comique auxquelles le sujet prêtait toujours et qu'on se représente facilement, car elles se terminaient généralement par de copieuses libations. »

Henri PETIT.

« En patois franc-comtois l'idée de vomir est rendue par le verbe *r'nadya*, et dans le pays j'ai entendu traduire ce vocable sous les deux formes : *renaquer* et *renarder*.

Ces verbes dérivent-ils de la périphrase *écorcher un renard*, ou la périphrase dérive-t-elle de ces verbes? Aux linguistes de résoudre la question.

A Sainte-Barbe, vers 1853, nous disions *piquer un renard*, comme on disait *piquer un chien* pour dormir en plein jour; *piquer un soleil* pour rougir. »

BERDELLE.

« En Lorraine' on désigne sous le nom de *peaux de renard*, les vomissures d'ivrogne. J'ai toujours cru que cette appellation avait pour origine la similitude d'aspect que présente une déjection de ce genre avec une peau fraîchement écorchée, étalée à terre les poils contre le sol et présentant au spectateur sa face sanguinolente. Je n'ai jamais entendu dans le langage courant l'expression *écorcher le renard*, mais à mon avis, elle serait synonyme de *préparer une peau de renard*. En Champagne, on emploie l'expression *faire un renard* pour « vomir ». C'est, je crois, prendre le tout pour la partie. »

Th. des FOURCHES.

(741) V. note 205 A.
(742) V. note 285.

CHAPITRE XLV

Comment Pantagruel descendit en l'isle des Papefigues

On lendemain matin rencontrasmes l'isle des Papefigues. Lesquels jadis estoient riches et libres, et les nommoit-on Gaillardets, pour lors estoient pauvres, malheureux, et subjects aulx Papimanes. L'occasion avoit esté telle. Un jour de feste annuelle à bastons, les bourgemaistre, syndics et gros rabis Gaillardets estoient allés passer temps et voir la feste en Papimanie, isle prochaine. L'un d'eulx. voyant le portraict papal (comme estoit de louable coustume publiquement le monstrer és jours de feste à doubles bastons), lui feit la figue (743), qui est en icellui pays signe de contemnement et dérision manifeste. Pour icelle venger, les Papimanes, quelques jours après, sans dire gare, se mirent touts en armes, surprindrent, saccagearent et ruinarent toute l'isle des Gaillardets, taillarent à fil d'espée tout homme portant barbe. Aulx femmes et jouvenceaulx pardonnarent avecques condition semblable à celle dont l'empereur Federic Barberousse jadis usa envers les Milanois.

Les Milanois s'estoient contre lui absent rebellés, et avoient l'impératrice sa femme chassée hors la ville, ignominieusement montée sus une vieille mule nommée Thacor (744) à chevauchons de rebours, sçavoir est, le cul tourné vers la teste de la mule, et la face vers la croupière, Federic à son retour, les ayant subjugués et reserrés, feit telle diligence qu'il recouvra ja célèbre mule Thacor. Adoncques, au milieu du grand Brouet, par son ordonnance, le bourreau mist ès membres honteux de Thacor une figue, présents et voyants les citadins captifs : puis cria de par l'empereur à son de trompe, que quiconques d'iceulx vouldroit la mort évader arrachast publiquement la figue avecques les dents, puis la remist en propre lieu sans aide des mains. Quiconques en feroit refus, seroit sus l'instant pendu et estranglé. Aulcuns d'iceulx eurent honte et horreur de telle tant abominable amende, la postposarent à la craincte de mort, et furent pendus. Es aultres la craincte de mort domina sus telle honte. Iceulx, avoir à belles dents tiré la figue, la monstroient au boye apertement disants : *Ecco lo fico*.

En pareille ignominie, le reste de ces pauvres et désolés Gail-

(743) «*Faire la figue*, mépriser, se moquer ». LE ROUX DE LINCY, *le livre des proverbes*. La suite du chapitre me dispense d'expliquer pourquoi est méprisante l'action de « faire la figue ».

(744) Il est dit, dans l'édition de Rathery, que *thacor* signifie, en hebreu, fic au fondement. J'accepte l'explication sans vérifier, et pour cause.

lardets furent de mort garantis saulvés. Furent faicts esclaves et tributaires, et leur fut imposé nom de Papefigues, parce qu'au portraict papal avoient faict la figue. Depuis cellui temps les pauvres gents n'avoient prosperé. Touts les ans avoient gresle, peste (745) famine, et tout malheur comme éternelle punition du péché de leurs ancestres et parents.

Voyant la misère et calamité du peuple, plus avant entrer ne volusmes. Seulement, pour prendre de l'eau beniste et à Dieu nous recommender, entrasmes dedans une petite chapelle près le havre, ruinée, désolée et descouverte, comme est à Rome le temple de sainct Pierre. En la chapelle entrés et prenants de l'eau benistes, apperceusmes dedans le benoistier un homme vestu d'estoles et tout dedans l'eau caché commé un canard au plonge, excepté un peu du nez pour respirer. Autour de lui estoient trois presbtres bien ras et tonsurés lisants le grimoire, et conjurants les diables. Pantagruel trouva le cas estrange. Et demandant quels jeux c'estoient qu'ils jouoient là, fut adverti que depuis trois ans passés avoit en l'isle règné une pestilence tant horrible, que pour la moitié et plus le pays estoit resté désert, et les terres sans possesseurs. Passée la pestilence, cestui homme caché dedans le benoistier avoit un champ grand et restile, et le semoit de touzelle en un jour et heure qu'un petit diable (lequel encore ne sçavoit ne tonner ne gresler, fort seulement le persil et les choulx, encores aussi ne sçavoit lire ne escrire) avoit de Lucifer impétré venir en ceste isle des Papefigues soi récréer et esbattre, en laquelle les diables avoient familiarité grande avecques les hommes et femmes, et souvent y alloient passer le temps. Ce diable, arrivé au lieu, s'addressa au laboureur, et lui demanda qu'il faisoit. Le pauvre homme lui respondit qu'il semoit cellui champ de touzelle, pour soi aider à vivre l'an suivant. « Voire mais, dist le diable, ce champ n'est pas tien, il est à moi et m'appartient ; car depuis l'heure et le temps qu'au Pape vous feistes la figue, tout ce pays nous fut adjugé, proscript et abandonné. Bled semer toutefois n'est mon estat : pourtant je te laisse le champ. Mais c'est en condition que nous partirons le profit. — Je le veulx, respondit le laboureur. — J'entend, dist le diable, que du profit advenent nous ferons deux lots. L'un sera ce que croistra sus terre, l'aultre ce qu'en terre sera couvert. Le choix m'appartient, car je suis diable extrait de noble et antique race ; tu n'es qu'un villain. Je choisis ce qui sera en terre ; tu auras le dessus. En quel temps sera la cueillette ? — A mi juillet, respondit le laboureur. — Or, dist le diable, je ne fauldrai m'y trouver. Fais au reste comme est le debvoir. Tra-

(745) Il est plusieurs fois question de la *peste* dans *Gargantua* et dans *Pantagruel* (v. notes 106, 182, 278, 333, 349 E). Cela tient à deux raisons : 1° au temps de Rabelais, la formidable épidémie du XIVe siècle était encore présente à l'esprit de tous, tant la mortalité avait été excessive : 2° au moment de la publication des ouvrages de Rabelais, on donnait le nom de *peste* à plusieurs maladies différentes, puisque presque toutes les maladies contagieuses étaient dites *pestilentielles*.

vaille, villain, travaille. Je vai tenter du gaillard péché de luxure les nobles nonnains de Pettesec, (745 A) les cagots (745 B) et briffaulx aussi. De leurs vouloirs je suis plus qu'asseuré. Au joindre sera le combat ».

(745 A) « *Pettesec* est peut-être *Poissy*, abbaye royale, et par conséquent très noble, et d'ailleurs fort décriée. » DE MARSY, *remarques*. Dans l'argot de caserne, un *pète-sec* est un officier très fier et très sévère.

(745 B) *Cagots*. Voir note 697 A.
« J'aime les gens de bien, mais je hais les *Cagots* :
Et je crains les fripons qui gouvernent les sots. »
VOLTAIRE.

CHAPITRE XLVI

Comment le petit diable fut trompé par un laboureur de Papefiguière

La mi juillet venue, le diable se représente au lieu, accompagné d'un escadron de petits diableteaulx de chœur. Là, rencontrant le laboureur, lui dist : « Et puis, villain, comment t'es tu porté depuis ma départie ? Faire ici convient nos partages. — C'est, respondit le laboureur, raison. »

Lors commencea le laboureur avecques ses gens seyer le bled. Les petits diables de mesme tiroient le chaulme de terre. Le laboureur battit son bled en l'aire, le mist en poches, le porta au marché pour vendre. Les diableteaulx feirent de mesme, et au marché, près du laboureur, pour leur chaulme vendre s'assirent. Le laboureur vendit très bien son bled, et de l'argent emplit un vieulx demi brodequin, lequel il portoit à sa ceinture. Les diables ne vendirent rien : ains au contraire les paysans en plain marché se moquoient d'eux.

Le marché clos, dist le diable au laboureur : « Villain, tu m'has à ceste fois trompé à l'aultre ne me tromperas. — Monsieur le diable, respondit le laboureur, comment vous auroi-je trompé, qui premier avez choisi ? Vrai est qu'en cestui chois me pensiez tromper, espérant rien hors terre ne issir pour ma part, et dessoubs trouver tout entier le grain que j'avois semé, pour d'icelui tempter les gents souffreteux, cagots ou avares, et par temptation les faire en vos lacs tresbucher. Mais vous estes bien jeune au mestier. Le grain que voyiez, en terre est mort et corrompu ; la corruption d'icelui (746) ha esté génération de l'autre que m'avez vu vendre. Ainsi choisissiez-vous le pire. C'est pourquoi estes mauldict en l'Evangile. — Laissons, dist le diable, ce propos : de quoi ceste année séquente pourras-tu nostre champ semer ? — Pour profict, respondit le laboureur, de bon mesnager, le conviendroit semer de rave. — Or, dist le diable, tu es villain de bien : sème raves à force, je les garderai de la tempeste, et ne greslerai poinct dessus. Mais, entends bien, je retiens pour mon partage ce que sera dessus terre ; tu auras le dessoubs. Travaille, villain, travaille. Je vai tenter les hérétiques, ce sont ames friandes en carbonnade ; monsieur Lucifer ha sa colique (747), ce lui sera une gorge chaulde. »

Venu le temps de la cueillette, le diable se trouva au lieu avecques un esquadron de diableteaulx de chambre. Là, rencontrant le laboureur et ses gents, commença

(746) Cette vieille idée, encore admise du temps de Rabelais, que *le grain doit pourrir pour germer*, a été combattue à satiété par Voltaire.

(747) v. notes 120 ter. 333 E.

seyer et recueillir les feuilles de raves. Après lui, le laboureur bêchoit et tiroit les grosses raves, et les mettoit en poches. Ainsi s'en vont touts ensemble au marché. Le laboureur vendoit très bien ses raves. Le diable ne vendit rien. Qui pis est, on se moquoit de lui publiquement.

« Je voi bien, vilain, dist adoncques le diable, que par toi je suis trompé. Je veul faire fin du champ entre toi et moi. Ce sera en tel pact, que nous entregratter l'un l'aultre; et qui de nous deux premier se rendra, quittera sa part du champ. Il entier demourera au vainqueur. La journée sera à huictaine. Va, Villain, je te gratterai en diable. J'allois tenter les pillards, chicanous, desguiseurs de procès, notaires, faulsaires, advocats prévaricateurs : mais il m'ont faict dire par un truchement qu'ils estoient touts à moi. Aussi bien se fasche Lucifer de leurs ames; et les renvoye ordinairement aulx diables fouillars de cuisine, sinon quand elles sont saulpoudrées. Vous dictes qu'il n'est déjeusner que d'escholiers, disner que d'advocats, ressiner que de vignerons, soupper que de marchands, regoubillonner que de chambrières; et touts repast que de farfadets. Il est vrai. De faict, monsieur Lucifer se paist à touts ses repasts de farfadets pour entrée de table; et se souloit desjeusner d'escholiers. Mas, las ! ne sçai par quel malheur depuis certaines années ils ont avecques leurs estudes adjoinct les sainctes Bibles. Pour ceste cause plus n'en povons au diable l'en tirer. Et croi que, si les caphards ne nous y aident, leur ostant par menaces, injures, force, violence et bruslements leur sainct Paul d'entre les mains, plus à bas n'en grignoterons. Des advocats pervertisseurs de droict et pilleurs de pauvres gents il se disne ordinairement, et ne lui manquent : mais on se fasche de tousjours un pain manger (748). Il dist n'ageaires en plein chapitre qu'il mangeroit voluntiers l'ame d'un caphard, qui eust oublié soi en son sermon recommender; et promist double paye et appoinctement à quiconques lui en apporteroit une de broc en bouc. Chascun de nous se mist en queste; mais rien n'y avons proficté : touts admonestent les nobles dames donner à leur convent. De ressiner il s'est abstenu, depuis qu'il eut sa forte colique, provenente à cause que ès contrées boréales l'on avoit ses nourrissons, vivandiers, charbonniers et chaircuitiers oultragé villainement. Il souppe très-bien des marchands usuriers, apothécaires (749), faulsaires billonneurs, adultérateurs de marchandises (749 A). Et, quelques fois qu'il est en ses bonnes, regoubillonne de chambrières, lesquelles, avoir bu le bon vin de leurs maistres,

(748) La diversité des aliments est une des conditions de la bonne nutrition. Ce *changement*, généralement utile, peut cependant devenir nuisible lorsqu'on en abuse, ainsi que l'a dit l'hygiéniste Lessius, dans son livre sur *le moyen* de vivre plus de cent ans :

« La diversité des viandes réveille toujours l'appétit par des goûts nouveaux, et de nouveaux assaisonnements. Ceux qui ont soin de leur santé doivent éviter une telle variété. »

(749) V. note 100, en plaçant les *apothicaires* à côté des marchands usuriers, Rabelais montre que l'expression « compte d'apothicaire » était connue et avait sa raison d'être de son temps.

(749 A) Les *adultérateurs de marchandises* n'étaient pas rares, hélas

remplissent le tonneau d'eau puante. Travaille, villain, travaille. Je vai tenter les escholiers de Trebizonde; laisser pères et mères, renoncer à la police commune, soi émanciper des édicts de leur roi, vivre en liberté soubterraine, mespriser un chascun, de touts se moquer, et prenants le beau et joyeux petit beguin d'innocenee poétique, soi touts rendre farfadets gentils. »

parmi les marchands de remèdes puisque Henri Corneille Agrippa écrivait dans son livre sur *la vanité des sciences* : « Disons un mot de la *sophisiquerie* de ces drogues de grands prix auxquelles on attribue une vertu médicinale : on sait les contrefaire avec tant d'adresse que souvent les connaisseurs même, y sont attrapés. » Presque à la même époque, Antoine du Pinet, contemporain de Rabelais, disait « ces paillars d'espiciers, qui achètent toutes les denrées des nations estranges brouillent et sophistiquent toutes choses. Et non seulement eux, mais aussi les marchans et les herboristes, » L'*adultération* est l'action de falsifier ou d'altérer un produit dans un but de lucre. Les altérations et falsifications des substances alimentaires ou médicamenteuses sont malheureusement très nombreuses. Chevalier et Baudrimont les ont étudiées minutieusement, dans un grand ouvrage indiquant les moyens de les reconnaître. Voici quelques exemples d'adultérattion médicamenteuses : l'acide *benzoïque* est falsifié par le plâtre et le sucre ; l'acide *citrique* est mélangé d'acide *tartrique* ; l'*aloès* est falsifié par la colophane, l'ocre et les os calcinés ; l'*arnica* est remplacé par l'*aunée*. On vend sous le nom de *baume tranquille* de l'huile d'œillette colorée en vert ; on donne pour de la poudre de canelle des coquilles d'amende pulvérisées, etc. De quelque nom qu'on les appelle toutes ces substitutions constituent des vols, à moins qu'elles ne soient des empoisonnements. C'est voler un malade que de lui vendre du *scrotum de bouc* pour du *castoreum* ou de la sciure de bois pour du *cubèbe* ; c'est empoisonner quelqu'un que de lui administrer, en guise d'huile de *ricin*, de l'huile d'œillette additionnée d'huile de *croton*.

CHAPITRE XLVII

Comment le diable fut trompé par une vieille de Papefiguière

Le laboureur, retournant en sa maison, estoit triste et pensif. Sa femme, tel le voyant, cuidoit qu'on l'eust au marché desrobé. Mais entendant la cause de sa mélancholie, voyant aussi sa bourse pleine d'argent, doulcement le réconforta et l'asseura que de cette gratelle mal aulcun ne lui adviendroit : seulement que sus elle il eust à se poser et reposer. Elle avoit ja pourpensé bonne issue. « Pour le pis, disoit le laboureur, je n'en aurai qu'une esrafflade (749 B) : je me rendrai au premier coup, et lui quitterai le champ. — Rien, rien, dist la vieille, posez-vous sus moi et reposez : laissez-moi faire. Vous m'avez dict que c'est un petit diable : je le vous ferai soubdain rendre le champ, et nous demourera. Si c'eust esté un granddiable, il y auroit à penser. »

Le jour de l'assignation estoit lors qu'en l'isle nous arrivasmes. A bonne heure du matin, le laboureur s'estoit très-bien confessé, avoit communié, comme bon catholique, et, par le conseil du curé, s'estoit au plonge caché dedans le benoistier, en l'estat que l'avions trouvé. Sus l'instant qu'on nous racomptoit ceste histoire, eusmes advertissement que la vieille avoit trompé le diable et gagné le champ. La manière fut telle. Le diable vint à la porte du laboureur, et sonnant s'escria : « O villain, villain. Ça, ça, à belles gryphes. » Puis, entrant en la maison galant et bien délibéré, et n'y trouvant le laboureur, advisa sa femme en terre plourante et lamentante. « Qu'est-ceci ? demandoit le diable. Où est-il ? Que faict-il ? — Ha ! dist la vieille, où est-il, le meschant, le bourreau, le brigand ? Il m'ha affolée, je suis perdue, je meurs du mal qu'il m'ha faict. — Comment, dist le diable, qu'y a-il ? Je le vous galerai bien tantost. — Ha, dist la vieille, il m'ha dict, le bourreau, le tyran, l'égratigneur de diables, qu'il avoit lui assignation de se gratter avecques vous ; pour essayer ses ongles, il m'ha seulement gratté du petit doigt ici entre les jambes, et m'ha du touf affolée. Je suis perdue, jamais je n'en guérirai, regardez. Encores est-il allé chez le mareschal, soi faire esguiser et appoincter les gryphes. Vous estes perdu, monsieur le diable, mon ami. Saulvez-vous, il n'arrestera poinct. Retirez-vous, je vous en prie. » Lors se descouvrit jusques au menton, en la forme que jadis les femmes Persides se présentèrent à leurs enfants, fuyants de la bataille, et lui monstra son (*) comment ha nom. (749C) Le diable voyant l'énorme solution de continuité en toutes

(749 B) *Esrafflade*, simple égratignure superficielle.

(749 C) V. PLUTARQUE, *les vertueux faits des femmes*.

dimensions, s'écria : «Mahom, Demourgon, Megere, Alecto, Persephone ! il ne me tient pas, Je m'en vai bel erre. Sela ! Je lui quitte le champ. »

Entendants la catastrophe et fin de l'histoire, nous retirasmes en nostre nauf. Et là ne feismes aultre séjour. Pantagruel donna au tronc de la fabrique de l'ecclise dix huit mille royaulx d'or, en contemplation de la pauvreté du peuple et calamnité du lieu.

CHAPITRE XLVIII

Comment Pantagruel descendit en l'isle des Papimanes

Laissans l'isle désolée des Papefigues, navigasmes par un jour en serenité et tout plaisir, quand à nostre veüe s'offrit la benoiste isle des Papimanes. Soubdain que nos ancres furent au port jettées, avant que nous eussions encoché nos gumenes, vindrent vers nous en un esquif quatre personnes diversement vestuz. L'un en moine enfrocqué, crotté, botté. L'aultre en faulconnier, avec un leure et guand d'oiseau. L'aultre en solliciteur de proces, ayant un grand sac plein d'informations, citations, chiquaneries et adjournemens en main. L'aultre en vigneron d'Orléans avec belles guestres de toile, une panouere et une serpe à la ceincture. Incontinent qu'ilz furent joincts à nostre nauf, s'escrierent à heulte voix tous ensemble demandans : « L'avez vous veu, gens passagiers ? l'avez vous veu ? — Qui ? demandoit Pantagruel. — Celuy là, respondirent ilz. — Qui est il ? demanda frere Jean. Par la mort bœuf, je l'assommeray de coups. » Pensant qu'ils se guementassent de quelque larron, meurtier ou sacrilege. Comment, dirent ilz, gens peregrins, ne cognoissez vous l'Unique. — Seigneurs, dist Epistemon, nous n'entendons telz termes. Mais exposez nous, s'il vous plaist, de qui entendez, et nous vous en dirons la vérité sans dissimulation. — C'est, dirent ilz, celuy qui est. L'avez vous jamais veu ? — Celuy qui est, respondit Pantagruel, par nostre théologique doctrine, est Dieu. Et en tel mot se declaira à Moses. Onques certes ne le vismes, et n'est visible à œilz* corporelz. Nous ne parlons mie, dirent ilz, de celuy hault Dieu qui domine par les cieulx. Nous parlons du Dieu en terre. L'avez vous onques veu ? — Ilz entendent, dist Carpalim, du pape, sus mon honneur. — Ouy, ouy, respondit Panurge, ouy des messieurs, j'en ay veu trois, à la vue desquelz je n'ay gueres profité. — Comment, dirent ilz, nos sacres decretales chantent qu'il n'y en a jamais qu'un vivant. — J'entends, respondit Panurge, les uns successivement après les autres. Aultrement n'en ay je veu qu'un à une fois. — O gens, dirent ilz, trois et quatre fois heureux, vous soyez les bien et plus que tres bien venuz ! »

Adonc s'agenouillerent devant nous, et nous vouloient baiser les pieds. Ce que ne leur voulusmes permettre leur remontrans qu'au pape, si là de fortune en propre personne venoit, ilz ne sçauroient faire davantage (749 D). « Si ferions, si, respondirent ilz. Cela est entre nous ja resolu. Nous luy baiserions

(749 D) Il y aurait ici une allusion directe à un plaisant détail de la vie de Rabelais. Le voici, sans garantie s'entend. Lorsqu'il accompagnait à Rome le cardinal du Bellay, ambassadeur de France, l'auteur de Pantagruel fut admis avec son maître à l'audience du Pape. du Bellay s'approcha du Saint-Père et baisa sa pantoufle, selon l'usage ; Rabelais se retira sans rien dire. L'ambassadeur lui ayant demandé la raison de cette abstention, le secrétaire répondit : Puisque vous, qui êtes le maître, avez baisé le pied, que vouliez donc que je baisasse ?

le cul sans feuille, et les couilles pareillement. Car il a couilles (750) le pere sainct, nous le trouvons par nos belles decretales, aultrement ne seroit il pape. De sorte qu'en subtile philosophie decretaline ceste consequence est nécessaire : il est pape, il a donc couilles. Et quand couilles fauldroient au monde, le monde plus pape n'auroit (750 A). »

Pantagruel demandoit cependant à un mousse de leur esquif qui estoient ces personnages. Il luy fit response que c'estoient les quatre estatz de l'isle : adjousta davantaige que serions bien recueillis et bien traictés, puis qu'avions veu le pape. Ce qu'il remonstra à Panurge, lequel luy dist secretement : « Je fais vœu à Dieu, c'est cela. Tout vient à poinct qui peut attendre. A la veue du pape jamais n'avions profité : à ceste heure de par tous les diables nous profitera comme je voy. » Alors descendismes en terre, et venoit au davant de nous comme en procession tout le peuple du pays, hommes, femmes, petits enfants. Nos quatre estatz leur dirent à haulte voix : « Ilz l'ont veu. Ilz l'ont veu. Ilz l'ont veu. »

A ceste proclamation tout le peuple s'agenouilloit davant nous, levans les mains joinctes au ciel, et crians : « O gens heureux! O bien heureux! » Et dura ce cry plus d'un quart d'heure. Puis y accourut le maistre d'escole avec tous ses pedagogues, grimaulx et escoliers, et les fouettoit magistralement, (750 B) comme on souloit fouetter les petits enfants en nos pays, quand on pendoit quelque malfaicteur, afin qu'il leur en souvint. Pantagruel en fut fasché, et leur dist : « Messieurs. si ne desistez fouetter ces enfans, je m'en retourne. » Le peuple s'estonna, entendant sa voix stentorée, et vis un petit bossu à longs doigts demandant au maistre d'escole : « Vertus de Extravagantes, ceux qui voyent le pape deviennent ilz ainsi grands comme cestuy cy qui nous menasse? O

(750) *Testiculos* qui non habet.
Esse Papa non potest.
Non poterat quisquam reserantes [œthera claves.
Non exploratis sumere *testiculis*.
J. PANNONIUS. V. note 301 A.

Ce qu'on exigeait du chef de la chrétienté on l'exige encore des simples prêtes. De nos jours, parmi les empêchements canoniques qui rendent un homme inhabile à être promu aux ordres sacrés, ou note l'absence de *testicules*. On peut s'en assurer en lisant la *théologie morale*. de l'abbé Martin publiée en 1857. Et pourtant il y a assez longtemps que Bonaventure des Periers a mis en scène une bonne femme parlant ainsi à son évêque : « Monsieur, quand mon fils étoit petit, il cheut du hault d'une eschèle tant qu'il a fallu le chastrer, et sans cela, je l'eussions marié ». A quoi le prélat répond : « Par foy! m'amie, il ne laissera pas d'estre prestre pour clea, avec dispense cela s'entend. Que pleust à Dieu que tous les prestres de mon diocèse n'en eussent non plus que luy. »

(750 A) V. note 352, on disait en proverbe, à la fin du xvᵉ siècle :
« Nul ne pouvait jouir des saintes [clefs de Rome.
Sans montrer qu'il avait les [marques de vray homme. »

Dans la lettre xxviiᵉ de son *voyage d'Italie* publié en 1743, Maximilien Misson écrit qu'il a vu, en visitant le cloître de Saint-Jean de Latran, la fameuse chaise percée qui servait autrefois à la cérémonie dans laquelle on s'assurait du genre des papes. Après examens, dit Misson, on criait à voix haute « *Testiculos habet*. »
BENJAMIN GASTINEAU, *les courtisanes de l'église*.

(750 B) Pantagruel proteste ici, bien à propos, contre l'usage stupide de frapper les enfants, dans le but de leur rappeler un fait important.

qu'il me tarde merveilleusement que je ne le voy, afin de croistre et grand comme luy devenir. » Tant grandes furent leurs exclamations que Homenas y accouru) (ainsi appellent ilz leur evesquet sus une mule desbridée, caparassonnée de verd, accompaigné de ses suppos aussi, portans croix, banieres, confalons, baldachins, torches, benoistiers. Et nous vouloit pareillement les pieds baiser à toutes forces (comme fit au pape Clement le bon Christian (750 C). Valfinier) disant qu'un de leurs hypophetes desgresseur et glossateur de leurs sainctes decretales avoit par escrit laissé que ainsi, comme le Messias, tant et si long temps des Juifs attendu, en fin leur estoit advenu, aussi en icelle isle quelque jour le pape viendroit. Attendant ceste heureuse journée, si là arrivoit personne qui l'eut veu à Rome ou aultre part, qu'ilz eussent à bien le festoyer, et reverencement traicter. Toutesfois nous en excusasmes honnestement.

Cette façon d'agir avait été critiquée déjà par Plutarque, en un passage ainsi traduit par le bon Amyot : « Je dis donc que notamment, que lon doit attraire et amener les enfants à faire leur devoir par bonnes paroles et douces remontrances, non pas par coups de verges, ny par les battre, pource qu'il semble que ceste voye-la convient plus tost à des esclaves, que non pas à des personnes libres, pource qu'ils s'endurcissent aux coups, et deviennent comme hebetez, et ont le travail de l'estude puis apres en horreur, partie pour la douleur des coups, et partie pour la honte ; les louanges et les blasmes sont plus utiles aux enfans nez en liberté, que toutes verges ne coups de fouet. »

(750 C) *Valfinier*, nom inconnu parmi les médecins. C'était peut-être un habitant de *Valfenera*, Commune d'Italie voisine d'Asti.

CHAPITRE XLIX

Comment Homenas, evesque des papimanes, nous monstra les uranopetes decrètales.

Puis nous dist Homenas : « Par nos sainctes decretales nous est enjoinct et commandé visiter premier les eglises que les cabarets. Pourtant, ne declinans de ceste belle institution, allons à l'église, après irons banqueter. — Homme de bien, dist frère Jean, allez davant, nous vous suivrons. Vous avez parlé en bons termes et en bon christian. Ja long temps a que n'en avions veu. Je m'en trouve fort resjouy en mon esprit, et croy que je n'en repaistray* que mieulx. C'est belle chose rencontrer gens de bien. » Approchans de la porte du temple, apperceusmes un gros livre doré, tout couvert de fines et precieuses pierres (750 D), balais, esmeraudes, diamans et unions (750 E), plus ou autant pour le moins excellentes que celles que Octavian consacra à Jupiter Capitolin. Et pendoit en l'air attaché à deux grosses chaînes d'or au zoophore du portal. Nous le regardions en admiration. Pantagruel le manioit et tournoit à plaisir, car il y pouvoit aisement toucher. Et nous affermoit qu'au touchement d'icelles, il sentait un doulx prurit* des ongles et desgourdissements des bras : ensemble tentation vehemente en son esprit de battre un sergent ou deux, pourveu qu'ilz n'eussent tonsure. Adonc nous dist Homenas : « Jadis fut aux Juifz la loy par Moses baillée escrite des doigts propres de Dieu. En Delphes davant la face du temple d'Apollo fut trouvée ceste sentence divinement escrite : *Gnothi Seauton.* Et par certain laps de temps après fut veue El, aussi divinement escrite et transmise des cieulx. Le simulacre de Cybelo fut des cieulx en Phrygie transmis on champ nommé Pesinunt. Aussi fut en Tauris le simulacre de Diane, si croyez Euripides. L'oriflambe fut des cieulx transmise aux nobles et treschrestians roïs de France, pour combattre les Infideles. Regnant Numa Pompilius, roy second des Romains en Rome, fut du ciel veu descendre le tranchant bouclier, dict Ancile. En Acropolis d'Athenes jadis tomba du ciel empiré la statue de Minerve. Icy semblablement voyez les sacres decretales escrites de la main d'un ange Cherubin. Vous aultres gens Transpontins, ne le croirez pas. — Assez mal, respondit Panurge. — Et à nous icy miraculeusement du ciel des cieulx transmises, en façon pareille que par Homere, pere de toute philosophie (exceptez tousjours les dives decretales), le fleuve du Nile est appelé Diipetes. Et parce qu'avez veu le pape, evangeliste d'icelles et protecteur sempiternel, vous sera de par nous permis les voir et baiser au dedans, si bon vous semble. Mais il vous conviendra par avant trois jours jeuner, et regulièrement confesser,

---

(750 D) Sur les *pierreries* v. note 3.

(750 E) *Unions*. V. note 164.

curieusement espluchans et inventorizans vos pechés tant dru qu'en terre ne tombast une seule circonstance, comme divinement nous chantent les dives decretales que voyez. A cela fault du temps.

— Homme de bien, respondit Panurge, decrotoueres, voire, dis-je, decretales avons prou veu en papier, en parchemin lanterné, en velin, escrites à la main, et imprimées en moulle. Ja n'est besoing que vous peinez à ceste cy nous monstrer. Nous contentons du bon vouloir et vous remercions autant. — Vray bis, dist Homenas, vous n'avez mie veu cestes cy angelicquement escrites. Celles de vostres pays ne sont que transsumpts des nostres, comme trouvons escrit par un de nos antiques schollastes decretalins. Au reste vous prie n'y espargner ma peine. Seulement advisez si voulez confesser et jeuner les trois beaulx petits jours de Dieu. — De confesser, respondit Panurge, tres bien nous consentons. Le jeune (750 F) seulement ne nous vient à propos, car nous avons tant et trestant par la marine jeuné que les araignes (751) ont faict leurs toiles sus nos dents. Voyez icy ce bon frere Jean des Entommeures (à ce mot Homenas courtoisement luy bailla la petite accolade), la mousse luy est creue on gerzier (751 A) par faulte de remuer et exercer les badigoinces (751 B) et mandibules (751 C). — Il dit vray, respondit frere Jean. J'ay tant et trestant jeuné que j'en suis devenu tout bossu (752).

— Entrons, dist Homenas, donc en l'eglise, et nous pardonnez si presentement ne vous chantons la belle messe de Dieu. L'heure de myjour est passée, après laquelle nous defendent nos sacres decretales messe chanter, messe, dis-je, haulte et legitime. Mais je vous en diray une basse et seiche. — J'en aimerois mieulx, dist Panurge, une

(750 F) Pourquoi fait-on *jeuner* les gens, les jours de graves cérémonies religieuses? la raison en est peut-être dans cette réflexion d'Alibert : « les hommes à jeun sont plus propres à la méditation » *physiol. des passions*.

(751) Panurge a tellement *jeuné* que les araignees ont fait leurs toiles sur ses dents. L'image est originale sans brutalité. On n'en pourrait pas dire autant de celle-ci, qui est extraite d'un journal grave entre les graves :

« Ce soir-là le maréchal Masséna donnait à diner dans son palais. En sa qualité d'ancien brosseur le brigadier Cain avait été élevé à la dignité de majordome et s'occupait de faire circuler les rafraîchissements. Masséna narrait à ses invitées les misères qu'il avait subies durant le siège de Gênes : « Demandez à mon brave Cain ce qu'on avait à manger en ce temps-là. » Le brave Cain entra, sans se faire prier, dans la conversation : « Mon Dieu, mesdames, nous mangions si mal et si peu, que nous avions des toiles d'araignées au trou du c..! — C'est ma foi vrai, s'écria en riant le maréchal. Seulement, je n'aurais pas osé vous le dire ! »

le Temps, 2 octobre 1897.

(751 A) V. note 751.

(751 B) *badigoinces*. V. notes 279, 375. Dans la *comédie des proverbes*, moralité hygiénique du XVIe siècle, pièce à thèse comme celles de Brieux, J'ai noté ce passage d'un dialogue : « tu joues déjà des *balligoinces*, comme un singe qui demande des escrevisses ».

(751 C) *Mandibules*. V. notes 108 et 616.

(752) V. note 152. Terrible effet du *jeune* prolongé ! Panurge, grand amateur d'hyperboles, ne se contente pas de faire pousser de la mousse au gosier; il fait encore incurver le corps en avant par le vide de l'estomac. Il pourrait y avoir là, d'après Le Duchat, une allusion à un dicton que j'ai commenté dans ma *médecine en proverbes*, à l'article « sac vide ne tient point debout ».

mouillée de quelque bon vin d'Anjou. Boutez donc, boutez bas et roide. — Vert et bleu, dist frere Jean, il me desplait grandement qu'encores est mon estomac* à jeun. Car ayant très bien desjeuné et repeu à usage monacal, si d'adventure il nous chante des *requiem* je y eusse porté pain et vin par les traicts passés. Patience. Sacquez choquez, boutez, mais troussez la court, de peur que ne se crotte et pour aultre cause aussi, je vous en prie. »

CHAPITRE L

Comment par Homenas, nous fut monstré l'achetype d'un pape

La messe parachevée, Homenas tira d'un coffre prés le grand autel un gros faratz de clefs, desquelles il ouvrit, à trente et deux clavures et quatorze catenatz, une fenestre de fer bien barrée, au dessus dudict autel; puis, par grand mystere, se couvrit d'un sac mouillé, et, tirant un rideau de satin cramoisi, nous monstra une image peincte assez mal, selon mon advis, y toucha un baston longuet, et nous fist à tous baiser la touche. Puis nous demanda : « Que vous semble de ceste image? — C'est, respondit Pantagruel, la ressemblance d'un pape. Je le cognoy à la tiare, à l'aumusse, au rochet, à la pantoufle. — Vous dictes bien, dist Homenas. C'est l'idée de celluy Dieu de bien en terre, la venue duquel nous attendons devotement, et lequel esperons une fois voir en ce pays. O l'heureuse et desirée et tant attendue journée! Et vous, heureux et bienheureux, qui tant avez eu les astres favorables qu'avez vivement en face veu et réalement celuy bon Dieu en terre, duquel voyant seulement le portraict, pleine remission guaignons de tous nos peches memorables : ensemble la tierce partie avec dix huit quarantaines de pechés oubliés! Aussi ne la voyons nous qu'aux grandes festes annuelles. »

Là disoit Pantagruel que c'estoit ouvraige tel que le faisoit Dædalus. Encores qu'elle fust contrefaicte et mal traicte, y estoit toutesfois latente et occulte quelque divine energie en matiere de pardons. « Comme, dist frere Jean, à Seuillé les coquins (753) souppans un jour de bonne feste à l'hospital, et se vantans l'un avoir celuy jour guaigné six blancs, l'aultre deux soulz, l'aultre sept carolus, un gros gueux se vantoit avoir guaigné trois bons testons. Aussi (luy respondirent ses compaignons) tu as une jambe de Dieu (754). Comme s i

(753) Les *hôpitaux* n'étaient pas autrefois, comme de nos jours, exclusivement réservés aux malades. On y recevait beaucoup de mendiants et partant beaucoup de *coquins*. En France, on commença à construire des hôpitaux au VIIe siècle; on les établissait généralement près des églises et des monastères. Ces asiles, dit le Dr Le Pileur, destinés surtout aux pauvres et aux pèlerins « *recevaient aussi* des malades ». En Italie, du temps de Leduchat il y avait à Rome un hôpital dit de la Trinité, où les pelerins d'Italie étaient nourris et logés pendant trois jours. Ceux des autres nations étaient hébergés un jour de plus. Dans toute l'Europe, l'enseignement clinique des hôpitaux était inconnu du temps de Rabelais ; il faut arriver en 1578 pour trouver un établissement hospitalier où l'instruction pratique au lit des malades, seul mode propre à faire des praticiens, soit instituée. C'est à Padoue qu'on le rencontre. Dans notre pays, hélas ! la royauté souveraine ne songea à faire servir les hôpitaux à l'enseignement qu'en l'an 1789.

(754) D'assoucy écrit au chapitre XIII de ses *aventures burlesqes* : « me voyant dans un pays perdu sans aucune ressource, je me

quelque divinité fust abscouse en une jambe toute sphacelée (754 A) et pourrie. — Quand, dist Pantagruel, telz contes vous nous ferez, soyez records d'apporter un bassin (755). Peu s'en fault que ne rende ma guorge. User ainsi du sacre nom de Dieu en choses tant ordes et abominables! Fy, j'en dis fy! Si dedans vostre moinerie est tel abus de paroles en usaige, laissez le là, ne le transportez hors les cloistres. — Ainsi, respondit Epistemon, disent les medecins estre en quelques maladies certaine participation de divinité (756). Pareillement Neron louoit les champeignons, et en proverbe grec les appeloit « viande des dieux », pource qu'en iceux il avoit empoisonné son predecesseur Claudius, empereur Romain.

— Il me semble, dist Panurge, que ce portraict fault en nos derniers papes : car je les ay veu non aumusse, ains armet en teste porter, thymbré d'une tiare persicque, et tout l'empire christian estant en paix et silence, eux seulz guerre faire felonne et tres cruelle. — C'estoit, dist Homenas, donc contre les rebelles, hereticques, protestans desesperés, non obéissans à la sainct teté de ce bon Dieu en terre. Cela luy est non seulement permis et licite, mais commande par les sacrodecretales, et doit à feu incontinens empereurs, rois, ducs, princes, republicques, et à sang mettre, qu'ilz transgresseront un *iota* de ses mandemens ; les spolier de leurs biens, les deposseder de leurs royaumes, les proscrire, les anathematiser, et non seulement leurs corps, et de leurs enfans et parens aultres occire, mais aussi leurs ames damner au parfond de la plus ardente chauldiere qui soit en enfer. — Icy, dist Panurge, de par tous les diables, ne sont ilz hereticques comme fut Raminagrobis, et comme ilz sont parmy les Allemaignes et Angleterre. Vous estes christians triés sur le volet. — Ouy, vraybis, dist Homenas; aussi serons nous tous saulvés. Allons prendre de l'eau beniste, puis dipnerons*. »

---

vis sur le point de me faire une *jambe de Dieu*, et me ranger, aux portes d'une église pour y demander l'aumosne ».

(754 A) Les *jambes de Dieu* des gueux n'étaient pas toujours *sphacélées*. Les anciens mendiants, comme ceux d'aujourd'hui, savaient produire artificiellement sur les membres, qu'ils étalaient pour exciter la compassion du passant, des plaies légères d'un aspect saisissant. André de la Vigne, poète comique du xve siècle, nous en présente un qui est très expert en pareille matière et qui s'en vante en ces termes :

« ... Je vous dis bien que encore [scay-je
La grand pratique et aussi l'art
Par ougnement et par herbaige,
Combien que soye miste et gaillart,
Que huy ondiraque ma *jambe* art
Du cruel mal de Sainct Anthoyne.
Reluysant seray plus que l'art :
A ce faire je suis ydoyne.
Homme n'aura qui ne me donne
Par pitié et compassion... »
Moralité de l'aveugle et du boiteux.

(755) On appelle encore *bassins*, dans les hôpitaux les vases de métal destinés à recevoir les matières pathologiques ou excrémentielles des malades.

(756) V. note 150. Paracelse divisait les maladies en cinq classes : Dans la première il mettait celles qui viennent de Dieu, dans la 2e celles qui viennent des astres. Sydenham se disait forcé d'admettre « quelque chose de divin » pour expliquer l'origine de certaines affections pathologiques.

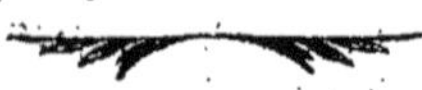

CHAPITRE LI

Menus devis durant le disner, à la louange des décrètales

Or notez, buveurs, que durant la messe seiche d'Homenaz trois manilliers de l'ecclise, chascun tenant un grand bassin en main, pourmenoient parmi le peuple, disanfs à haulte voix: « N'oubliez les gents heureux qui l'ont vu en face. » Sortants du peuple, ils apportarent à Homenaz leurs bassins touts pleins de monnoye papimanique. Homenaz nous dist que c'estoit pour faire bonne chère, et que de ceste contribution et taillon l'une partie seroit employée à bien boire, l'aultre à bien manger, suivant une mirifique glosse cachée en un certain coignet de leurs sainctes décrétales. Ce que fut faict, et en beau cabaret assez retirant à celui de Guillot en Amiens. Croyez que la repaissaille fut copieuse, et les buvettes numéreuses.

En cestui disner je notai deux choses mémorables. L'une, que viende ne fut apportée, qu'elle que fust, fussent chevraulx, fussent chapons, fussent cochons (desquelz y a foison en Papimanie), fussent pigeons, connilz, levreaulx, cocqs d'Inde, ou aultres, en laquelle n'y eust abondance de farce(757) magistrale; l'aultre, que tous le sert et dessert fut porté par les filles pucelles mariables du lieu, belles, je vous affie, saffrettes, blondettes, doulcettes et de bonne grâce : lesquelles vestues de longues, blanches et déliées aubes à doubles ceintures, le chef ouvert, cheveulx instrophiés de petites bandelettes et rubans de soye violette, semés de roses, œilletz, marjolaine, aneth, aurande, et aultres fleurs odorantes, à chascune cadence nous invitoient à boire avec doctes et mignonnes reverences. Et estoient voluntiers veues de toute l'assistance. Frere Jean les regardoit de cousté, comme un chien qui emporte un plumail. Au dessert du premier metz fut par elles mélodieusement chanté un epode à la louange des sacrosainctes decretales. Sus l'apport du second service, Homenas, tout joyeux et esbaudy, adressa sa parole à un des maistrs sommeiliers, disant : *Clerice*, esclaire icy. » A ces motz, une des filles promptement luy presenta un grand hanap plein de vin extravagant. Il le tint en main, et, soupirant profondément, dist à Pantagruel : « Mon seigneur, et vous, beaux amis, je boy à vous tous de bien bon cœur. Vous soyez les tres bien venuz. » Beu qu'il eut et rendu le hanap à la bachelette gentille, fit une lourde exclamation, disant : « O dives decretales ! tant par vous est le vin bon trouvé ! — Ce n'est, dist Panurge, pas le pis du panier. — Mieulx seroit, dist Pantagruel, si par elles le mauvais vin devenoit bon. — O

(757) Les alchimistes appelaient du nom de *magistère* (magisterium) l'œuvre du maître; en pharmacie le mot *magistral* sert à désigner un médicament qui ne doit être préparé qu'au moment où il est prescrit.

seraphicque Sixiesme! dist Homenas continuant, tant vous estes necessaire au saulvement des pauvres humains! O cherubicques Clementines! comment en vous est proprement contenue et descrite la parfaicte institution du vray christian! O Extravagantes angelicques, comment sans vous perioient les pauvres ames, lesquelles ça bas, errent par les corps mortelz en ceste vallée de misere! Helas, quand sera ce don de grace particuliere faict es humains, qu'ilz desistent de toutes aultres estudes et negoces pour vous lire, vous entendre, vous sçavoir, vous user, pratiquer, incorporer (758), sanguifier, et incentricquer es profonds ventricules(759), de leurs cerveaulx es internes moelles de leurs os, es perplex labyrintes de leurs arteres? (759 A) O lors et non plus toust, ne aultrement, heureux le monde! »

A ces motz, se leva Epistemon, et dist tout bellement à Panurge: « Faulte de selle percée me contrainct d'icy partir. Ceste farce m'a desbondé le boyau (759 B) cullier: je n'arresteray gueres. — O lors, abondance de tous biens en terre! O lors paix obstinée, infringible en l'univers: cessation de gueres, pilleries, anguaries, briguanderies, assassinemens, exceptez contre les heretiques et rebelles mauldicts! O leurs joyeuseté, alaigresse, liesse, soulas, deduicts, plaisirs, delices en toute nature humaine! Mais, o grande doctrine, inestimable erudition, preceptions deificques, emmortaisées par les divins chapitres de ces eternes decretales! O comment, lisant seulement un demy canon, un petit paragraphe, un seul notable de ces sacrosainctes decretales, vous sentez en vos cœurs enflammée la fournaise d'amour divin; de charité envers vostre prochain, pourveu qu'il ne soit heretique; contemnement asceuré de toutes choses fortuites et terrestres; ecstatique elevation de vos esprits, voire jusques au trosieme ciel; contentement certain en toutes vos affections! »

— Un jour, dist frère Jean, je

(758) Allusion aux phénomènes de la nutrition. V. notes 319, 368.

(759) *ventricules*. V. note 148, « le siège et domicile de la mémoire est au *ventricule* postérieur, situé au cerebelle ».

A. Paré. *De la génération*.

(759 A) Par *labyrinthes des artères*. Rabelais a entendu désigner, à mon avis, toute la partie de l'appareil circulatoire que nous appelons *vaisseaux capillaires*.

(759 B) Ce terme de *boyau culier* (v. notes 108 C) qui peut paraître étrange, était admis dans les ouvrages scientifiques. C'est ainsi qu'on peut lire dans la *grande chirurgie* de Guy de Chauliac: « Des fistules qui sont au fondement les unes pénètrent dans l'espace du *boyau culier*, les autres n'y pénètrent point ». Le chapitre XIX du 8e livre des œuvres d'Ambroise Paré porte ce titre: « De la relaxation du gros *boyau culier* ».

Les *commentaires sur Dioscorides* imprimés, en 1572, contiennent cette phrase: « l'hérisson marin a plusieurs ventres et néanmoins tous se rapportent à un *boyau culier* ».

Le *thrésor de médecine*, publié en 1578, dit: « les bains bitumeux amolissent fort la matrice, la vessie et le *boyau culier* ».

Enfin, le *traité du riz*, de Laurent Joubert, date de 1579, s'exprime en les termes: « au cou de la vessie il y ha un muscle rond, qui le ceint à l'entour comme un anneau, serrant le passage à l'urine quand il est retiré dont il est nommé sphinctère. Le *Boyau culier* en ha un semblable».

m'estoit à Seuillé torché le cul (759 D) d'un feuillet d'unes meschantes Clementines, lesquelles Jean Guymard nostre recepveur avoit jetté on préau du cloistre : je me donne à tous les diables si les rhagadies (760) et hæmorrutes (760) ne s'en advindrent si très horribles vue le pauvre trou de mon clous bruneau* en fut tout dehinguandé. — Inian, dist Homenas, ce fut évidente punition de Dieu, vengeant le peché qu'aviez faict incaguant ces sacres livres, lesquelz deviez baiser et adorer, je dis d'adoration de latrie, ou d'hyperdulie pour le moins. Le Panormitan n'en mentit jamais.

— Jean Chouart, dist Ponocrates à Monspellier avoit acheté des moines de Sainct Olary unes belles decretales escrites en beau et grand parchemin de Lamballe, pour en faire des velins pour battre l'or. Le malheur y fust si estrange que oncques piece n'y fut frappée qui vint à profit. Toutes furent dilacerées et estrippées. — Punition, dist Homenas, et vengeance divine.

— Au Mans, dist Eudemon, François Cornu (761), apothycaire, avoir en cornetz emploicté unes Extravaguantes frippées ; je desadvoue le diable si tout ce qui dedans fut empacqueté ne fut sus l'instant empoisonné, pourry et guasté : encens (762), poyvre (762 A), gyrofle (762 B), cinnamone (762 C), safran (762B), cire (763), espices (763A) casse (763 B), reubarbe, tamarin,

(759 D) Encore un vilain mot naturaliste mais il est à la mode de l'époque. Or, le style étant le vêtement de la pensée. Rabelais ne faisait que se conformer à la mode.

(760) V. note 61, les *rhagadies*, que nous appelons aujourd'hui *rhagades*, du grec Rhagas rupture, sont des crevasses des parties molles de l'anus et des organes génito-urinaires. Le mot « rhagade » n'est guère employé que par les syphilographes.

(760 A) *Hémorroïdes*. Du temps de Rabelais, ce mot était synonyme de celui de *Caquesangue*. D'après l'étymologie il semblerait ne devoir désigner que l'écoulement de sang : aujourd'hui, il s'entend de toutes les tumeurs que forment à l'anus les veines du rectum dilatées, que ces tumeurs soient sèches ou qu'elles fluent.

(761) *François Cornu*. J'ai vainement demandé des nouvelles de cet apothicaire aussi bien au Mans qu'à Paris.

(762) L'*encens* des pharmaciens, ou *oliban*, est une gomme-résine qui entrait dans la composition de la thériaque.

(762 A) Le *poivre*, article de pharmacie au XVIe siècle, jouit de propriétés stimulantes et fébriges, on l'emploie aussi dans les affections catarrhales des vieillards.

(762 B) Le *girofle* est un médicament stimulant. V. note 431.

(762 C) D'après le Dr Constantin James, si versé en pareille matière les savons les plus estimés des dames romaines étaient aromatisés avec le nard ou la *Cinnamome*.

Dans ses *épigrammes*, Martial dit a un Romain trop élégant :

Cinnama semper oles. V. note 450.

(762 D) *Safran* V. notes 56, 396, 449, 498, 569.

(763) La *Cire* des abeilles faisait la base du *Cérat* de Galien, que l'on appliquait encore sur toutes les plaies, sans exception, lorsque j'ai commencé à étudier la médecine.

(763 A) *Epices* V. note 155.

« On désigne sous le nom d'*épices*, certaines substances végétales à odeur aromatique, d'une saveur forte, piquante, lesquelles servent à préparer un grand nombre de compositions alimentaires et pharmaceutiques ; elles ont la propriété du poivre. Ainsi les quatre épices sont formées de girofle, muscade, poivre noir et cannelle ou gingembre. »

generalement tout, drogues, gogues (763 D) et senogues (763 E). — Vengeance, dist Homenas, et divine punition. Abuser en choses prophanes de ces tant sacres escritures!

— A Paris, dist Carpalim, Groignet cousturier avoit emploicté unes vieilles Clementines en patrons et mesures. O cas estrange! Tous habillemens taillés sus telz patrons, et protraicts sus telles mesures, furent guastés et perduz: robes, cappes, manteaulx, sayons, juppes, cazaquins, colletz, pourpoincts, cottes, gonnelles, verdugualles. Groignet, cuidant tailler une cappe, taillost la forme d'une braguette (764). En lieu d'un sayon tailloit un chappeau à prunes succées. Sus la forme d'un cazaquin tailloit une aumusse. Sus le patron d'un pourpoinct tailloit la guise d'une paele. Ses varletz, l'avoir cousue, la deschicquetoient par le rond, et sembloit d'une paele à fricasser les chastaignes. Pour un collet faisoit un brodequin. Sus le patron d'une verdugualle tailloit une barbute. Pensant faire un manteau faisoit un tabourin de Souisse. Tellement que le pauvre homme par justice fut condamné à à payer les estoffes de tous ses challans, et de present an est au safran (765). — Punition, dist Homenas, et vengeance divine.

— A Cahusac, dist Gymnaste, fut pour tirer à la butte partie faicte entre les seigneurs d'Estissac et vicomte de Lausun. Perotou avoit depecé unes demies decretales du bon canonge. De la carte et des feuilletz avoit taillé le blanc pour la butte. Je me donne, je me vends, je me donne à travers tous les diables si jamais arbalestier du pays (lesquelz sont suppelatifz en toute Gayenne) tira traict dedans. Tous furent coustiers. Rien du blanc sacrosainct barbouillé ne fut, depucellé* ne entomné. Encores Sansornin l'aisné, qui guardoit les guages nous juroit *figues dioures* (son grand serment) qu'il avait veu apertement, visiblement, manifes-

---

Stanislas Martin, *Union pharmac.* »

(763 B) La *Casse*, pulpe des fruits du *Cassia fistula*, est un purgatif doux.

(763 C) *Rhubarbe*. V. notes 284, 494).

(763 D) Le *tamarin* est un laxatif préparé avec la pulpe du *tamarinus indica*.

(763 E) *Drogues* s'entend des matières premières avec lesquelles les apothicaires préparaient leurs médicaments; *gogues* désigne les évacuants en général, d'où les termes de *cholagogue* (qui fait couler la bile) et *emmenagogue* (qui fait fluer les menstrues). Par *senogue* ou *senagogue* je ne serais pas étonné que Rabelais ait voulu désigner quelque *gogue* admirable capable de faire couler la vieillesse.

— D'après une note de l'édition Garnier des *cent nouvelles nouvelles* « être de *gogue* ». C'était « être en goguette ». Voici le passage ayant amené cette explication: « Il estoit auparavant très gracieux farseur et ne disait jamais une parolle, puisqu'il estoit de *Gogues*, qu'elle n'apportast sa riseée avec elle. ».

(764) *Braguette* V. notes 49 bis, 217 D, 240 A, 33t, 376 A.

(765) J'ai cité aux notes 396, 397 B 498 C plusieurs auteurs expliquant la signification des mots *safran* et *safrane*, voici d'autres extraits aussi confirmatifs:

« Le père estoit un banqueroutier, le fils pauvre et au *Safran*; en moins d'un rien le voilà riche. »

Brantome. *hommes illustres*.

« il me fera tant de bien que je ne serais jamais réduit au *saffran*. »

Sully, *économies royales*.

« Ma cousine d'Aumale fait fort bien son devoir, tellement que son mary et elle, et son grand page furent guaris de la jaunisse catholique, dont ils estoient *ensaffranez* depuis les guerres. »

Satyre Menippée. *Harangue du lieutenant*.

tement le pasadouz de Carquelin droit entrant dedans la grolle on milieu du blanc, sus le poinct de toucher et enfoncer, s'estre escarté loing d'une toise coustier vers le fournil. — Miracle, s'escria Homenas, miracle, miracle! *Clerice*, esclaire icy. Je boy à tous. Vous me semblez vrays christians. »

A ces motz les filles commencerent ricasser entre elles. Frere Jean hannissoit du bout du nez comme prest à roussiner, ou baudouiner pour le moins et monter dessus, comme Herbault sus pauvres gens. « Me semble, dist Pantagruel qu'en telz blancs l'on eust contre le dangier du traict plus sceurément esté que ne fut jadis Diogenes. — Quoy? demanda Homenas. Comment? Estoit il decretaliste? — C'est, dist Epistemon retournant de ses affaires, bien, rentré de picques noires, — Diogenes, respondit Pantagruel, un jour s'esbattre voulant, visita les archiers qui tiroient à la butte. Entre iceux un estoit tant faultier, imperit et mal adroit, que lors qu'il estoit en rang de tirer, tout le peuple spectateur s'escartoit de peur d'estre par luy feru. Diogènes, l'avoir un coup veu si perversement tire, que sa fleche tomba plus d'un trabut loing de la butte, au second coup le peuple loing d'un cousté et d'aultre siescartant, accourut et se tint en pieds jouxte le blanc: affermant cestuy lieu estre le plus sceur, et que l'archier plus toust feriroit tout aultre lieu que le blanc le seul estre en sceureté du traict.

— Un paige, dist Gymnaste, du seigneur d'Estissac, nommé Chamouillac, aperceut le charme. Par son advis Perotou changea de blanc, et y employa les papiers du procès de Pouillac. Adonc tirerent tres bien et les uns et les aultres.

— A Landerousse, dist Rhizotome (765 A) es nopces de Jean Delif, fut le festin nuptial notable et sumptueux, comme lors estoit la coustume du pays. Aprés souper furent jouées plusieurs farces, comedies, sornettes plaisantes; furent dansées plusieurs moresques aux sonnettes et timbous; furent introduictes diverses sortes de masques et mommories. Mes compaignons d'escole et moy pour la feste honorer à nostre pouvoir (car au matin nous tous avions eu de belles livrées blanc et violet) sus la fin fismes un barboire joyeux avec force coquilles de sainct Michel et belles caquerolles de limaçons. En faulte de Colocasie (766), Bardane (766 A), Personate et du papier, des feuilletz d'un vieil Sixieme, qui là estoit abandonné, nous fismes nos faulx visaiges, les descoupans un peu à l'endroit des œilz, du nez et de la bouche. Cas merveilleux. Nos petites caroles et pueriles esbatemens achevés, oustans nos faulx visaiges, appareusmes plus hideux et villains que les diableteaux de la passion de Doué; tant

(765 A) Rhizotome, V. note 600 B. Le botaniste Anguillara, dont mon savant campatriote Ludovic Legré a traduit les œuvres, écrivait au seigneur Michiele: « en quelle manière puis-je, moi, pauvre *Rhizotome*, si petit à côté des autres, espérer que mon travail puisse être jugé bon par vôtre haute science? »

(766) La *colocasie* ou *colocase* est l'*arum colocasia* dont les feuilles sont très larges.

(766 A) La *bàrdane* (V. note 275) est un végétal dont les grandes feuilles peuvent servir à faire des masques. La *personate* n'est pas une autre plante de ce genre, comme semble le faire croire la ponctuation de B. Desmerets et Rathery; *Personate* est un adjectif qualifiant *bardane*, en effet cette plante porte dans divers auteurs, les noms de *herba personacia, herba personata*.

avions les faces guastées aux lieux touchés par lesditz feuilletz. L'un y avoit la picote (766B), l'aultre le tac (767) l'aultre la verole (767 A), l'aultre la rougeole, l'autre gros froncles*. Somme, celuy de nous tous estoit le moins blessé à qui les dents estoient tombées*. — Miracle, s'escria Homenas, miracle! — Il n'est, dist Rhizotome, encores temps de rire. Mes deux sœurs, Catherine et Renée, avoient mis dedans ce beau Sixieme, comme on presse (car il estoit couvert de grosses aisles et ferré à glez) leurs guimples, manchons et collerettes savonnées de frais, bien blanches, et empesées. Par la vertu Dieu. — Attendez, dist Homenaz, duquel Dieu entendez-vous? — Il n'en est qu'un, respondit Rhizotome. — Oui bien, dist Homenaz, és cieulx : en terre n'en avons-nous un aultre? — Arry! avant, dist Rhizotome je n'y pensois par mon ame plus. Par la vertus doncques du dieu pape, leurs guimples, collerettes, baverettes, couvrechefs et tout aultre linge, y devint plus noir qu'un sac de charbonnier. — Miracle! s'escria Homenaz, Clerice, esclaire ici, et note ces belles histoires. — Comment, demanda frère Jean, dict-on doncques :

Depuis que décrets eurent ales.
Et gents-d'armes portarent males.
Moines allarent à cheval.
Fn ce monde abunda tout mal.

— Je vous entend, dist Homenaz. Ce sont petits quolibets des hérétiques nouveaux. »

(766 B) *Picote* se disait vulgairement dans le Languedoc pour variole v. 560.

(767) *Tac* V. note 560 « Il y a des paysans qui, du bois de genevrier, parviennent à extraire une liqueur semblable à la poix liquide... Les habitants d'Avignon se servent surtout d'une huile qui provient du cedrus Phenica... celle qu'emploient nos compatriotes de la Gaule Celtique et qu'ils nomment *tac* paraît véritablament être extraite du bois de genevrier elle a pris le nom de la maladie qu'elle est apte à guérir. C'est un mal contagieux, qui se propage parmi les troupeaux et tue les brebis. Lorsque, pour le combattre, les paysans ont besoin de cette huile, ils vont chez les pharmaciens et leur demandent du *tac* et, dans la France meridionale, du *Cade Serbin*, non vulgaire que les Juifs auraient mis en usage chez le peuple. »

PIERRE BELON, *de arboribus*. trad. Lud. Legre.

(767 A). *Verole* V. notes 10, 152, 203, 307, etc.

Rougeole. Fièvre éruptive qui n'est pas toujours sans danger.

Froncles, v. note 562 D.

CHAPITRE LIII

Comment, par la vertu des decretales, est l'or subtilement tiré de France en Rome

« Je vouldrois, dist Epistemon, avoir payé chopine de trippes* à embourser, et qu'eussions à l'original collationné les terrifiques chapitres, *Execrabilis. De multa, Si plures, De Annalis per totum, Nisi essent, Cum ad Monasterium, Quod dilectio, Mandatum*, et certains aultres, lesquelz tirent par chascun an de France en Rome quatre cens mille ducatz, et davantaige. — Est ce rien cela? dist Homenas ; me semble toutesfois estre peu, veu que la France la tres christiane est unique nourrice* de la court Romaine. Mais trouvez moy livres on monde, soyent de philosophie, de médecine,* des loix, des mathematicques, des lettres humaines, voire (par le mien Dieu) de la saincte Escriture, qui en puissent autant tirer? Poinct. Nargues, nargues. Vous n'en trouverez poinct de ceste auriflue energie, je vous en asceure. Encores ces diables heretiques ne les veulent apprendre et sçavoir. Bruslez, tenaillez, cizaillez, noyez, pendez, empallez, espaultrez, (768) demembrez, exenterez, descouppez, fricassez, grislez, transonnez, crucifiez, bouillez, escarbouillez, escartelez, debezillez, dehinguandez, carbonnadez ces meschans heretiques decretalifuges, decretalicides, pires que homicides, pires que parricides, decretalictonès du diable. Vous aultres gens de bien, si voulez estre dicts et reputés vrais christians, Je vous supplie à joinctes mains ne croire aultre chose, aultre chose ne penser, ne dire, n'entreprendre, ne faire, fors seulement ce que contiennent nos sacres decretales et leurs corollaires : ce beau Sixieme, ces belles Clementines, ces belles Extravaguantes. O livres déifiques! Ainsi serez en gloire, honneur, exaltation, richesses, dignités, prelations en ce monde : de tous reverés, d'un chascun redoubtés, à tous preferés, sus tous esleuz et choisis. Car il n'est sous la chappe du ciel estat duquel trouviez gens plus idoines à tout faire et manier que ceux qui, par divine prescience et eterne predestination, adonnés se sont à l'estude des sainctes decretales. Voulez vous choisir un preux empereur, un bon capitaine, un digne chef et conducteur d'une armée en temps de guerre, qui bien sçaiche tous inconveniens prevoir, tous dangiers eviter, bien mener ses gens à l'assault et au combat en alaigresse, rien ne hazarder, tousjours vaincre sans perte de ses soubdars et bien user de la victoire? Prenez moi un decretiste.

---

(768) Il y a, dans ce Chapitre, fort peu de médecine, mais la longue énumération de supplices qu'il renferme en tient lieu, c'est une sorte de brutale pathologie, dont les termes techniques sont des plus significatifs.

Non, non, je dis un decretaliste.

— O le gros rat! dist Epistemon.

— Voulez vous en temps de paix trouver homme apte et suffisant à bien gouverner l'estat d'une republicque, d'un royaume, d'un empire, d'une monarchie ; entretenir l'eglise, la noblesse, le senat et le peuple en richesses, amitié, concorde, obéissance, vertus, honnesteté? Prenez moy un decretaliste. Voulez vous trouver homme qui par vie exemplaire, beau parler, sainctes admonitions, en peu de temps, sans effusion de sang (*) humain, conqueste la terre saincte, et à la saincte foy convertisse les mescréans Turcs, Juifz, Tartares, Moscovites, Mammeluz et Sarrabovites? Prenez moy un decretaliste.

« Qui fait en plusieurs pays le peuple rebelle et detravé, les paiges friands et mauvais, les escoliers badaulx et asniers? Leurs gouverneurs, leurs escuyers, leurs precepteurs, n'estoient decretalistes.

« Mais qui est ce (en conscience) qui a estably, confirmé, authorisé ces belles religions, desquelles en tous endroits voyez la christianté ornée, decorée, illustrée, comme est le firmament de ses claires estoiles? Dives decretales.

« Qui a fondé, pilotizé, talué, qui maintient, qui substante, qui nourrit les dévots religieux par les convens, monasteres et abbayes: sans les prieres diurnes, nocturnes, continuelles desquelz seroit le monde en dangier evident de retourner en son antique chaos? Sacres decretales.

« Qui fait et journellement augmente en abondance de tous biens temporelz, corporelz et spirituelz le fameux et celebre patrimoine de sainct Pierre? Sainctes decretales.

« Qui fait le sainct Siege apostolique en Rome de tout temps et aujourd'huy tant redoubtable en l'univers qu'il fault ribon ribaine que tous rois, empereurs, potentats et seigneurs pendent de luy, tiennent de luy, par luy soient couronnés, confirmés, authorisés, viennent là boucquer et se prosterner à la mirificque pantoufle, de laquelle avez veu le protraict? Belles decretales de Dieu.

« Je vous veulx declairer un grand

(768 A) Voici le médecin qui reparaît avec un tas d'actes organiques, sueur, salivation et.. le reste. Pourquoi, dira-t-on, ces *rots* et ces *pets*? Je répondrai: parce que ces vilains détails, qui nous choquent, étaient à la mode chez tous les anciens conteurs. Exemple probant caractéristique:

Tallemant des Réaux raconte en ses *mémoires* que pendant un certain repas offert, à la Cour d'Henri IV, au Connétable de Castille et aux gentilshommes espagnols de sa suite, un de ces derniers, assis en face du maréchal de Roquelaure « faisoit de grands rots en disant : *la sanita del cuerpo, senor mareschal*. Le senor mareschal se contenta d'abord de faire la grimace, mais comme l'autre réitérait il se lève! tourne le dos et lui fait un gros pet en disant: *la sanita del culo, senor Espagnol*.

Ces sortes d'historiettes faisaient la joie de nos aieux, il ne faut pas l'oublier. Le professeur Brissaud s'en est souvenu lorsqu'il a écrit : « autres temps, autre langage. Nos arrière-grands pères usaient peu de la circonlocution, même à la Cour des rois de France, on s'exprimait aussi librement que certaine grossiers personnages des romans naturalistes modernes. Tel grand seigneur au XVIe siècle se permettait des onomatopées qui n'étaient pas toujours des paroles. »

Au fond, Rabelais se montra toujours opportuniste en ses plaisanteries les plus risquées, lesquelles correspondent généralement à ses

secret. Les universités de vostre monde (en leurs armoiries et devises ordinairement portent un livre aucunes ouvert, aultres fermé. Quel livre pensez vous que ce soit ?

— Je ne sçay certes. respondit Pantagruel. Je ne leus onques dedans.

— Ce sont, dist Homenas, les decretales, sans lesquelles periroient les privilèges de toutes universités. Vous me debvez ceste là Ha, ha, ha, ha. »

Icy commença Homenas rotter, (768 A) petter, rire, baver et suer ; et bailla son gros gras bonnet à quatre braguettes à une des filles, laquelle le posa sus son beau chef en grande alaigresse, après l'avoir amoureusement baisé, comme guaige et asseurance qu'elle seroit première mariée. « *Vivat* ! s'escria Epistemon, *vivat, fifat, pipat, bibat!* O secret apocalyptique !

— *Clerice*, dist Homenas, *Clerice*, esclaire icy à doubles lanternes, Au fruict, pucelles. Je disois donc que ainsi vous adonnans à l'estude unique des sacres decretales, vous serez riches et honorés en ce monde. Je dis consequemment qu'en l'aultre vous serez infailliblement saulvés on benoict royaulme des cieulx, duquel sont les clefz baillées à nostre bon Dieu decretaliarche. O mon bon Dieu, lequel j'adore, et ne vis onques, de grace speciale ouvre nous en l'article de la mort pour le moins ce tres sacré thresor de nostre mere saincte Ecclise, duquel tu es protecteur, conservateur, promecondè, administrateur, dispensateur, Et donne ordre que ces precieux œuvres de supererogation, ces beaux pardons au besoing ne nous faillent. A ce que les diables ne trouvent que mordre (*) sus nos pauvres ames, que la gueule horrifique d'enfer ne nous engloutisse. Si passer nous fault par purgatoire, patience ! En ton pouvoir et arbitre est nous en délivrer, quand vouldras. » Icy commença Homenas jetter grosses et chauldes larmes, battre sa poitrine, et baiser ses poulces en croix.

---

critiques les plus hardies. En ce chapitre, qui est la satire sanglante des mœurs ecclésiastiques, la gravelure du conteur est destinée à faire excuser l'audace du philosophe. C'est pourquoi l'excellent Pantagruéliste. A. de Montaiglon, a eu grandement raison d'écrire :

« N'en déplaise à la Bruyère, Rabelais n'était point le charme de la canaille, mais bien le mets des délicats ; ses plaisanteries, ses immoralités, ses incongruités semblent ne se pavaner là, que pour flatter le goût de François Ier et de sa Cour, et pour faire passer le reste, c'est-à-dire le fond si large, si lumineux, si humain. Le Rabelais bachique, dévergondé constitue un crime de la mode ; le novateur, l'apôtre de l'avenir, le créateur de la langue, le vrai Rabelais, enfin, réside dans les plus hautes régions de l'intelligence.

CHAPITRE LIV

Comment Homenas donna à Pantagruel les poires du bon Christian

Epistemon, frère Jean et Panurge, voyans ceste facheuse catastrophe, commencerent au couvert de leurs serviettes crier : Myault, myault, myault, feignant ce pendant de s'essuyer les œilz (*), comme s'ilz eussent ploré. Les filles furent bien apprises et à tous presenterent pleins hanaps de vin Clementin, avec abondance de confictures. Ainsi fut de nouveau le banquet resjouy. En fin de table Homenas nous donna grand nombre de grosses et belles poires, disant : « Tenez, amis ; poires sont singulieres, lesquelles ailleurs ne trouverez. Non toute terre porte tout. Indie seule porte le noire ebene. En Sabée provient le bon encens. En l'isle de Lemnos (769) la terre sphragitide. En ceste isle seule naissent ces belles poires. Faites en, si bon vous semble, pepinieres en vos pays. — Comment, demanda Pantagruel, les nommez-vous ? Elles me semblent tres bonnes, et de bonne eau. Si on les cuisoit (769 A) en casserons (769 B) par quartiers avec un peu de vin et de sucre, je pense que seroit viande tres salubre tant es malades comme es sains. — (770) Non aultrement, respondit Homenas. Nous sommes simples gens, puisqu'il plaist à Dieu. Et appelons les figues figues, les prunes prunes, et les poires poires. — Vrayement, dist Pantagruel, quand je seray en mon mesnaige (ce sera, si Dieu plaist, bien tost), j'en affieray et hanteray en mon jardin de Touraine sus la rive de Loire, et seront dictes poires de bon christian (771). Car onques ne vis christians meilleurs que ces bons Papimanes. — Je trouverois, dist frere Jean, aussi bon qu'il nous donnast deux ou trois chartées de ses filles. — Pourquoy faire ? demandoit Homenas. — Pour les saigner, (*) respondit frère Jean, droit entre les deux gros orteilz avec certains pistolandiers de bonne touche. En ce faisant sus elles, nous hanterions des enfants de bon christian, et la race en nos pays multiplieroit : esquelz ne sont mie trop bons. — Vraybis, respondit Homenas, non ferons, car vous leur feriez la folie aux garçons ; je vous cognoys à vostre nez (772) et si ne vous avoie onques veu. Halas, halas, que vous êtes bon filz ! Vouldriez vous bien damner vostre âme ? Nos decretales le defendent. Je vouldrois

---

(769) La *terre de Lemnos*, *sigillée* ou *sphragitide* est une subsiance rougeâtre, faite de terre et de pulpe du baobab d'Egypte jouissant de proprietes legerement astringentes.

(770) Voir note 361. Pline, au livre 37 de son *histoire naturelle* parle de l'excellence des *poires* cuites.

(771) *Poires de bon chrétien.* — Voir mon *Dictionnaire de la table*, page 317.

(772) Existe-t-il une relation entre le *nez* et l'organe de la generation ?

que les sceussiez bien. — Patience ! dist frere Jean. Mais, *si tu non vis dare, presta quæsumus.* C'est matiere de breviaire. Je n'en crains homme portant barbe, fust il docteur de crystalin (je dis decretalin) à triple bourlet. »

Le disner (*) parachevé, nous prinsmes congié d'Homenas et de tout le bon populaire, humblement les remercians, et pour retribution de tant de biens leur promettans que, venuz à Rome, ferions avec le pere sainct tant qu'en diligence il les iroit voir en personne. Puis retournasmes en nostre nauf. Pantagruel, par liberalité et recognoissance du sacré protraict papal, donna à Homenas neuf pieces de drap d'or frizé sus frize, pour estre appousées au davant de la fenestre ferrée ; fit emplir le tronc de la reparation et fabricque tout de doubles escuz au sabot, et fit délivrer à chascune des filles, lesquelles avoient servy à table durant le disner, neuf cent quatorze salutz d'or, pour les marier en temps opportun.

Maints auteurs l'ont affirmé (voir note 142) à la ville et même au théâtre réaliste, plusieurs siecles cles avant Brieux. Sur la scène un personnage de *maistre Mimin*, farce joyeuse représentée sous François I, disait ;

« J'ay ouy dire à maistre Meugin
Qu'il avoit le plus bel engin
Que jamais enfant peust porter ;
Il ne s'en fault que rapporter
A son *nez*, voyla qui l'enseigne ».

En la rue Saint-Jacques, on vendait un livre de Jean Belot intitulé *La physionomie*, dans lequel le lecteur trouvait :

« Nous disons le long *nez* estre esprit vain et non convenable au mestier de Venus, bien qu'il y a un proverbe qui dise

ad formam nasi cognoscitur ad te levavi.

Sur lequel autrefois, me donnant plaisir, j'ai fait ce distique ou épigramme en la louange d'un de ces nez :

Qui longus est et pendulus nasus [*viri.*
Pendentem habet longamque valde [*mentuem.* »

La question, elle aussi, reste toujours pendante. Le docteur Barbier s'en expliquait ainsi, il y a quelques années, dans le *Courrier médical* : « Le professeur Malgaigne a écrit : « Il existe des rapports *constants* entre les dimensions du membre viril et le nez, » à son tour M. Pétrequin a affirmé : « C'est une erreur de le croire. » — Où est la vérité ? or la vérité est toujours bonne à connaître. Il n'y a qu'un homme qui puisse se charger de cette enquête, c'est le chirurgien militaire en tournée de revision. Un rapide coup d'œil sur chaque homme *kata* puis *àmà*, enfin un signe à un secrétaire qui pointerait, et le tour serait joué.

CHAPITRE LV

Comment, en haulte mer, Pantagruel ouyt diverses paroles dégelées

En pleine mer nous banquetans, gringnotans, devizans et faisans beaux et cours discours, Pantagruel se leva et tint en pieds pour discouvrir à l'environ. Puis nous dist : « Compaignons, oyez vous rien ? Me semble que je oy quelques gens parlans en l'air, je n'y voy toutesfois personne. Escoutez. » A son commandement nous fumes tous attentifz, et à pleines oreilles humions l'air comme belles huytres en escalle, pour entendre si voix ou son y seroit espart : et pour rien n'en perdre, à l'exemple de Antonin l'empereur, aucuns opposions nos mains en paulme (773) derriere les oreilles. Ce néantmoins protestions voix quelconque n'entendre. Pantagruel continuoit affermant ouir voix diverses en l'air, tant d'hommes comme de femmes, quand nous fut advis, ou que nous les oyons pareillement, ou que les oreilles nous cornoient (773 A). Plus perseverions escoutans, plus discernions les voix, jusques à entendre motz entiers. Ce que nous effraya grandement, et non sans cause, personne ne voyans et entendans voix et sons tant divers, d'hommes, de femmes, d'enfans, de chevaulx : si bien que Panurge s'escria : « Ventre bleu, est ce mocque ? nous sommes perduz. Fuyons. Il y a embusche autour. Frere Jean, es tu là, mon amy ? Tiens toy près de moy, je te supplie. As tu ton bragmart ? Advise qu'il ne tienne au fourreau. Tu ne le desrouilles poinct à demy. Nous sommes perduz. Escoutez : ce sont par Dieu coups de canon. Fuyons. Je ne dis de pieds et de mains, comme disoit Brutus en la bataille Pharsalicque ; je dis à voiles et à rames. Fuyons. Je n'ay poinct de courage sur mer. En cave et ailleurs j'en ay tant et plus. Fuyons. Saulvons nous. Je ne le dis pour peur que je

(773) *L'audition* est favorisée par tout ce qui réunit les ondes sonores arrivant à l'oreille. Les mains placées de façon à augmenter, pour ainsi dire, l'entonnoir dans lequel s'engouffre l'air qui arrive au tympan, constituent un véritable appareil d'acoustique.

(773 A) *Oreilles qui cornent ;* on dit aussi *oreilles qui tintent*. En son *livre des Proverbes Français* L. Martel écrit ; « *l'oreille lui tinte* signifie exactement : Il entend dans son oreille, sans qu'il y ait un son extérieur, un petit bruit comparable à celui d'une cloche. C'est là une sensation que chacun peut avoir éprouvée. Est-il besoin de dire qu'il n'y a aucune relation réelle entre ce fait physiologique et la signification que l'on donne à l'expression proverbiale : on parle de lui pendant son absence ? Les Romains avaient cette superstition ; si c'était l'oreille droite qui tintait, les propos tenus étaient supposés favorables ; si c'était l'oreille gauche, ils étaient supposés défavorables. »

J'ai trouvé dans *les questions nature es et curieuses* de Bailly, recueil publié en 1628, un commentaire beaucoup plus amusant, que voici

aye, car je ne crains rien fors les dangiers. Je le dis tousjours. Aussi disoit le Franc archier de Baignolet. Pourtant n'hazardons rien, à ce que ne soyons nazardés. Fuyons. Tourne visaige. Vire la peaultre, filz de putain ! Pleust à Dieu que présentement je fusse en Quinquenois à peine de jamais ne me marier ! Fuyons, nous ne sommes pas pour eux. Ilz sont dix contre un, je vous en asceure. Davantaige ilz sont sus leurs fumiers, nous ne cognoissons le pays. Ilz nous tueront. Fuyons, ce ne nous sera deshonneur. Demosthenes dit que l'homme fuyant combattra de rechief. Retirons nous pour le moins. Orche, poge, au trinquet, aux boulingues. Fuyons de par tous les diables, fuyons. »

Pantagruel, entendant l'esclandre que faisoit Panurge, dist : « Qui est ce fuyard là-bas ? Voyons premierement que gens sont. Par adventure sont ilz nostres ? Encores ne voy je personne ? Et si voy cent mille à l'entour. Mais entendons. J'ay leu qu'un philosophe nommé Petron estoit en ceste opinion que fussent plusieurs mondes soy touchans les uns les aultres en figure triangulaire equilaterale, en la pate et centre desquelz disoit estre le manoir de Verité, et là habiter les paroles, les idées, les exemplaires et portraictz de toutes choses passées et futures : autour d'icelles estre le siecle. Et en certaines années, par longs intervalles, part d'icelles tomber sus les humains comme catarrhes, (774) et comme tomba la rousée sus la toison de Gedéon ; part là rester reservée pour l'advenir, jusques à la consommation du siecle. Me souvient aussi que Aristoteles maintient les paroles de Homere estre voltigeantes, volantes, mouvantes, et par conséquent animées.

« Davantaige Antiphanes disoit la doctrine de Platon es paroles estre semblable, lesquelles en quelque contrée, on temps du fort hyver, lors que sont proferées, gelent et glassent à la froideur de l'air, et ne sont ouyes. Semblablement ce que Platon enseignoit es jeunes enfans, à peine estre d'iceux entendu lors qu'estoient vieulx devenuz. Ores seroit à philosopher et rechercher si forte fortune icy seroit l'endroit onquel telles paroles degelent. Nous serions bien esbahis si c'estoient les teste et lyre de Orpheus. Car après que les femmes Threisses eurent Orpheus mis en pièces, elles jetterent sa teste et sa lyre dans le fleuve Hebrus. Icelles par ce fleuve descendirent en la mer Pontique, jusques en l'isle de Lesbos tousjours ensemble sus mer naigeantes. Et de la teste continuellement sortoit un chant lugubre, comme lamentant la mort d'Orpheus ; la lyre, à l'impulsion des vents mouvans, les chordes accordoit harmonieusement avec le chant. Regardons si les voirons cy autour. »

« Pourquoy est-ce qu'on appelle *cornards* les maris des femmes impudiques ? Serait-ce point à cause que leurs femmes et leurs amoureux parlans souvent d'eux en leur absence, craignans d'estre surpris, *les oreilles leur peuvent bien corner* ? Où plus tost parce que leur entendement et leurs yeux ne voyent qu'au travers de la *corne* obscure et trompeuse, ne pouvans à ceste occasion descouvrir les ruses féminines, comme s'ils estoient enfermés en une lanterne encornée. »

Pour qu'on me pardonne ces propos cornus, voici l'explication scientifique de *l'oreille qui corne* : le bruit perçu résulte généralement d'un excès de pression intra-labyrinthique ; il peut encore, selon Bouchard, être provoqué par des bouchons de cerumen, des corps étrangers, des otites, des intoxications, etc.

(774) Le *catarrhe* prend souvent une forme épidémique. Il est des années ou un grand nombre de gens en sont tourmentés.

CHAPITRE LVI

Comment, entre les paroles gelées, Pantagruel trouva des motz de guerre

Le pilot fit response : « Seigneur, de rien ne vous effrayez. Ici est le confin de la mer glaciale, sus laquelle fut, au commencement de l'hyver dernier passé, grosse et felonne bataille, entre les Arimaspiens et les Nephelibutes. Lors gelerent (775) en l'air les paroles et cris des hommes et femmes, les chaplis (775 A) des masses, les hurtis des harnois, des bardes, les hannissemens des chevaulx, et tout aultre effroy de combat. A ceste heure la rigueur de l'hyver passée, advenante la serenité et temperie du bon temps, elles fondent et sont ouyes. — Par Dieu, dist Panurge, je l'en croy. Mais en pourrions nous voir quelqu'une. Me souvient avoir leu que l'orée de la montaigne en laquelle Moses receut la loy des Juifz, le peuple voyoit la voix sensiblement. — Tenez, tenez, dist Pantagruel, voyez en cy qui encorene sont degelées. » Lors nous jeta sus le tillac pleines mains de paroles gelées, et sembloient dragées perlées de diverses couleurs. Nous y vismes des motz de gueule, des motz de sinople, des motz d'azur, des motz de sable, des motz dorés. Lesquelz, estre quelque peu eschauffés entre nos mains, fondoient comme neige, et les oyons realement, mais ne les entendions, car c'estoit langaige barbare. Exceptez un assez grosset, lequel ayant frere Jean eschauffé entre ses mains, fit un son tel que font les chataignes jettées en la braze sans estre entommées lors que s'esclatent, et nous fit tous de peur tressaillir. « C'estoit, dist frere Jean, un coup de faulcon en son temps. » Panurge requist Pantagruel luy en donner encores. Pantagruel luy respondit que donner paroles estoit acte d'amoureux. « Vendez m'en donc, disoit Panurge. — C'est acte de advocatz, respondit Pantagruel, vendre paroles. Je vous vendrois plus tost silence et plus cherement, ainsi que quelques fois la vendit Demosthenes moyennant son argentangine. » (776)

Ce nonobstant il en jetta sus le tillac trois ou quatre poignées. Et y vis des paroles bien picquantes,

---

(775) Rabelais, en imaginant la plaisante histoire des paroles gelées ne songeait-il pas un peu à cette assertion curieuse de Lucrèce: *nec varia cessant voces volitare per auras?*

(755 A) *Chaplis* correspond au mot provencal *Chapladis*. qui signifie division à coups de hache, mise en miettes.

(776) « Des députés de Milet étaient à Athènes pour demander des secours au peuple, Démosthènes déclara qu'ils n'en étaient pas dignes. L'affaire ayant été remise au lendemain, les Milesiens allèrent faire une visite à l'orateur qui leur demanda de l'argent pour se taire et obtint la somme qu'il exigea. Quand l'affaire revint en discussion, De-

des paroles sanglantes, lesquelles le pilot nous disoit quelquefois retourner on lieu duquel estoient proferées, mais c'estoit la guorge (*) couppée ; des paroles horrifiques, et aultres assez mal plaisantes à voir. Lesquelles ensemblement fondues ouysmes, hin, hin, hin, hin, his, ticque, torche, lorgne, brededin, bredédac, frr, frrr, frrrr, bou, bou, bou, bou, bou, bou, bou, bou, tracc, tracc, trr, trrr, trrrr, trrrrr, trrrrrr, on, on, on, on, on, ouououououon : goth, magoth, et ne sçay quelz aultres motz barbares, et disoit que c'estoient vocables du hourt et hannissement des chevaulx à l'heure qu'on chocque ; puis en ouysmes d'aultres grosses, et rendoient son en degelant, les unes comme des tabours et fifres, les aultres comme de clerons et trompettes. Croyez que nous y eusmes du passetemps beaucoup. Je voulois quelques motz de gueule mettre en reserve dedans de l'huile comme l'on garde la neige et la glace (*) et entre du feurre bien net. Mais Pantagruel ne le voulut : disant estre folie faire reserve de ce dont jamais l'on n'a faulte et que toujours on a en main, comme son motz de gueule entre tous bons et joyeux Pantagruelistes. Là Panurge fascha quelque peu frere Jean, et le fit entrer en resverie, car il le vous print au mot sus l'instant qu'il ne s'en doubtoit mie, et frere Jean menaça de l'en faire repentir en pareille mode que se repentit G. Jousseaulme vendant à son mot le drap au noble Patelin, et advenant qu'il fust marié le prendre aux cornes, comme un veau, puisqu'il l'avoit prins au mot comme un homme. Panurge luy fit la babou (776 A) en signe de derision. Puis s'escria, disant : « Pleust à Dieu qu'icy, sans plus avant proceder, j'eusse le mot de la dive bouteille ! »

---

mosthènes se montra le cou enveloppé de laine et se dit incapable de prononcer un discours parce qu'il avait une *angine*. Un malin s'écria: dites *argentangine* » AULU-GELLE.

Je me suis laissé dire que cette maladie bien nommée ne serait pas inconnue de notre temps. Les médecins du Luxembourg et du Palais Bourbon ayant eu à soigner plus sieurs beaux cas d'*argentangine*.

(776 A) Faire la *babou* c'est grimacer ironiquement. On dit en Provence *fa la bèbo*, pour il paraît dégouté.

CHAPITRE LVII

Comment Pantagruel descendit au manoir Messer Gaster, premier maistre es ars du monde.

En iceluy jour, Pantagruel descendit en une isle admirable entre toutes aultres, tant à cause de l'assiette que du gouvernement d'icelle. Elle de tous coustés pour le commencement estoit scabreuse, pierreuse, montueuse, infertile, mal plaisante à l'œil, tres difficile aux pieds (776 B), et peu moins inaccessible que le mons du Daulphiné, ainsi dict pource qu'il est en forme d'un potiron (776 C), et de toute memoire personne surmonter ne l'a peu, fors Doyac, conducteur de l'artillerie du roy Charles huistiesme, lequel avec engins mirifiques y monta, et au dessus trouva un vieil belier. C'estoit à diviner qui là transporté l'avoit. Aucuns le dirent, estant jeune aignelet, par quelque aigle ou duc chauant là ravy, s'estre entre les buissons saulvé. Surmonstans la difficulté de l'entrée à peine bien grande et non sans suer, trouvasmes le dessus du mons tant plaisant, tant fertile, tant salubre et delicieux, que je pensois estre le vray jardin et paradis terrestre : de la situation duquel tant disputent et labourent les bons théologiens. Mais Pantagruel nous affermait là estre le manoir de *Areté* (c'est vertu) par Hesiode descript, sans toutesfois prejudice de plus saine opinion.

Le gouverneur d'icelle estoit messere Gaster, premier maistre es ars de ce monde. Si croyez que le feu (777) soit le grand maistre des ars, comme escrit Cicero, vous errez et vous faites tort. Car Cicero ne le creut onques. Si croyez que Mercure soit premier inventeur des ars, comme jadis croyoient nos antiques druides, vous fourvoyez grandement. La sentence du satyrique (778) est vraye, qui dit messere Gaster estre de tous ars le

---

(776 B) « Parce que rien n'entrave la marche comme le ventre, surtout quand il est gros »; cette remarque est de Johanneau : On me permettra de ne point la trouver admirable.

(776 C) *Potiron* « c'est la forme naturelle du ventre ». Comme la précédente, cette note de Johanneau ne me paraît pas très heureuse.

(777) L'opinion faisant du *feu* le maître des arts est d'Héraclite. Voir CICÉRON. *De nat. deorum lib.*

(778) Ce chapitre est magnifique, avec sa conclusion Pantagruélique. « Tout pour la tripe ». Oui, la pensée de Perse est vraie.

Magister artis ingeniique largitor venter.

Brillat Savarin l'a admirablement développée quand il a écrit : « Celui qui a assisté à un repas somptueux, dans une salle ornée de glaces, de peintures, de sculptures, de fleurs, embaumée de parfums, enrichie de jolies femmes, remplie des sons d'une douce harmonie, celui-là n'aura pas besoin d'un grand effort d'esprit pour se convaincre que toutes les sciences ont été mises à contribution pour rehausser et encadrer convenablement les jouissances du goût... C'est là gastronomie, à vrai dire, qui fait mouvoir les cultivateurs, les vignerons, les pêcheurs, les chasseurs et la nombreuse famille des cuisiniers, quel

maistre. Avec iceluy pacifiquement residoit la bonne dame Penie, aultrement dite Souffreté, mere des neuf Muses : de laquelle jadis en compaignie de Porus, seigneur de Abondance, nous nasquit Amour le noble enfant mediateur du Ciel et de la Terre, comme atteste Platon *in Symposio*. A ce chaleureux roy force nous fut faire reverence, jurer obéissance et honneur porter. Car il est impérieux (779), rigoureux, rond, dur, difficile, inflectible. A luy on ne peut rien faire croire, rien remonstrer, rien persuader. Il ne oyt poinct. Et comme les Ægyptiens disoient Harpocras dieu de silence, en grec nommé Sigalion, estre (780) astomé, c'est à dire sans bouche, ainsi Gaster sans oreilles fut créé : comme en Candie le simulacre de Jupiter estoit sans oreilles. Il ne parle que par signes. Mais à ses signes tout le monde obeist plus soudain qu'aux edictz des preteurs, et mandemens des roys. En ses sommations, (781) delay aucun et demeure aucune il n'admet. Vous dictes que au rugissement du lyon toutes bestes loing à l'entour fremissent, tant (sçavoir est) qu'estre peut sa voix ouie. Il est escrit. Il est vray. Je l'ay veu. Je vous certifie qu'au mandement de messere Gaster tout le ciel tremble, toute la terre bransle. Son mandement est nommé : faire le fault sans delay, ou mourir.

Le pilot nous racontoit comment un jour, à l'exemple des membres conspirans contre le ventre, ainsi que descript Esope, tout le royaume des Somates (781 A) contre luy conspira et conjura soy soubstraire de son obéissance. Mais bien tost s'en sentit, s'en repentit, et retourna en son service en toute humilité. Aultrement tous de male famine perissoient. En quelques compaignies qu'il soit, discepter ne fault de superiorité et preference : tousjours va davant, y fussent roys, empereurs, voire certes le pape. Et au concile de Basle, le premier alla, quoy qu'on vous die que ledict concile fut seditieux, à cause des

---

que soit le titre ou la qualification sous laquelle ils déguisent leur emploi à la préparation des aliments »

La même pensée peut s'exprimer de cent façons mais toujours elle revient chez les médecins qui sont par nature des gens positifs. C'est ainsi que Rochard a dit, dans son *hygiène sociale*.

« Même à l'état de civilisation avancée, la nourriture est encore la grande affaire de la plupart des hommes et la plus dispendieuse des nécessités auxquelles ils sont soumis. »

(779) Le besoin de manger se reproduisant nécessairement tous les jours, indépendemment de notre volonté, tout est soumis à ce besoin inflexible, besoin qui peut devenir une passion, dominant l'être tout entier. Pline a peint d'une façon fort pittoresque la domination de *Messer Gaster* dans ces lignes :

« Ce viscère, le pire de tous, comme un créancier importun nous presse et nous harcèle plus d'une fois par jour. C'est pour lui que l'avarice est insatiable, que la sensualité se raffine ; c'est pour lui qu'on navigue jusqu'aux bords du Phare et qu'on fouille les abîmes de la mer. « Pline, *hist. nat.* XXVI, 28.

(780) Chacun connaît l'adage *ventre affamé n'a point d'oreilles*. Voir mon ouvrage *la médecine en proverbes*, dans lequel j'ai omis de citer cet aphorisme de Merlin Coccaie : « Tout se gouverne avec le ventre plein. »

(781) Le pouvoir du *ventre* est immense : Il est des temps d'affreuse disette, où la faim ne respectant plus rien, l'homme n'est plus arrêté par aucune considération et tourne à la brute.

(781 A) *Somates*, membres, de *Sôma*, corps, nous disons encore

contentions et ambitions des lieux premiers. Pour le servir tout le monde est empesché, tout le monde labeure (782). Aussi pour recompense il fait ce bien au monde qu'il luy invente toutes ars, toutes machines, tous mestiers, tous engins et subtilités. Mesmes es animans brutaulx il apprend ars deniés de nature. Les corbeaulx, les gays, les papegays, les estourneaulx, il rend poetes; les pies il fait poetrides, et leur apprend langage humain proferer, parler, chanter. Et tout pour la trippe (783).

Les aigles, gerfaulx, faulcons, sacres, laniers, autours, esparviers, esmerillons, oiseaulx aguars, peregrins, essors, rapineux, sauvages, il domestique et apprivoise, de telle façon que, les abandonnant en pleine liberté du ciel, quand bon luy semble, tant hault qu'il voul-dra, tant que luy plaist, les tient suspens, errans, volans, planans, le muguetans, luy faisans la cour au dessus des nues : puis soubdain les fait du ciel en terre fondre. Et tout pour la trippe.

Les elephans, les lyons, les rhinocerotes, les ours, les chevaulx, les chiens il fait danser, baller, voltiger, combattre, nager, soy cacher, apporter ce qu'il veult, prendre ce qu'il veult. Et tout pour la trippe.

Les poissons tant de mer comme d'eau douce, balaines et monstres marins, sortir il fait du bas abisme, les loups jette hors des bois, les ours hors les rochers, les renards hors des tasnieres, les serpens lance hors la terre en grand nombre. Et tout pour la trippe.

Brief est tant enorme qu'en sa rage il mange tous, bestes et gens, comme fut veu entre les Vascons, lors que Q. Metellus les assiegeoit par les guerres Sertorianes, entre les Saguntins assiegés par Hannibal, entre les Juifz assiegés par les Romains ; six cent aultres. Et tout pour la trippe.

Quand Penie sa regente se met en voye, la part qu'elle va, tous parlemens sont clous, tous edictz mutz, toutes ordonnances vaines. A loy aucune n'est subjecte, de toutes est exempte Chacun la refuit en tous endroitz, plus toust s'exposans es naufrages de mer, plus toust esisans par feu, par mons, par goulfres passer, que d'icelle estre apprehendés.

---

phénomènes somatiques pour indiquer ceux que fournit l'état organique des appareils locomoteurs.

(782) « La *faim*, avait dit Hippocrate, a un grand pouvoir sur la nature de l'homme. » Cet aphorisme du père de la médecine, l'auteur de la *physiologie du goût* l'a paraphrasé comme suit : « la gastronomie tient : à l'histoire naturelle par la classification qu'elle fait des substances alimentaires ; à la physique, par l'examen de leur composition et de leurs qualités; à la chimie, par les diverses analyses et décompositions qu'elle leur fait subir : au commerce, par la recherche des moyens d'acheter et de vendre ce qu'elle consomme ; à l'économie politique, par les ressources qu'elle présente à l'impôt et par les moyens d'échange qu'elle établit entre les nations » Brillat Savarin, médit, III, 18.

(783) Le pouvoir de *messer Gaster* est si grand que, en prenant les animaux par la famine, on arrive à apprendre même à ceux qui semblent les moins susceptibles d'éducation, des choses assez difficiles : on fait danser des ours et des rhinocéros et gambader des éléphants ; on apprivoise des aigles, des faucons, des loups, des renards ; on fait chasser les éperviers et les vautours, on fait chanter les corbeaux, parler les pies ; on fait même sortir les poissons de l'eau et *tout pour la tripe* !

CHAPITRE LVIII

Comment, en la cour du maistre ingénieux, Pantagruel détesta les Engastrimythes et les Gastrolatres.

En la court de ce grand maistre ingénieux, Pantagruel apperceut deux manieres de gens appariteurs, importuns et par trop officieux, lesquelz il eut en grande abhomination. Les uns estoient nommés Engastrimythes, (784) les aultres Gastrolatres (785). Les Engastrimythes (786) soy disoient estre descenduz de l'antique race de Eurycles, et sus ce alleguoient le tesmoignage d'Aristophanes, en la comedie intitulée *les Tahons ou Mousches guespes*. Dont anciennement estoient dicts Eurycliens, comme escrit Plato, et Plutarche on

(784) « L'oreille, qui distingue la hauteur, l'intensité et le timbre du son, n'en perçoit pas toujours l'origine. Les ventriloques ou *engastrimythes* (du grec *en* dans, *gaster* ventre et *muthos* parole) donnent à croire que les paroles qu'ils prononcent viennent du ventre, LE DOUBLE, *Rabelais anatomiste*. V. note 786.

Dans une conférence de l'institut psycho-physiologique le Docteur Paul Garnault a étudié cette question tout à fait à fond. Voici un extrait de son travail, d'après la *Revue de l'hypnotisme* :

« Les ventriloques étaient considérés dans l'antiquité comme des personnages mystérieux et tout puissants, capables d'évoquer les morts au moyen de pratiques, de formules magiques, et de les faire parler. Les esprits pénétraient dans le corps de l'évocateur et parlaient par sa bouche, avec cette voix caverneuse, moitié sifflante, moitié étouffée, que l'antiquité tout entière prêtait aux morts. Les ventriloques n'ont plus les mêmes prétentions ; ils cherchent et, s'ils ont du talent, réussissent à nous donner des illusions vocales auxquelles la notion des esprits reste étrangère, mais dont le mécanisme a néanmoins conservé quelque chose de mystérieux. Si l'on se rapproche d'un ventriloque, sa voix caverneuse semble, en effet, en raison de ce caractère, provenir du ventre, des profondeurs de son corps ; si l'on s'en éloigne, au contraire, il persuade très facilement ses auditeurs que sa voix n'émane pas de lui, qu'elle provient de la cave ou du grenier. Un ventriloque, par exemple, se place devant un tonneau d'où surgit la voix, gémissante et étouffée, d'une personne qui se plaint de ne pouvoir en sortir ; l'artiste, d'un coup de pied, renverse le tonneau, et l'on constate avec surprise qu'il est vide. Si la scène est bien exécutée, tout le monde accepte l'illusion qui a été ainsi fournie sans l'aide, bien entendu, d'aucun compère et sans le secours d'aucun truc. Quel est donc le mécanisme de cette illusion ?

« Un grand physiologiste, Helmholtz, disait qu'il rabrouerait vertement l'opticien qui lui rapporterait un instrument aussi imparfait que l'œil humain ; l'oreille ne vaut pas mieux. Elle ne sait nous renseigner ni sur la direction des sons, ni sur la distance à laquelle ils se sont formés. Chez beaucoup d'animaux à longues oreilles, ces notions sont beaucoup plus sûres, sans cependant arriver à la perfection.

« Sur un bateau, au milieu de la brume, on ne peut dire de quel côté résonne le sifflet d'un autre bateau ; dans une chambre, on sait bien si la voiture qui passe dans la rue s'approche ou s'éloigne, on ne sait

livre de la cessation des oracles. Es saincts decrets, 26, *quest*, *3*, sont appellés ventriloques : et ainsi les nomme, en langue Ionique, Hippocrates, *lib.* V, *Epid.*, comme parlans du ventre. Sophocles les appelle *Sternomantes*. (787 A). C'estoient divinateurs, enchanteurs et abuseurs de simple peuple, semblans, non de la bouche, mais du ventre parler et respondre à ceux qui les interrogeoient.

Telle estoit, environ l'an de nostre benoist Servateur 1513, Jacobe Rodogine, (788) Italiane, femme de basse maison. Du ventre de laquelle nous avons souvent ouy, aussi ont aultres infinis en Ferrare et ailleurs, la voix de l'esprit immonde, certainement basse, foible et petite : toutesfois bien articulée, distincte et intelligible, lorsque, par la curiosité des riches seigneurs et princes de la Gaule Cisalpine, elle estoit appelée et mandée. Lesquelz, pour oster tout doubte de fiction et fraulde occulte, la faisoient despouiller toute nue, et luy faisoient clourre la bouche et le nez. Cestuy maling esprit se faisoit nommer *Crespelu* ou *Cincinnatule*, et sembloit prendre plaisir ainsi estant appellé. Quand ainsi on l'appelloit, soubdain aux propos respondoit. Si on l'interrogeoit des cas presens ou

---

pas dans quelle direction. Si le son est bizarre et anormal, l'oreille est déroutée d'une façon bien plus complète. J'ai fait, à l'improviste, résonner une trompette fixée au pied d'une table et qui produisait un son singulier, les assistants surpris ne pouvaient s'entendre; pour les uns le son venait du plafond, pour les autres de dessous le parquet, pour d'autres enfin, d'un angle de l'appartement. Si les données fournies par l'oreille ne sont pas contrôlées par le témoignage d'un autre sens, la vue le plus souvent, ou par un jugement, l'erreur, l'incertitude sont la règle, l'interprétation exacte, l'exception. »

(785) *Gastrolatres*, qui font un Dieu de leur ventre. V. note 789.

(786) V. note 410. Voici le passage d'Aristophane, dans lequel il est question d'Euryclès nous l'empruntons à l'excellente traduction du savant helléniste Poyard :

« *Le chœur*. Bien du plaisir, allez où bon vous semblera. Toi cependant, innombrable multitude, écoute les sages avis que je vais te donner, et tâche qu'ils ne soient pas perdus pour toi. Ce serait le fait de spectateurs grossiers et non d'un tel auditoire. Peuples, prêtez-moi l'oreille, si vous aimez la franchise. Le poète veut adresser des reproches aux spectateurs; vous l'avez maltraité, dit-il, pour prix de tant de services qu'il vous a rendus. D'abord il s'était tenu dans l'ombre et avait prêté secrètement son secours à d'autres poètes — semblable au génie prophétique d'*Euryclès qui se cachait dans son ventre*, il se glissa dans l'esprit d'autrui et lui souffla beaucoup de traits comiques. Plus tard, il courut, pour son compte, à visage découvert les chances du théâtre et osa lui-même guider sa muse » (*Aristophane*. Hachette 1869, page 21).

A ce passage le traducteur a mis cette note :

« Euryclès, devin d'Athènes, surnommé *l'engastrimythe* (*muthos* paroles ; *en* dans ; *gaster* ventre) parce qu'on le croyait inspiré par un génie intérieur. On donnait aussi le nom *d'engastrimythes* aux prêtresses d'Apollon, qui rendaient leurs oracles sans remuer les lèvres ».

(788) *Ludovicus Cœlius de Rovigo*, d'où on a fait *Rhodoginus*, a publié, au commencement du XVIe siècle, un recueil de leçons portant pour titre *Antiquœ lectiones* ; c'est dans cet ouvrage, fort vanté par Scaliger, que Rabelais a pris l'histoire de Jacoba, la compatriote de Cœlius; Je crois qu'en la lisant dans *Pantagruel* chacun a compris l'intention de l'auteur « se moquer des devins, des devineresses et des imbéciles qui les consultent ». Il est question de Jacoba, dans le *Dictionnaire infernal* de Collin de Plancy; l'esprit qui parlait, par la bouche de cette femme y est nommé Cincinnatulus ou le petit frisé.

passés, il en respondoit pertinemment, jusques à tirer les auditeurs en admiration. Si des choses futures tousjours mentoit, jamais n'en disoit la vérité. Et souvent sembloit confesser son ignorance, en lieu d'y respondre, faisant un pet, ou marmonant quelques motz non intelligibles et de barbare termination.

Les Gastrolatres (789), d'un aultre cousté, se tenoient serrés par trouppes et par bandes, joyeux, mignars, douilletz aucuns, aultres tristes, graves, severes, rechignés, tous ocieux, rien ne faisans, poinct ne travaillans, poids et charge inutile de la terre, comme dit Hesiode; craignans (selon qu'on pouvoit juger) le ventre offenser et emmaigrir. Au reste, masqués, desguisés, et vestuz tant estrangement que c'estoit belle chose. Vous dictes et est escrit par plusieurs sages et antiques philosophes que l'industrie de nature appert merveilleuse en l'esbattement qu'elle semble avoir prins formant les coquilles de mer: tant y voit on de varieté, tant de figures, tant de couleurs, tant de traicts et formes non imitables par art. Je vous asceure qu'en la vesture de ces Gastrolatres coquillons ne vismes moins de diversité et desguisement. Ilz tous tenoient Gaster (*) pour leur grand dieu, l'adoroient comme dieu, luy sacrifioient comme à leur dieu omnipotens, ne recognoissoient aultre dieu que luy; le servoient, aimoient sur toutes choses, honoroient comme leur dieu. Vous eussiez dict que proprement d'eux avoir le sainct Envoyé escrit. *Philippens III* : « Plusieurs sont desquelz souvent je vous ay parlé (encores presentement je le vous dis les larmes à l'œil) ennemis de la croix du Christ, desquelz Mort sera la consommation, desquelz Ventre (*) est le dieu. » Pantagruel les comparoit au cyclope Polyphemus, lequel Euripides fait parler comme s'ensuit: « Je ne sacrifie qu'à moy (aux dieux poinct) et à cesluy mon ventre, (*) le plus grand de tous les dieux. »

(789) Les *gastrolatres*, gens paresseux qui adorent leur ventre et qui sont très vicieux (l'oisiveté étant la mère de tous les vices), représenteraient ici les ordres religieux, fort nombreux du temps de Rabelais. Les couleurs de ces ordres réunies comprenaient les nuances de l'arc-en-ciel au complet. Cela est exprimé plaisamment mais d'une façon en quelque sorte scientifique, par la comparaison de ces variétés d'habits aux variétés des *coquillages*.

CHAPITRE LIX

De la ridicule statue appelée Manduce, et comment, et quelles choses sacrifient les gastrolatres à leur Dieu ventripotent.

Nous considerans le minois et les gestes de ces poiltrons magnigoules (790) Gastrolatres, comme tous estonnés, ouysmes un son de campane notable, auquel tous se rangerent comme en bataille, chascun par son office, degré et antiquité. Ainsi vindrent devers messere Gaster, suivans un gras, jeune, puissant ventru, lequel sus un long baston bien doré portoit une statue de bois, mal taillée et lourdement peincte, telle que la descrivent Plaute, Juvenal et Pomp. Festus. A Lyon, au carnaval, on l'appelle *Maschecroutte* ; ilz la nommoient *Manduce*. C'estoit une effigie monstrueuse, ridicule, hideuse, et terrible aux petits enfants, ayant les œilz plus grands que le ventre, (791) et la teste plus grosse que tout le reste du corps, avec amples, larges et horrifiques maschoueres bien endentelées, tant au dessus comme au dessous : lesquelles, avec l'engin d'une petite corde cachée dedans le baston doré, l'on faisoit l'une contre l'aultre terrificquement clicqueter, comme à Metz l'on fait du dragon de sainct Clemens (792)

Approchans les Gastrolatres, je vis qu'ilz estoient suivis d'un grand nombre de gros varletz chargés de corbeilles, de paniers, de balles, de pots, poches et marmites. Adonc, sous la conduicte de Manduce, chantans ne sçay quelz dithyrambes, cræpalocomes, epœnons, offrirent à leur dieu, ouvrans leurs corbeilles et marmites, hippocras blanc, (793) avec la tendre roustie seiche,
Pain blanc,
Pain mollet,
Choine,
Pain bourgeoys,
Carbonnades de six sortes,
Cabirotades,
Longes de veau rousty froides, sinapisées de poudre zinzibérine,
Coscotons, (794)
Fressures, (794 A)
Fricassées, neuf especes,
Pastés d'assiette,
Grasses souppes de prime,
Souppes Lionnoises,
Hoschepotz,

---

(790) Ces paresseux à grande gueule, *magna gula*.

(791) Avoir *les yeux plus gros que le ventre*, c'est vouloir engloutir plus d'aliments qu'on n'en peut digérer.

(792) Ce *dragon de Saint-Clément* est le frère de la *Tarasque de Sainte Marthe*, laquelle est très proche parente de la païenne *Manduce des Atellanes*.

(793) *Hippocras*, v. notes 431 et 448.

(794) *Fressures*, v. note 623.

(794 A) *sinapisées de pouldre Zinziberine*, saupoudrées de *gingembre*, v. note 166, la famille végétale qui fournit le gingembre s'appelle encore *Zingibéracées*.

Souppes de laurier,
Choux cabutz à la mouelle de bœuf, (794 B)
Salmiguondins.

Breuvaige eternel parmy, precedant le bon et friand vin blanc, suivant vin clairet et vermeil frais : je vous dis froid comme la glace, servy et offert en grandes tasses d'argent. Puis offroient :

Andouilles capparassonnées de moustarde fine,
Saulcisses,
Langues de bœuf fumées,
Saumates, (795)
Eschinées aux poys,
Fricandeaux,
Boudins,
Cervelatz,
Saulcissons,
Jambons,
Hures de sangliers,
Venaison sallée aux naveaulx,
Hastereaux,
Olivescoymbades, (795 A)

Le tout associé de breuvaige sempiternel. Puis, luy enfournoient en gueule :

Esclanches à l'aillade,
Pastés à la saulce chaulde,
Coustelettes de porc à l'oignonnade.
Chappons roustiz avec leur degout,
Hutaudeaux, (796)
Becars, (796 A)
Cabirotz, (796 B)
Bischards, dains,
Lievres, levraux,
Perdrix, perdriaux,
Faisans, faisandeaux,
Pans, panneaux,
Ciguoignes, ciguoigneaux,
Tadournes, (796 C)
Aigrettes,
Cercelles,
Plongeons,
Butors, palles,
Courlis,
Gelinottes de boys,
Foulques aux pourreaux, (796 D)
Risses, chevreaux,
Espaulles de mouton aux cappres,
Pieces de bœuf royalles,
Poictrines de veau,
Poulles bouillies et gras chappons, au blanc manger,
Hortolans,
Coqs, poulles, et poulletz d'Inde,
Ramiers, ramerots,
Cochons au moust,
Canars à la dodine,
Merles, rasles,
Poulles d'eau,
Otardes, otardeaux,
Becquefigues,
Guynettes, (796 E)
Pluviers,
Oyes, oyzons,

(794 B) *choux*, v. note 550.

(795) *saumates*, de l'italien *sommata*, signifiant les résidus du suif fondu, que les bouchers appellent *cretons*.

(795 A) *colymbades*, ce sont des olives noires, conservées dans l'huile et le sel. « Les grecs mangeaient, comme nous, des olives imprégnées d'huile et de saumure : ils les nommaient *colymbades*. Aristophane, dans sa pièce intitulée *la vieillesse*, parle de ce fruit et de ses propriétés excitantes» S. MARTIN, *physiol. des subst. aliment.*

(796) *Hutaudeaux*, chapons gras.

(796 A) Un commentateur dit : « *beccard*, saumon femelle », un autre : « grand harle, espèce de palmipède », ajoutons notre mot : Est-ce que le *becard* ne pourrait pas être la *bécarde*, genre de pie grièche que l'on mange dans le Languedoc et la Provence ?

(796 B) *cabirots* pour *cabrits rots*; c'est du chevreau roti.

(796 C) *Tadourne*, tadorne, canard sauvage dont la chair est très recherchée.

(796 D) *foulque*, oiseau aquatique couleur de suie, *fulica*, souvent confondu avec la macreuse, voir BREMOND, *diction de la table*.

(796 E) *guinette* ou *guynette*, selon les éditions; la signification de ce mot m'est totalement inconnue.

Bizets,
Hallebrans, (796 F)
Maulvyz, (796 G)
Flamans, cygnes,
Becasses, becassins,
Gelinottes,
Poulletz,
Lappins, lappereaux,
Cailles, cailleteaux,
Pigeons, pigeonneaux,
Herons, heronneaux,
Pochecuillieres, (796 H)
Courtes, grues,
Tyransons,
Cerbigeaux,
Francourlis,
Tourterelles,
Connilz,
Porcespicz,
Girardines.

Renfort de vinaigre parmy. Puis grands pastés :

De venaison,
D'allouettes,
De lirons (797)
De stamboucqs, (797 A)
De chevreuiltz,
De pigeons,
De chamoys,
De chappons,
Pastés de lardons,
Pieds de porc au sou,
Croustes de pastés fricassées,
Corbeaux de chappons, (797 B)
Fromaiges,
Pesches de Corbeil,
Artichaulx,
Guasteaux feuilletés,
Cardes,
Brides à veaux, (797 C)
Beuignetz,
Tourtes de seize façons,
Guauffres, crespes,
Pastés de coings,
Caillebottes,
Neige de creme,
Myrobalans conficts, (797 D)
Gelée,
Hippocras rouge et vermeil,

(796 F) *Hallebrans*, canards sauvages, d'après Louis Moland.

(796 G) *maulvis*, mauviette.

(796 H) *pochecullieres*, je ne sais absolument rien de cet oiseau, que des commentateurs ont appelé palle, pauche, spatule, etc.

(796 I) *Tyransons*, sarcelle?

(797) *Liron* c'est le *loir*, ce terme gracieux a été employé par Voltaire écrivant au comte d'Argental : « On a porté la petite fille dans son berceau, la mère a arrangé ses papiers et tout cela dort comme un *liron* à l'heure que je vous parle.

(797 A) *Stambouc*, bouquetin.

(797 B) *Corbeaux de chapon*, ne s'agirait-il pas ici d'un de ces plats à nom composée comme «haricot de mouton? »

(797 C) l'auteur en *Rabelæsiana* traduit *brides à veaux* par « friandises qu'on mange sans faim » et au figuré par « mauvaises raisons qui ne persuadent que les sots ». C'est dans ce dernier sens que Piron écrivait :

« Vieux dictons nouveaux
Et *brides à veaux*,
Que n'a-t-on pas mis
Dans Sémiramis ? »

et que Gui Patin disait : « les propriétés spécifiques du hareng contre la goutte sont des *brides à veau* et des illusions d'empiriques. »

Il est donc permis de penser que le plat, ici servi par Rabelais, n'était qu'un plaisant hors-d'œuvre.

(797 D) *myrobalans*, v. note 501 A. « L'action des myrobalans torréfiés est avant tout et presque exclusivement celle du tanin, mais on doit attribuer aussi une action à la matière résineuse verte dite *myrobalanine*, qui n'est pas totalement détruite par la torréfaction, sur la digestion en général et sur la sécrétion de la bile en particulier. Nous pensons donc que les myrobalans indiqués torréfiés doivent être rangés parmi les toniques nutritifs et les stimulants des fonctions digestives. A la dose de 1 à 8 grammes de myrobalans torréfiés par jour nous avons eu, la surprise de voir dans trois à quatre jours des dysenteries et des diarrhées chroniques et cholériformes céder comme par enchantement, alors que la plupart des remèdes connus et indiqués de nos jours contre ces affections sont restés infructueux. » P. Apery, *Gazette médicale d'Orient*.

Poupelins, macarons,
Tartres, vingt sortes,
Creme,
Confictures seichés et liquides, soixante et dix huit especes,
Dragées, de cent couleurs,
Jonchées,
Mestiers au sucre fin,

Vinaigre suivoit à la queue, de peur des esquinances (798). *Item* rousties.

(798) v. note 447 B, ce terme d'*esquinancie*, conservé dans la langue usuelle, ne figure plus dans les dictionnaires de médecine. Il a une signification trop élastique, applicable à presque tous les maux de gorge indifferemment. Au reste, voici deux extraits capables de faire un peu de lumière sur ce mot obscur :

« *Squinance* est une inflammation de la gorge ou du larynx, qui empêche souvent l'air d'entrer et sortir par la trachée artère, et la viande d'estre avallée en l'estomach, » A. PARÉ, *des tumeurs* VI. 8,

« On voit Hippocrate, dans le traité sur le pronostic désigner sous le titre d'*Angines* (*gunaychai*) toutes les affections de la région cervicale qui produisent une gêne dans la respiration. Voici comment il s'exprime : « Les *Esquinancies* sont très dangereuses, elles enlèvent rapidement le malade. Celles qui ne produisent aucun symptome manifeste au pharynx, au cou, et qui, cependant causent une douleur très vive et une orthopnée, étouffent et font périr le malade le jour même, le second, le 3ᵉ ou le 4ᵉ jour. Celles qui, du reste, causent une douleur semblable, mais qui occasionnent des tuméfactions et des rougeurs dans le pharynx sont excessivement pernicieuses. Celles où le pharynx et le cou se couvrent de rougeurs sont plus longues ; c'est de celles-ci principalement qu'on réchappe, lorsque le cou et la poitrine présentent des rougeurs et que l'érysipèle ne rentre pas ». D'après cela on comprendra que, sous le seul titre de *Cynanches*, il désigne toutes les affections de cette région, qui lèsent en quelque manière la respiration, les médecins n'étant pas encore habitués à nomme l'une *Cynanche*. par un c, l'autre *Synanche* par un s. » GALIEN. *Des lieux affectés* IV. 6. (*trad. Daremberg*).

CHAPITRE LX

Comment, ès jours maigres entrelardès, à leur dieu sacrifioient les Gastrolatres.

Voyant Pantagruel ceste villenaille de sacrificateurs, et multiplicité de leurs sacrifices, se fascha ; et fust descendu, si Epistemon ne l'eust prié voir l'issue de ceste farce. « Et que sacrifient, dist-il, ces maraulx à leur dieu ventripotent (*) ès jours maigres entrelardés ? — Je le vous dirai, respondit le pilot. D'entrée de table, ils lui offrent :

Caviar,
Boutargues,
Beurre frays,
Purées de poys,
Espinars.
Arans blans bouffiz,
Arans sors,
Sardines,
Anchoys,
Tonnine, (798 A)
Caules emb'olif,
Saulgrenées de febves,
Saulmons salées,
Anguillettes salées,
Huytres en escalles.
Sallades cent diversités, de cresson de obelon (799) de la couille à l'evesque, (799 A) de raiponces, (799 B) d'oreilles de Judas (c'est une forme de funges issaus des vieux suzeaulx), de asperges, de chevrefeueille : tant d'autres.

Là fault boire, ou le diable l'emporteroit. Ils y donnent bon ordre, n'y ha faulte ; puis lui offrent :

(798 A) *thonine*, thon en salade, avec de l'huile, du vinaigre et de l'oignon.

Caules embolifs, choux bouillis, à l'huile.

(799) *Obelon oubelon* ou *hubelon*, Houblon. Dans quelques pays on mange les jeunes pousses de Houblon en guise d'asperges. C'est une salade stomachique mais peu agréable au goût, voir mon *dict. de la table*. Dans un livre sur les jardins, imprimé du temps de Rabelais, j'ai relevé ce passage : « Fasioles de diverses couleurs servent à couvrir les treilles et est leur ombrage aussi plaisant que celuy de la vigne, d'*Oubelon* et autres telles plantes qui servent en lieux de plaisance ». Dans un ouvrage publié en 1575, le *traité* du *pourpre*, de Fr. Humeau, j'ai encore fait cet extrait : « les sallades ne sont pas mauvaises l'esté, de pimpenelle, pourpied, laictue, *hubelon* ».

(799 A) *Couille à l'evesque*, dans le livre de botanique de Du Pinet, imprimé en 1582 avec privilège du roy, il est question d'un végétal comestible le *couillon de chien* (*cynosorchis*) dont l'auteur dit « ses racines sont bonnes à manger cuites ». Je ne serais pas étonné que Rabelais ait eu la plaisante idée de changer son nom en songeant au vieux proverbe du chien qui a le droit de regarder un évêque.

(799 B) *Responce*. La *raiponce* (*campanula rapunculus*) fournit, quand elle est jeune, un excellent aliment.

Oreille de Judas champignon comestible, sans pédicule, appelé aussi *oreillette*. Les latins le nommaient *Pezica* dont nous avons fait *Pezize*.

Lamproyes à saulce d'Hippocras, (800)
Gourneaulx (800 A)
Truites,
Barbeaulx,
Barbillons,
Meuilles,
Meuillest,
Rayes,
Casserons, (800 B)
Esturgeons,
Balaines,
Macquereaulx,
Pucelles, Plyes, (800 C)
Huytres frittes,
Pétoncles,
Langoustes,
Espelans, Vielles, (800 D)
Ortigues,
Crespions,
Gougeons,
Barbues,
Cradots,
Carpes,
Carpions,
Carpeaulx,
Brochetz,
Pelamides, (800 E)
Gracieux seigneurs,
Empereurs,
Anges de mer,
Lampreons,
Lancerons,
Brochetons,
Saulmons,
Saulmonneaux,
Daulphins,
Lavarets,
Godepies (800 F)
Poulpes,
Limandes,
Carrelets,
Maigres, (800 G)
Pageaux,

---

(800) Des *lamproyes à l'hypocras* c'est une matelotte.

(800 A) *Gourneaulx*, grondins, *trigla gurnardus*, poisson de mer à grosse tête ; en provençal *gournau* signifie naïf, imbécile.

meuilles, muges ; *meuillets* petits muges. Voir mon *dict. de la table.*

(800 B) le *casseron* est la petite sèche que les marseillais nomment *supions*, en voici la preuve, prise sans un auteur compétent : « La sèche est un poisson, dit des latins Calemar... les petites sèches sont dites *Quasserons*, qui est un grand manger et fort estimé. » DUCHESNE *pourtraict de santé* 1620.

(800 C) *pucelle, feinte* ou *convers*, sorte d'alose (*alausa minor*) de Belon. dont la chair est peu estimée.

Petoncle, mollusque dur appelé en zoologie *cardium edule*.

Espelans, éperlans.

(800 D) *Vieilles* « sorte de poule d'eau » D'apres P. Dupont. Je crois plutôt qu'il s'agit du poisson nommé *baliste vieille*.

Ortigues, orties de mer.

Cradots « *cradeau*, nom de la sardine, *clupea sprattus*, sur quelques unes de nos côtes » MÉRAT et DE LENS *dict. univ. de mat. medic.* — « *grados*, nom vulgaire de divers petits poissons, entre autres de l'*ablette* » *id* « *Gradeau* nom de la clupée sardine dans quelques départements » LACÉPÈDE *hist. nat*,

(800 E) *Pélamides*, jeunes thons à preuve cet extrait de du Pinet. « les tons ont diversitez de noms, car on les appelle cordilles incontinent qu'ils sortent de l'œuf, et estans un peu plus gros on les appelle limaires, puis quand commencent à sortir hors de page, on les nomme *Pelamides* ».

Empereurs, espadons, *xiphias gladius*.

Ange de mer, *peis-ange* des Provençaux, *angel* des Espagnols, poisson qui a des nageoires en forme d'ailes.

Lavaret, espèce de truite.

(800 F) *Gadepie* ou *guidepie*, c'est peut-être le *gobie boulerot*.

(800 G) *maigre* ou *maigue*, c'est le poisson de mer que les Bordelais nommèrent la *magro*.

Pageaux (voir le mot *pagel* de mon *dictionnaire de la table*) poisson des côtes de Provence, très estimé. Sa chair ressemble un peu à celle du petit rouget fin.

Poles, on désigne sous ce nom, en ichthyologie des plies vivant dans les mers du nord.

Roussettes, *rousseto* ou *cato-rouquiero* des Marseillais; poisson recherché par les amateurs de bouillabaisse, *squalus catulus* des naturalistes.

Pocheteaulx,
Soles, poles,
Moules
Homars,
Chevrettes,
Dards,
Roussettes,
Oursins,
Rippes, Thons,
Goyons,
Meusniers,
Escrevisses,
Palourdes,
Ligombeaulx, (800 H)
Chatouilles,
Congres,
Oies,
Lubines,
Aloses,
Murènes,
Umbrettes,
Porcilles,
Turbots,
Ablettes,
Tanches, umbres,
Merlus frais,
Seiches,
Darceaulx, (800 I)
Anguilles,
Anguillettes,
Tortues,
Serpents, *id est*, anguille de bois,
Dorades,
Poullardes,
Perches, réals,
Loches,
Cancres,
Escargots,
Grenouilles,

Ces viendes dévorées, s'il ne beuvoit, la mort l'attendoit à deux (*) pas près. L'on y pourvoyoit très bien. Puis lui estoient sacrifiés :

Pour lesquels cuire et digérer facilement, vinage estoit multiplié. Sus la fin offroient :

Merlus salés,
Stocfics,
Molues, (801)
Papillons,
Adots,
Lancerons marinés, (801 A)
Œufs frits, perdus, suffoqués, estuvés, trainés par les cendres, jectés par la cheminée, barbouillés, gouldronnés, etc.
Ris,
Mil,
Gruau,

Rippe est peut-être là pour *rifle*, car il existe un saumon portant ce nom.

Goyons, *gobis* des Provençaux, *gobio* des latins, espèce de goujons.

Meusniers, chabots, poissons de rivière du genre *Cottus*, dont la chair devient rouge par la cuisson. Voir CLOQUET *Faune medic.*

(800 H) *Ligombeaulx*, pour l'explication de ce mot, je transcris purement et simplement cet article du grand dictionnaire de Mistral : « *Ligombau*, *lingoubau* (m.) *Ligouban* (Nic.) (Esp.) *lobogante*, Rabelais *Ligombau*, génois *lombardo* S. m. Homard, crustacé ; crevette, à Nice. *Lingoubau de Judieu*, sorte de juron drolatique; *bada comme un lingoubau*, être bouche béante... *ligombau* est peut-être une corruption de *lico-baus*, qui lèche les falaises ».

« *Chatouille*, non vulgaire du poulpe commun » LAROUSSE *grand dict. univ.*

Lubine, loup de mer vulgaire ou *lubin*, *perca labrax*, vivant dans les mers et fleuves du midi de l'Europe. D'après Pline, les meilleurs *lubins* étaient ceux qu'on pêchait dans le Tibre, entre les deux ponts.

Umbrettes petits de l'ombre chevalier, *salmo salvelinus*.

Porcilles, petits porcs, marins, jeunes marsouins. *Delphinus Phocœna*.

(800 I) *Darceaulx*, petits dards ? *Cyprinus Leuciscus*.

réal, pour *royal*, me fait songer à la grosse sardine de *Royan*.

(801) *molues*, morues.

papillons, petites raies bouclées.

(801 A) *lancerons*, jeunes brochets. D'après Valmont Bomare.

Fromentée,
Neige de beurre, (802)
Beurre d'amandes,
Pruneaulx,
Pistaces,
Fistiques, (802 A)
Figues,
Raisins,
Eschervis, (802 B)
Millorque,
Dactyles.
Noix.
Noizilles.
Pastenaques (802 C).
Artichaulx.

Perennité d'abreuvement parmi.

Croyez que par eulx ne tendit que cestui Gaster leur dieu ne fût apertement, prétieusement et en abundance servi, en ses sacrifices, plus certes que l'idole de Héliogabalus, voire plus que l'idole Bel en Babylone, soubs le roi Balthasar. Ce nonobstant, Gaster confessoit estre non dieu, mais pauvre, vile, chétive créature. Et, comme le roi Antigonus, premier de ce nom, respondit à un nomme Hermodotus (lequel en ses poésies l'appelloit dieu, et fils du soleil) disant. « Mon Lasanophore (*) le nie ! (Lasanon estoit une terrine et vaisseau approprié à recepvoir les excréments du ventre) : ainsi Gaster renvoyoit ces matagots à sa selle persée, voir, considérer, philosopher, et contempler quelle divinité ils trouvoient en sa matière fécale (803).

(802) *neige de beurre*, crème.

(802 A) *fistiques*. Ce mot désigne-t-il le mollusque nommé *fistulane*. ou le champignon appelé *fistuline*? Je me borne à poser la question sans avoir la prétention de la résoudre.

(802 B) *eschervis* « probablement *Chervis*, espèce de panais ». DES MARETZ ET RATHERY. *Comment*.

Millorque, à Paris toutes les oranges offertes par les marchands sont des *Valence*. Dans le midi de la France la *Valence* devient, la *mayorque*, que d'autres prononcent *millorque* ou *mallorque* de l'espagnol *Mallorca*, désignant l'île mayorque.

Dactyles, dattes ; *noizies*, noisettes.

(802 C) *pastenagues*. Desmarets a écrit au dessous de ce mot : « peut-être un mets qu'on mangeait à Pâques ». Qu'on le mange à Pâques ou à la Trinité, ce mets est tout simplement le *panais*, *pastenargo* des Provençaux.

(803) Le *lasanum* c'est le pot de chambre, le *lasanophore* la table de nuit, le mot *lasanum* se trouve dans Horace et dans Pétrone ; il correspond au *sella familiarica* de Varron et au *sella pertusa* de Caton, dont nous avons fait chaise percée.

CHAPITRE LXI

Comment Gaster inventa les moyens d'avoir et conserver grain

Ces diables gastrolatres retirés, Pantagruel fut attentif à l'estude de Gaster, le noble maistre des arts (804). Vous sçavez que, par institution de nature, pain avecques ses apennages lui ha esté pour provision et aliment adjugé, adjoincte ceste bénédiction du ciel, que pour pain trouver et garder, rien ne lui défauldroit. Dès le commencement, il inventa l'art fabrile et agriculture pour cultiver la terre, tendent affin qu'elle lui produisist grain. Il inventa l'art militaire et armes, pour grain défendre ; médicine et astrologie, avecques les mathématiques, nécessaires pour grain en saulveté par plusieurs siècles garder et mettre hors les calamités de l'aer, du gast des bestes brutes, du larrecin des brigands. Il inventa les moulins à eau, à vent, à aultres mille engins, pour grain mouldre et réduire en farine. Le levain, (805) pour fermenter la paste ; le sel, pour lui donner saveur (car il eut ceste cognoissance, que chose on monde plus les humains ne rendoit à maladies subjects, que de pain non fermenté, non salé user) ; le feu, pour le cuire, les horloges et quadrants, pour entendre le temps de la cuite de pain, créature de grain. Est advenu que grain en un pays défailloit : il inventa art et moyen de le tirer d'une contrée en aultre. Il, par invention grande, mesla deux espèces d'animants, asnes et juments pour production d'une tierce, laquelle nous appellons mulets, bestes plus puissantes moins délicates, plus durables au labeur que les aultres. Il inventa charriots et charrettes pour plus commodément le tirer. Si la mer ou rivières ont empesché la traicte, il inventa basteauly, galères et navires (chose de laquelle se sont les éléments esbahis), pour oultre mer, oultre fleuves et rivières naviger, et de nations barbares, incognues et loing séparées, grain porter et transporter. Est advenu, depuis certaines années, que, la terre cultivant, il n'ha eu pluie à propos et en saison, par défault de laquelle grain restoit en terre mort et perdu. Certaines années, la pluie ha été excessive, et nayoit le grain. Certaines aultres années, la gresle le gastoit, les vents l'esgrenoient, la

(804) V. note 778.

« Le pain est un bon aliment pourvu qu'il ait bien *fermenté*. Le meilleur pain est celui qui est bien *fermenté* » BUCHAN *med. domest.* — « Au moyen du *levain* la pâte se dilate, forme un pain tout rempli d'yeux, par conséquent léger et totalement différent des masses lourdes, compactes, visqueuses et indigestes, qu'on obtient en faisant cuire la pâte de farine qui n'a pas *levé* » PARMENTIER *le parfait boulanger*.

(805) V. note 141 *bis* et 313.

(805 A) Le *sel*, que Lucrèce appelait *panacée* et Platon *corpus divinum*, constitue un aliment de première nécessité. V. BRÉMOND *dict. de la table*.

tempeste le renversoit. Il ja davant nostre venue avoit inventé art et moyen de évoquer la pluie des cieulx, seulement une herbe (806) découpant commune par les prairies, mais à peu de gents cognue, laquelle il nous monstra. Et estimoi que fust celle de laquelle une seule branche jadis mettant le pontife jovial dedans la fontaine Agrie, sus le mont Lycion en Arcadie, au temps de seicheresse, excitoit les vapeurs; des vapeurs estoient formées grosses nuées: lesquelles dissolues en pluies, toute la région estoit à plaisir arrosée. Inventoit art et moyen de suspendre et arrester la pluie en l'aer, et sus mer la faire tomber. Inventoit art et moyen d'anéantir la gresle, supprimer les vents, destourner la tempeste en la manière usitée entre les Méthanensiens de Trézénie.

Aultre infortune est advenue. Les pillards et brigands desroboient grain et pain par les champs. Il inventa art de bastir villes, forteresses et chasteaux, pour le réserver et en seureté conserver. Est advenu que, par les champs ne trouvant pain, entendit qu'il estoit dedans les villes, forteresses et chasteaulx reserré, et plus curieusement par les habitants défendu et gardé, que ne furent les pommes d'or des Hespérides par les dracons : il inventa art et moyen de battre et démolir forteresses et chasteaulx, par machines et torments belliques, beliers, balistes, catapultes, desquelles il nous monstra la figure, assez malentendue des ingénieux architectes disciples de Vitruve : comme nous ha confessé messer Philibert de l'Orme, grand architecte du roi mégiste. Lesquelles, quand plus n'ont proficté, obstant la maligne subtilité et subtile malignité des fortificateurs, il avoit inventé récemment canons, serpentines, couleuvrines, bombardes, basilics, jectants boullets de fer, de plomb, de bronze, pesants plus que grosses enclumes, moyennant une composition de pouldre horrifique, de laquelle nature mesme s'est esbahie et s'est confessée vaincue par art : ayant en mespris l'usage des Oxydraces, (806 A) qui, à force de fouldres, tonnerres, gresles, esclaires, tempestes, vainquoient et à mort soubdaine mettoient leurs ennemis en plein champ de bataille. Car plus est horrible, plus espouventable, plus diabolique, et plus de gents meurtrist, casse, rompt, et tue ; plus estonne les sens des humains ; plus de muraille démolist un coup de basilic, que ne feroient cent coups de fouldre.

---

(806) Cette histoire de l'herbe qui fait pleuvoir est prise dans le *voyage d'Arcadie*. de Pausanias. « Il est surprenant, dit de Marsy, que Rabelais ait adopté toutes ces rêveries, d'autant plus déplacées ici, que tout ce qui précède et ce qui suit est plein d'une philosophie sensée », à quoi Rathery répond : « cela tient à la manière de l'auteur, qui ne voulait pas être longtemps sérieux (j'aurais dit *grave*) et qui aimait à glisser entre deux vérites quelque grosse sottise pour les faire passer. »

(806 A) *Oxydraces*, gens possédant une vue perçante, V. PHILOSTRATE *Vie d'Appollonins* chap. 14.

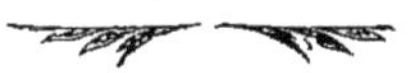

CHAPITRE LXII

Comment Gaster inventoit art et moyen de non estre blessé ne touché par coups de canon (806 B).

Est advenu que Gaster, retirant grain ès forteresse, s'est vu assailli des ennemis, ses forteresses démoliés par ceste triscaciste et infernale machine, son grain et pain tollu et saccagé par force titanique. Il inventoit lors art et moyen de conserver ses remparts, bastillons, murailles et deffenses de telles canonneries, et que les boullets ou ne les touchassent et restassent coi et court en l'aer, ou touchants ne portassent nuisance ne ès deffenses ne aulx citoyens deffendents. A cestui inconvenient ja avoit ordre très bon donné et nous en monstra l'essai : duquel ha depuis usé Fronton, et est de présent en usage commun, entre les passetemps et exercitations honestes des Thélémites. L'essai estoit tel. Et d'oresenavant soyez plus faciles à croire ce qu'asseure Plutarche avoir expérimenté : si un troupeau de chèvres s'enfuyoit courant en toute force, mettez un brin d'éryngé (807) en la gueule d'une dernière cheminante, soubdain toutes s'arresteront. Dedans un faulconneau de bronze il mettoit, sus la pouldre de canon curieusement composée, dégraissée de son soulphre, et proportionnée avecques camphre fin, en quantité compétente, une ballotte de fer bien qualibrée, et vingt et quatre grains de dragée de fer, uns ronds et sphériques, aultres en forme lachrymale. Puis, ayant prins sa mire contre un sien jaune page, comme s'il le voulust férir parmi l'estomach, en distance de soixante pas, on milieu du chemin entre le page et le faulconneau, en ligne droicte suspendoit sus une potence de bois à une chorde en l'aer une bien

---

(806 B) Rabelais, pour se moquer de l'imbécillité de son siècle, a entassé, dans ce chapitre, plusieurs visions des anciens au sujet de la magie en général, et en particulier concernant le secret de guérir miraculeusement des blessures mortelles, et même de se rendre invulnérable » DE MARSY. *Comment.*

(807) Avec sa merveilleuse histoire de l'*éringe*, Rabelais fait en ce moment, pour Plutarque, ce qu'il a fait tant de fois et ce qu'il fera encore pour Pline le naturaliste. Il n'est pas nécessaire, par conséquent, d'affirmer qu'il ne croit pas à toutes les propriétés extraordinaire énumérées dans ce chapitre.

« Pourquoy eft ce que nous faifons tenir affis les pieds trempans dedans de l'eau, les enfants qui font nez de peres qui meurent Etiques ou hydropiques, iufques à ce que les corps de leurs peres foyent entièrement confommez du feu; d'autant que l'on a opinion, que par ce moyen ces maladies la ne paffent point aux enfans, et ne paruiennent point iufques à eux. Et pourquoy c'eft, que fi vne chéure prent en fa bouche de l'herbe qui fe nôme *Eryngium*, le chardon à cent reftes, tout le trouppeau s'arrefte, iufques à ce que le chéurier viennent ofter cefte herbe à la chéure qui l'a en la gueule : et d'autres proprietez occultes, qui par attouchements fecrets et paffages de l'vn a l'autre, font des effects incroyables » PLUTARQUE. *Œuvres morales*. trad. d'Amyot.

grosse pierre siderite, c'est à dire terrière, (808) aultrement herculiane, jadis trouvée en Ide, au pays de Phrygie, par un nommé Magnes, comme atteste Nicander. Nous vulgairement l'appellons Aimant. (808 A) Puis mettoit le feu on faulconneau par la bouche du pulverin. La pouldre consommée, advenoit que pour éviter vacuité, (809) laquelle n'est tolérée en nature (plustost seroit la machine de l'univers, ciel, aer, terre, mer, réduicte en l'antique chaos, qu'il advint vacuité en lieu du monde), la ballotte et dragée estoit impétueusement hors jectés par la gueule du faulconneau, affin que l'aer pénétrast en la chambre d'icellui, laquelle aultrement restoit en vacuité, estant la pouldre par le feu tant soubdain consommée. Les ballotte et dragées, ainsi violentement lancées, sembloient bien debvoir férir le page; mais sus le poinct qu'elles approchoient de la susdicte pierre, se perdoit leur impétuosité, et toutes restoient en l'aer flottantes et tournoyantes autour de la pierre, et n'en passoit oultre une, tant violente fust elle, jusques au page.

Mais inventoit l'art et manière de faire les boullets arrière retourner contre les ennemis, en pareille furie et danger qu'ils seroient tirés, et en propre parallèle. Le cas ne trouvoit difficile, attendu que l'herbe nommée ethiopis (810) ouvre toutes les serrures qu'on lui présente; et que echineis (810 A), poisson tant imbécille, arreste contre touts les vents, et retient en plein fortunal les plus fortes navires qui soient sus mer : et que la chair d'icellui poisson, conservée en sel, attire l'or hors des puits, tant profonds soient-ils qu'on pourroit sonder.

(808) *Sidérite*, aimant levui.

(808 A) V. PLINE. *Hist. nat.* liv. XXXVI, chap. 16.

(809) V. note 35.

(810) *Ethiopis herba.* « Plinius alicubi, *Æthiopidis* herbæ tachu (inquit) clausa omnia aperiri, amnes ac stagna siccari conjeetu, scripserunt » CONRADI GESNERI. *De raris et admirandis Herbis* 1529. Cette herbe magique, ne pousse pas seulement en Ethiopie, on la trouve en Italie et en Provence, c'est une variété de *bouillon blanc* à tige carrée, dont on peut faire une tisane mucilagineuse, facilitant l'expectoration. V. PLINE. *Hist. nat.* XXIV 17.

(810 A) L'*Echineïs* est un poisson qui ressemble beaucoup au *remora* on le nomme aussi naucrate ou pilote V. LACÉPÈDE *Hist. nat.* t. III, p. 280.

CHAPITRE LXIII

Comment, près l'isle de Chaneph. Pantagruel sommeillait, et les problèmes proposés à son réveil.

Au jour subséquent en menus devis suivants nostre route, arrivasmes près l'isle de Chaneph. En laquelle aborder ne put la nauf de Pantagruel, parce que le vent nous faillit, et fut calme en mer. Nous ne voguions que par les valentianes, changeants de tribord en babord, et de babord en tribord : quoi qu'on eust ès voiles adjoinct les bonnettes traineresses. Et restions touts pensifs, matagrabolizés, sésolfié et faschés, sans mot dire les uns aulx aultres. Pantagruel, tenant un Heliodore grec en main, sus un transpontin au bout des escoutilles sommeilloit. Telle estoit sa coustume, que trop mieulx par livre dormoit, que par cœur. Epistemon regardoit par son astrolable en quelle élévation nous estoit le pole. Frère Jean s'estoit en la cuisine transporté ; et en l'ascendent des broches et horoscope des fricassées considéroit quelle heure lors povoit estre. Panurge, avecques la langue parmi un tuyau de pantagruélion, faisoit des bulles et gargoulles. Gymnaste apoinctoit des curedents de lentisc (820) Ponocrates resvant resvoit, se chatouilloit pour se faire rire, et avec un doigt la teste se grattoit. Carpalim d'une coquille de noix grollière faisoit un beau, petit, joyeux et harmonieux moulinet à aisle de quatre belles petites aisses d'un tranchoir de vergne. Eusthenes sus une longue couleuvrine jouoit des doigts, comme si fust un monochordion. Rhizotome, de la coque d'une tortue de garrigues composoit une escarcelle veloutée. Xenomanes, avecques des jects d'esmerillon, repetassoit une vieille lanterne. Nostre pilot tiroit les vers du nez* à ses matelots. Quand frère Jean, retournant de la cabane, apperceut que Pantagruel estoit resveillé. Adoncques, rompant cestui tant obstiné silence, à haulte voix, en grande alaigresse d'esperit, demanda : Manière de haulser le temps en calme ? Panurge seconda soubdain et demanda pareillement : Remède contre fascherie ? Epistemon tierça en gaieté de cœur de-

---

(820) Le *lentisque*, fit toujours très bonne figure en art dentaire. C'est prouve par les poetes aussi bien que par les medecins. Avec la décoction de ses feuilles on préparait les gargarismes propres à raffermir les gencives. Avec ses tiges taillées en pointe on faisait et on fait encore d'excellents cure-dents.

V. note 92 *bis*. MARTIAL, épigr ; RICH. *Dict. des antiquités* ; BRÉMOND. *Dict. de la table*, etc.

— « Décoction de *lentisque* tenue en la bouche raffermit les dents qui clochent. » DU PINET. *Comment. de Matthiole*.

« Dioscoride décrit le cure-dent, qui doit être en bois de *lentisque* ou en plume, et préconise contre les maux de dents, les piqûres faites avec l'os d'un certain poisson et les colliers de feuilles du Lepidium. »

G. GAILLARD, *déviation des arcades dentaires*.

mandant : Manière d'uriner, la personne n'en estant entalentée ? (821) Gymnaste, soi levant en pieds, demanda : Remède contre l'esblouissement des œils ? (822) Ponocrates, s'estant un peu frotté le front et secoüé les aureilles, demanda : Manière de ne dormir poinct en chien ? (823) « Attendez, dist Pantagruel. Par le décret des subtils philosophes péripatétiques nous est enseigné, que touts problèmes, toutes questions, touts doubtes proposés doibvent estre certains, clairs et intelligibles. Comment entendez-vous, dormir en chien ? — C'est, respondit Ponocrates, dormir à jeun en hault soleil, comme font les chiens. »

Rhizotome estoit accroupi sus le coursoir. Adoncques levant la teste et profondément baislant (si bien qu'il, par naturelle sympathie (824), excita touts ses compagnons à pareillement baisler), demanda : Remède contre les oscitations (825) et baislemens ? Xenomanes, comme tout lanterné à l'acoustrement de sa lanterne, demanda : Manière d'équilibrer et balancer la cornemuse (826) de l'estomach, de mode qu'elle ne penche poinct plus d'un costé que d'aultre ? Carpalim, jouant de son moulinet, demanda : Quants mouvements sont précédés en nature, avant que la parsonne soit dicte avoir faim (827) ? Eusthenes, oyant le bruit, accourut sus le tillac, et dès le capestan s'escria, demandant : Pourquoi en plus grand danger de mort est l'homme mords à jeun d'un serpent jeun (828) qu'après avoir repu tant l'homme que le serpent ? Pourquoi est la salive de l'homme (828 A) jeun vé-

(821) V. note 840, *entalenter* ou *atalenter* gignifie exciter le désir. Dans la moralité portant pour titre *la vie de Saint-Fiacre,* qui faisait les délices des amateurs de théâtre au xve siècle, une jeune fille dit à celui qu'elle aime :

« Sire, celle suis qui fera
De cuer la vostre volonté ;
Mon vouloir est *entalenté*
Pour vous.... »

Edouard Fournier traduit ce mot par « bien intentionné, plein du meilleur désir. »

Dans la même pièce, l'évêque Pharon, allant vers le saint, s'écrie : « Je vais le voir, il *m'atalente.* »

(822) V. notes 198 et 358. Un homme qui a grand faim dit dans le *Curculio* de Plaute : « J'ai des *éblouissements*, c'est l'effet du vide où languissent mes boyaux privés de nourriture. »

(823) *Dormir en chien*, c'est dormir à jeun et au soleil, l'auteur l'explique à la fin du paragraphe. L'explication n'est pas inutile, car je connais bien des proverbes sur le chien, mais je n'ai trouvé celui-ci que dans Rabelais.

(824) Le *bâillement,* qui est un des symptômes du sommeil et de la faim, consiste en une longue inspiration ayant pour effet d'introduire dans le poumon une plus grande quantité d'air. Il est provoqué aussi par l'imitation. Voir dans ma *Médecine en proverbes*, l'article « un bon bâilleur en fait bâiller deux. »

(825) *Oscitatio,* nom latin du baillement.

(826) V. note 270. L'estomac humain a bien la forme d'une *cornemuse*.

(827) V. notes 316, 198, 358 etc.

(828) « On doit savoir que la *morsure des animaux venimeux* est plus dangereuse lorsqu'ils sont tourmentés par la faim et que cette morsure a lieu sur une personne *à jeun*... il est très à propos de manger avant de se mettre en route, toutes les fois qu'on court risque d'être mordu. » CELSE, *médecine* V. 27.

(828 A) La croyance à la toxicité de la salive humaine, très répandue dans l'antiquité, a été rajeunie en 1887 par le Dr Biondi. Ce savant a recherché les micro-organismes pathogènes du liquide salivaire et il en a trouvé cinq, qui sont : 1° le *bacillus salivarius septicus*; 2° le *coccus salivarius septicus* ; 3° le *mi-*

néneuse à touts serpents (828 B) et animaux vénéneux (828 C)? « Amis, respondit Pantagruel, à touts les doubtes et questions par vous proposées compète une seule solution, et à touts tels symptomates et accidents une seule médicine. La response vous sera promptement exposée, non par longs ambages et discours de paroles : l'estomach

---

crococcus tetragenus; 4° le *streptococcus septopyoemicus*; 5° le *staphylococcus salivarius pyogenes*. Le *Progrès Médical* rendant compte de ces belles trouvailles, disait : « le bacille salivaire septique a été plus particulièrement l'objet des études de l'auteur; on le trouve plus fréquemment que les autres (20/00 des cas); il est surtout abondant *le matin, la salive est* légèrement acide et *plus toxique*. »

Vers la même époque, le Dr Sternberg braqua son microscope sur la salive humaine et y découvrit un micro-organisme pathogène qu'il nomma *micrococcus Pasteuri*. Ces parasites de la bouche humaine sont-ils capables de tuer beaucoup de bêtes venimeuses? Tout le monde l'a cru pendant des siècles et une infinité d'auteurs sérieux ont gravement enregistré quelque croyance analogue. Hippocrate n'en a rien dit; Aristote n'en parle qu'avec une certaine réserve en ce passage :

« Pour la plupart des morsures de serpents la *salive* de l'homme est un puissant contrepoison. »

Hist. des an. VIII 28.

Mais Oribase devient très affirmatif et entre dans les détails précis que voici :

« Les crachats sont très contraires aux animaux qui tuent les hommes : en effet, j'ai vu un scorpion mourir par l'effet de la *salive* seule, quelqu'un crachant dessus, et cet effet se produisait rapidement, quand le crachat provenait de gens qui avaient soif et faim, tandis qu'il ne survenait que lentement pour ceux qui s'étaient gorgés d'aliments et de boissons. » *Collect. méd.* XV. 2. trad. Bussemaker et Daremberg.

Nicander se borne à écrire: « la *salive* est contraire à toute bête venimeuse » ; Pline, toujours prolixe, multiplie les affirmations et dit :

« Tous les hommes ont en eux un poison contre les *serpents*, la *salive* les fait fuir comme le ferait l'eau bouillante et les tue dès qu'elle pénètre dans leur gorge. La chose est vraie surtout de la *salive* d'un homme *à jeun*. »

Hist. nat. VII. 2.

« La *salive* de l'homme *à jeun* est un spécifique contre le venin des *serpents*. » *hist. nat.* XXVIII, 7.

Galien lui-même sacrifie au préjugé en ces termes, dans son livre des *facultés naturelles*, (III. 7) « la *salive* de l'homme tue les scorpions et grand nombre d'animaux venimeux. »

Lucrèce était allé beaucoup plus loin. En effet dans le même chapitre de ses œuvres où il dit que « l'esprit humain est avide de fables » il montre qu'il est homme, lui aussi, en affirmant que « le *serpent* humecté de la *salive* humaine, périt et *se dévore de ses propres dents* »

(828 B) Dioscoride répéta ce qu'avaient dit Pline et Galien; Marcion professa : « en *crachant* sur les *scolopendres* on les tue. » Opilius enseigna: « on tue les serpents en leur *crachant* dans la gueule. » Nicetas fit chorus ainsi : « on tue un *serpent*, une vipère et tout animal portant aiguillon en *crachant* dessus *avant déjeuner*. »

Un contemporain de Rabelais, J. Grévin, auteur d'un livre sur les *venins*, affirma encore la croyance courante : « la *salive* humaine, dit-il, principalement celle qui est prise à *jeun*, estant cheute sur les *serpens* les faict fuir ne plus ne moins que s'ils avoyent esté touchés avec de l'eau bouillante. »

Un autre en parla ainsi *de visu* : « J'ay veu mourir soudainement scorpion quand *un homme affamé* ou altéré *crachoit* dessus. Bien est vray qu'ils ne meurent si tost de la *salive* de ceux qui ont complètement beu et mangé: mais toutefois ils en meurent tousjours, soit tost ou tard. » DU PINET. *Comment*; admirez, je vous prie, le prudent « tôt ou tard » terminant la déposition de ce témoin oculaire.

Au siècle suivant, la crédulité continue, même chez des savants tels que Riolant, transcrivant sans y

affamé (829) n'ha poinct d'aureilles, il n'oit goutte. Par signes, gestes et effect serez satisfaicts, et aurez résolution à vostre contentement : comme jadis en Rome Tarquin, l'orgueilleux roi dernier des Romains (ce disant Pantagruel toucha la chorde de la campanelle, frère Jean soubdain courrut à la cuisine), par signes respondit à son fils Sex. Tarquin estant en la ville des Gabins, lequel lui avoit envoyé homme exprès, pour entendre comment il pourroit les Gabins du tout subjuguer, et à parfaicte obéissance réduire. Le roi susdict, soi deffiant de la fidélité du messagier, ne lui respondit rien. Seulement le mena en son jardin secret; et en sa vue et présence, avecques son braquemart coupa les haultes testes des pavots là estants. Le messager retournant sans response, et au fils racomptant ce qu'il avoit vu faire à son père, fut facile par tels signes entendre qu'il lui conseilloit trancher les testes aulx principaulx de la ville, pour mieulx en office et obéissance totale contenir le demourant du menu populaire. »

---

rien changer l'opinion du poète Lucrèce, dans ses œuvres anatomiques. V. notes 828 A et 828 C).

(828 C) La *salive* n'était pas seulement funeste aux *serpents*; elle pouvait encore mettre à mal une infirmité de bêtes. Cela était enseigné au XVIIe siècle. Les extraits suivants de trois ouvrages classiques le prouveront surabondamment.

« Les anciens escrivent que la *salive d'un homme à jeun* est poison à la *vipère* et au *serpent* et qu'elle leur résiste. Ce qu'un certain villageois m'a asseuré estre véritable et disoit l'avoir expérimenté. Tellement qu'il semble que la nature, par une providence singulière, ait armé l'homme d'un remède puissant contre les venins des serpents, desquels il est mortellement hay » DU LAURENT, *des escrouelles* 1616.

« La *salive* de l'homme est en trois différences. Ceste d'après les manger a bien peu de vertu, ou quasi nulle. Celle de l'homme *jeun* et qui a esté assez sans boire, ou manger, est de grande efficace, ayant grande acrimoine. Celle d'après la digestion, mais devant le manger, a moyenne vertu entre les deux. Or donc la salive de l'homme par toute sa substance à puissance de faire mourir *aspics*, *serpents*, *tigres*, *scorpions* et autres tels vermine : et mêmement la *salive à jeun* espandue sur leurs corps. *Fuchs sup. à l'histoire des plantes* 1633.

« La *salive* d'un homme *à jeun* est estimée contre les morsures venimeuses des *serpents*, des *chiens* enragés, les ulcères, l'herpès et les autres affections cutanées. » ETTMULLER, pharmacopée raisonnée de 1698.

(829) *Ventre affamé* V. notes 38, 90, 98.

CHAPITRE LXIV

Comment par Pantagruel ne fut respondu aux problèmes proposés.

Puis demanda Pantagruel: « Quels gents hantent en ceste belle isle de chien ? — Touts sont, respondit Xenomanes, hypocrites, hydropiques, (829 A) patenostriers, chattemittes, santorons, cagots (829 B) ermites. Touts pauvres gents, vivants (comme l'ermite de Lormont, entre Blaye et Bourdeaulx) des aulmosnes que les voyagiers leur donnent. — Je n'y va pas, dist Panurge, je vous affie. Si j'y va, que le diable me souffle au cul*. Ermites, santorons, chattemittes, cagots, hypocrites, de par tous les diables? Ostez-vous de là. Il me soubvient encore de nos gros concilipètes de Chesil : que Beelzebuz et Astarotz les eussent conciliés avecques Proserpine, tant patismes, à leur vue, de tempestes et diableries. Escoute, mon petit bedon, mon caporal Xenomanes, de grâce : ces hypocrites, ermites, marmiteux ici sont-ils vierges ou mariés ? Y a-il du féminin genre? En tireroit-on hypocritiquement le petit traict hypocritique ? — Vraiement, dit Pantagruel, voilà une belle et joyeuse demande. — Oui dea, respondit Xenomanes. Là sont belles et joyeuses hypocritesses, chattemitesses, ermitesses, femmes de grande religion. Et y ha copie de petits hypocritillons, chattemitillons, ermitillons... — Ostez cela, dist frère Jean interrompant : de jeune ermite vieil diable. Notez ce proverbe authentique. — Aultrement, sans multiplication de lignée, fut long-temps y ha l'isle de Chaneph déserte et désolée. »

Pantagruel leur envoya par Gymnaste dedans l'esquif son aulmosne, soixante et dixhuict mille beaulx petits demis escuts à la lanterne. Puis demanda. « Quantes heures sont ? — Neuf, et d'advantage, respondit Epistemon. — C'est dist Pantagruel, juste heure de disner ; car la sacre ligne tant célébrée de de par Aristophanes en sa comédie intitulée les Prédicantes, approche, laquelle lors escheoit quand l'umbre est décempédale. Jadis entre les Perses l'heure de prendre réfection estoit ès rois seulement prescripte ; à un chascun aultre estoit l'appétit et le ventre pour horloge (*). De faict, en Plaute, certain parasite soi complainct, et déteste furieusement les inventeurs d'horloges et quadrants, estant chose notoire qu'il n'est horloge plus juste que le ventre. Diogenes, interrogé à quelle heure l'homme doibt repaistre, respondit : « Le riche quand il aura faim : le pauvre, quand il aura de quoi. » Plus proprement disent les médecins l'heure canonique estre :

(829 A) Ces *hydropiques* seraient, d'après Le Duchat, des gens « enflez de la fausse opinion qu'ils ont de leur sainteté. ». Cette explication me paraît fort ingénieuse.

(829 B) *Cagots*, v. note.

Lever à cinq, disner à neuf
Soupper à cinq, coucher à neuf (830)

« La magie du célèbre roi Petosiris estoit aultre. »

Ce mot n'estoit achevé, quand les officiers de gueule dressarent les tables et buffets ; les couvrirent de nappes odorantes, assiettes, serviettes, salieres ; apportarent tanquars, frisons, flacons, tasses, hanaps, bassins, hydries. Frère Jean, associé des maistres d'hostel, escalques, panetiers, eschansons, escuyers tranchants, coupiers, crédentiers, apporta quatre horrifiques pastés de jambons, (831) si grands qu'il me souvint des quatre bastions de Turin. Vrai Dieu, comment il y fut bu et gallé ! Ils n'avoient encore le dessert quand le vent ouest-norouest commencea enfler les voiles, papefils, morisques et trinquets. Dont touts chantarent divers cantiques à la louange du très-hault Dieux des cieulx. Sus le fruit, Pantagruel demanda : « Advisez, amis, si vos doubtes sont à plain résolus.

— Je ne baisle plus, Dieu merci, dist Rhizotome (832).

— Je ne dors plus en chien, dist Ponocrates. (833).

— Je n'ai plus les yeulx esblouis, respondit Gymnaste. (834)

— Je ne suis plus à jeun, (835) dist Eusthenes. Pour tout ce jourd'hui seront en seureté de ma salive :

Aspics. (836)
Amphisbènes (836 A)
Anerudutes.
Ahedissimons.
Alhartafs

---

(830) « Lever à cinq, dîner à neuf.
Souper à cinq, coucher à neuf.
Font vivre dans soixante-neuf. »

Proverbe du seizième siècle, dont la variante était, d'après le recueil de Gruther :

« Lever à six.
Manger à dix.
Souper à six.
Coucher à dix.
Font vivre l'homme dix fois dix. »

(831) *Jambons*. V. notes 15 et 175 C.

(832) *Baillement*. V. note 82.

(833) V. note 823.

(834) V. note.

(835) V. notes 823 A, B et C. Dans le *Don Quichotte* d'Avellaneda, suite de celui de Cervantes. Sancho tient un propos semblable à celui dEusthènes : « En vérité, si on me demandait un peu de *salive à jeun*, contre les serpents, je ne pourrais la donner, car j'ai dans le corps trois verres de malvoisie. »

(836) *Aspic*, vipera haze.

« Les morsures des serpents diffèrent beaucoup les unes des autres. Ainsi l'*aspic* est un serpent qui putréfie, et dont la morsure est mortelle.

Aristote.

hist. des animaux VIII. 28.

« Nous voyons mourir sur le champ les individus piqués par un *aspic*. »

Galien. *Des mœurs de l'âme.*

Dans son *histoire naturelle des serpents* Lacépède a consacré à l'*aspic* de France un article qui se termine ainsi : « Il paraît que les anciens n'ont point connu l'aspic de nos contrées ; car il ne faut pas le confondre avec une espèce de vipère d'Egypte, que les anciens nommaient aussi *aspic*, et que la mort d'une grande reine a rendue fameuse. Afin même d'empêcher qu'on ne prît le serpent dont il est ici question pour celui d'Egypte, nous n'aurions pas donné à ce reptile des provinces septentrionales le nom d'*aspic*, attribué par les anciens à une vipère venimeuse des environs d'Alexandrie, si tous les observateurs ne s'étaient accordés à le nommer ainsi ».

(836 A) *Amphisbène*, *amphisbœna*, serpent double-marcheur ; il n'est pas venimeux. Galien croyait que si une femme enceinte venait à marcher sur cet animal, elle devait avorter à l'instant. Aétius a comparé la morsure de l'*amphisbène* à la piqûre de la guêpe. Le mot *amphisbène*,

Ammobates. (836 B)
Apimaos.
Alhatabans.
Aractes,
Asterions. (836 C)
Alcharates.
Arges.
Araignes.
Ascalabes.
Attelabes.
Ascalatobes.
Æmorrhoïdes. (836 D)
Basilics.
Belettes ictides.
Boies.
Buprestes.
Cantharides.
Catoblèpes. (837)

dit Cuvier, est formé de deux mots grecs qui signifient « marchant en deux sens ». On donne aujourd'hui ce nom à une famille de serpents peu connus, dite des doubles marcheurs. Leur queue est de la même dimension que leur tête, et leurs yeux, très petits, sont presque imperceptibles.

« Serpens *anfisboas* ont deux testes : l'une au lieu accoustumé et à la queue. »
GABRIEL CHAPPUYS, *Hexameron*. Lyon 1583.

(836 B) « *Ammobates*, aspic cornu long d'une coudée, d'autres l'appellent *cenchrias* : ceux qu'il mord meurent soudain ». (*Aetius*).

— *Aracte*, serpent tigré (?)

— *Arges*, couleuvres blanches, d'après Le Double.

— *Araignes*, araignées.

— *Ascalabe*, sorte de lézard, d'après Pline ; reptile nommé aussi *stellion*, d'après Aristote.

« L'*estoillé* est nommé par les Grecs *ascalane* ou *ascalanote* ou *Galeote*, et par les latins *stellion* pourautant qu'il porte par tout le corps des petites mouchetures, lesquelles représentent une estoile. C'est un serpent de l'espèce des laisards ». GRÉVIN, *loc. cit.*

— *Attelabe*, sauterelle.

— *Ascalabotes*, voir *ascalabe*.

(836 D) *Æmorrhoïde*, Galien appelle ce serpent *hemorrhous* ; ceux qui en sont mordus passent pour mourir d'hémorrhagie.

« La glaire ou blanc de l'œuf si on le boit cru, il est fort bon aux pointures des serpents nommés *hæmorrhoïdes* » (ANTOINE DU PINET).

« Le *coule-sang* a esté nommé par les Grecs et par les latins *hæmorrhoë* : ce mot est faict de deux conjoincts ensemble, a sçavoir, d'un qui signifie sang, et d'un autre qui signifie flux, lesquels assemblés signifient coulesang. La raison pour laquelle il a esté ainsi nommé est pourautant que le sang coule par tous les pertuis du corps de celuy qui en est blécé. » J. GRÉVIN *livre des venins* 1568.

« Contre les morsures du serpent *Hæmorrhoïs*. Dioscoride conseille vin pur, beu en quantité, Matthiole poisçons accoustrez avec ail et huyle mangez en abondance. » Formulaire de Lyon. 16e siècle.

— *Basilic*, animal fabuleux, gravement décrit par Galien, dont le regard et le contact étaient supposés mortels. Henri Corneille Agrippa l'appelait « le roi des serpents et le plus pestilentiel de toutes les bêtes venimeuses ». Matthiole demandait comment on pouvait savoir que le basilic tuait par son regard, puisqu'il avait tué tous ceux qui l'avaient vu. Aujourd'hui, on donne le nom de basilic à un genre de reptiles d'Amérique tout à fait inoffensifs. Lacépède a très nettement mis les choses au point en écrivant : « l'erreur s'est servie de ce nom de *basilic* pour désigner un animal terrible, qu'on a tantôt représenté comme un serpent, tantôt comme un petit dragon, et dont le regard perçant donnait la mort. Rien de plus fabuleux que cet animal, au sujet duquel on a répandu tant de contes ridicules, qu'on a doué de tant de qualités merveilleuses, et dont la réputation sert encore à faire admirer entre les mains des charlatans, par un peuple ignorant et crédule, une peau de raie desséchée, contournée d'une manière bizarre, et que l'on décore du nom fameux de cet animal chimérique. » LACÉPÈDE, *hist. nat.*

— La *belette ictide* c'est le furet.

— *Buprestes*, enfle-bœuf. « Ce sont petites bestes qui se cachent parmi les herbes et font crever la bovine qui en mange ». DU PINET, 1572.

— *Cantharide*, insecte coléoptère qui se trouve sur les frênes et les lilas ; il est vésicant mais non vénéneux.

(837) *Catoblepes*. Catoblepas de

Cérastes.
Chenilles.
Crocodiles.
Crapauld.
Cauquemares.
Chiens enragés.
Colotes (837 A)
Cychriodes.
Cafezates.
Cauhares.
Couleuvres.
Couhersces.
Chelhydres. (837 B)
Cranocolaptes.
Chersydres.
Cenchrynes.
Coquatris.
Dipsades.
Domeses.
Dryinades.
Dracon.

Pline et de Pomponius Mela, serpent d'Ethiopie.

« Dans l'éthiopie se trouve un animal sauvage assez petit nommé *Catoblepas*... on ne peut voir ses yeux sans expirer sur le champ... la même propriété meurtrière est attachée au *basilic*, serpent de la Cyrénaïque, son sifflement fait fuir les autres serpents ». PLINE, *hist. nat.* VII, 32.

— *Ceraste*, serpent à cornes. Le livre de Merlin Coccaie parle de « villaines *Cerastes*, lesquelles se dressant contremont rendent des sifflements horribles ». *Hist. mac.*, liv. XXV.

« Contre les morsures des serpents cornus dits *cerastes*, faut liniment fait de sel incorporé en résine de cèdre ». (*Formulaire de Lyon* 1570).

Dans le tome 25 des congrès de l'avancement des sciences (1896, Tunis) M. E. Olivier décrit la vipère à cornes, reptile très dangereux, long de 50 à 70 centimètres dont on doit se méfier quand on bivouaque dans les environs de Sfax. Ses divers noms sont, *cerastes* œgyptiacus, *cerastes* cornutus, vipera *cerastes*, etc.

— *Crocodiles* — *Crapauld*.

(837 A) *Colotes*, lézard tacheté, d'après Pline ; c'est probablement la salamandre aquatique.

Cafezates, serpents rouges, d'après Paul Lacroix.

(837 B) *Chélhydre*, serpent d'eau, classé par du Bartas parmi les plus terribles, à preuve ce passage de ses œuvres poétiques :

« Le céraste cornu, le *Chelydre* fu-
[mant
L'esmaillé scorpion, la dipse alté-
[rante
Pourquoy les armois-tu d'une ire
[si nuisante?
Pardon, bon Dieu... »

DU BARTAS *la sepmaine*

« Le *chesneau* a pris son nom des chesnes, pour autant qu'il est leur hoste perpétuel : il est aussi nommé par les grecs *chelydre*, c'est-à-dire Rudepeau... il est de couleur de suye, il rend une senteur puante » J. GREVIN, *livres des venins*.

— *cranocolaptes*. « icelles araignes *cranocolaptes* se nourrissent en Egypte, sur les feuilles de l'arbre nommé persens et sont semblables aux papillons qui volettent la nuit alentour de la chandelle. Elles branlent toujours la teste et ont leur ventre abaissé. Elles ont leur éguillon auprès du chinon du col, et est leur pointure si mortelle que sans difficulté elle fait mourir ceux qui en sont points. » NICANDER *trad.* de 1570.

— *Chersydres*, serpents amphibies. « *chersydre* signifie *eau terrier*, comme estant de diverse nature, asçavoir aquatique et terrienne Aelian dict son venin si dangereux que mesme il faict mourir celuy qui seulement aura touché à son corps mort ». J. GREVIN, *liv. des venins*.

— *Cenhrynes*, serpents tachetés, v. note 836 B.

« Le *milliet* est nommé par les grecs *enchrite*, à cause qu'il a le ventre de couleur verte ainsi que la plante du milliet, ou bien pour autant que lorsque le milliet est en fleur, il est plus dangereux... Quelques-uns le nomment *lion*... ce serpent a deux coudées de longueur... son venin fond les humeurs et les convertit en eau ». GREVIN *loc. cit.*

— *dipsades*, *dipsas* de Pline, vipère. « Ceux que le serpent *dipsas* a mordu tombent en fièvre ardente. Il se produit en eux une chaleur et une altération si grandes qu'ils meurent de trop boire », GALIEN, *de therap.* « La morsure du *dipsas*

Elopes. (837 C)
Enhydrides.
Fanuises
Galeotes.
Harmenes.
Handions.
Icles.
Iarraries.
Ilicines.
Ichneumones.
Kesudures.
Lièvres marins. (838)
Lizars chalcidiques.
Myopes.
Manticores.
Molures.
Myagres.
Musaraignes. (838 A).
Miliaires.
Megalaunes.
Ptyades.
Porphyres.
Pareades.
Phalanges. (838 B)
Pemphrédones.
Pityocampes.
Rutèles.
Rimoires. (838 C)

cause une soif inextinguible » NICANDRE *des venins*.

« Contre les morsures du serpent *dipsas* usez de cataplasmes attractifs » *formulaire de Lyon* 16e siècle.

— *Drynades* ou *dyrinades*. Ce serait, d'après Nicander, un serpent amphibie, communiquant par sa morsure une grande puanteur. Cet animal vit au pied des chênes, d'après Galien.

— *Dracon*, dragon.

(837 C) *Elopes*, *helops* de Pline, reptile marin.

— *Enhydrides*, couleuvre d'eau.

— *Galeotes*, animaux de la famille des sauriens, voir *ascalabe*.

— *harmenes* petits basilics.

(838) *Lièvre marin* « le lièvre marin cause la jaunisse, il rend la respiration difficile et fait cracher le sang » (Avicenne) le propre du lièvre marin est de ronger le poumon (Galien).

Lizars chalcidique v. *Sept.* note 839.

— *Manticore*, animal imaginaire de Pline.

— *Molure*, sauterelle.

— *Mhagre*, mollusque (?)

(838 A) *Musaraignes*, *musaraneus* « les morsures de la musaraigne causent une inflammation très vive. Il se forme autour des plaies qu'elles produisent des tumeurs noires qui peuvent engendrer des ulcères phagédéniques... la musaraigne écrasée et appliquée sur la morsure guérit le mal qu'elle a fait » DIOSCORIDE, *des bêtes venimeuses*.

— *Ptyades*, serpent vert, Galien l'appelle *ptyas* et le considère comme une variété d'aspic.

— *Porphyres*, serpents rouges.

(838 B) *Phalanges*, *phalangium*, araignée. « l'araignée qu'on nomme *phalange* n'est pas plus grande qu'une demi-obole et en touchant seulement la lèvre elle cause des douleurs mortelles et prive de la raison. C'est qu'en pinçant les chairs elle y insinue son venin ». XENOPHON *mém. sur Socrate* I. 3.

« La lessive de figuier sert de contrepoyson aux morsures des *phalanges*, estant prinse en breuvage » DU PINET, *trad. de Matthiole*.

(838 C) *Rimoires*, probablement *remores*.

« La *Remore* fichant son débile [museau
Contre le moite bout du tempesté [vaisseau,
L'arreste tout d'un coup au milieu [d'une flotte. »

DU BARTAS *la sepmaine*

— *Rhagion* (v. note 838) « Parmi les *phalanges* quelques unes sont appelées *Rhagios* (c'est-à-dire pepinières) parce qu'elles sont faites comme des pepins de raisin » AÉTIUS.

— *Salamandre*, batracien dont la peau sécrète un liquide qui irrite les yeux v. 515-541.

— *scytale*, c'est le serpent que Lucain appelle *scyala*.

— *Sytelilon* lezard « Les lieux produisent de grandes différences dans le caractère des animaux. Dans quelques parties de l'Italie, la morsure des simples *stellions* est mortelle ». ARISTOTE *hist. des anim.* VIII. 28.

« Contre les morsures du *serpent stellion* usez de jugioline avec huyle rosat. (A. DU PINET 1572).

Rhagions.
Rhaganes.
Salamandres.
Scytales.
Stellions.
Scorpènes. (838 D)
Scorpions.
Selsirs.
Scalavotins.
Solofuidars. (839)
Sourds.
Sangsues.
Salfuges.
Solifuges.
Sepes.
Stinces.

(838 D) *Scorpènes*, poisson de la famille des *triglidés* admirablement décrits, comme suit, par J. Pellegrin, dans son ouvrage sur les poissons vénéneux.

genre scorpœna. — On sait, dit-il, que sur nos côtes de la méditerranée *Scorpœna scrofa* et *S. porcus* entrent dans la composition de la bouillabaisse si chère, aux palais marseillais et qui n'a jamais passé pour dangereuse, même... à Paris.

Scorpœna grandicornis. — La hauteur du corps est égale à la longueur de tête. Il y a des écailles à la base de l'opercule et sur les joues. La concavité de l'espace interorbitaire est très accentuée, il n'y a pas de crêtes saillantes entre les yeux. Sur la nuque se trouve une fossette carrée. Les tentacules orbitaires sont larges et frangés. Le troisième rayon de la dorsale est égal au second de l'anale et est contenu deux fois 1/3 dans la longueur de la tête. La couleur est rougeâtre, maculée de brun. La tête et le corps sont ponctués de blanc, la caudale et l'anale rayées de brun Cette espèce au dire de Poey porte à la Havane le nom de « Rascacio » elle passe pour excellente, et l'on en confectionne des soupes, mais on craint sa piqûre. Suivant Ricard on a, à Haïti, le « préjugé », (le mot est fort exact), que sa chair est vénéneuse et fait mourir dans la journée, ce qui l'a fait appeler « Rascasse 24 heures ». En somme nous avons affaire à un poisson puissamment armé dont on redoute les blessures, ce qui a conduit à confondre ses propriétés venimeuses et vénéneuses.

Scorpœna Brasiliensis. — Il en est exactement de même pour cette espèce également américaine.

Scorpœna diabolus. — Cette scorpène habite l'Inde archipélagique : on la rencontre aussi à Taïti. Comme pour ses congénères des Antilles ce sont ses qualités venimeuses qui le font suspecter et à tort. Les noms de « poisson sorcier, poisson diable », indiquent la crainte qu'elle inspire. Valentyn, cité par Cuvier et Valenciennes, rapporte que sa chair est mauvaise et qu'aucun indigène n'oserait en manger; les Hollandais, moins superstitieux, la trouvent seulement un peu sèche.

(839) *solofuidar*, c'est la fourmi appelée par Pline *solifuga*.

— *sourd* salamandre.

— *sangsues* v. *salfuges*.

— *salfuges*. C'est un adjectif qualifiant *sangsues*, la sangsue fuit le sel.

— *solifuges*. v. solofuidar.

— Sepes, « aucun disent que le serpent nommé *seps* est semblable à la vipère, encore que Dioscoride l'ait mis au ranc des lezars, l'appelant lézar chalcidique (Antoine Du Pinet 1572).

« Une *dipsade* mord un jeune porte-enseigne, du nom d'Aulus, qui est pris d'une soif inextinguible et mortelle. Sabellus mordu à la cuisse par un *seps* succombe avec des symptômes effrayants ». LUCAIN *Pharsale*.

— *Sépédons* ce n'est pas le *spadon*, comme on l'a dit, c'est le *pourrisseur* dont il est ainsi parlé dans le livre des venins, de J. Grevin : « le *pourrisseur* que les Grecs ont nommé *Sepedon* a esté ainsi nommé pourautant que le corps de ceux qu'il a touchés, estincontinent pourry par la malignité de son venin ».

— *Scolopendres*, myriapodes, v. note 701.

— *Tarantoles*, tarentule ; sa morsure n'entraîne pas les symptômes bizarres complaisamment décrits par une infinité d'auteurs fantaisistes.

— *Typhlopes*; serpents aveugles.

— *Tetragnathie*, araignée à quatre mâchoires, selon Pline.

Stuphes.
Sabrins.
Sangles.
Sépédons.
Scolopendres.
Tarantoles.
Typhlopes.
Tétragnathies.
Téristales.
Vipères. (839 A)

(839 A) « L'auteur termine le chapitre par une nombreuse nomenclature d'animaux venimeux et dit, probablement sans le croire, que la *salive de l'homme à jeun* les fait mourir. C'était le vieux préjugé ». Ainsi s'exprime le *commentaire historique*. Je crois avoir prouvé par mes longues notes, que je partage absolument cette manière de voir. A mon avis Rabelais n'était pas de ceux qui auraient admis sans restriction l'adage de Bouvelle :

« *Salive* d'homme tous serpents dompte ».

CHAPITRE LXV

Comment Pantagruel haulse le temps avecques ses domestiques.

« En quelle hiérarchie, demanda frère Jean, de tels animaux * vénéneux mettez-vous la femme future de Panurge? — Dis-tu mal des femmes, respondit Panurge, ho godelureau, moine cul pelé? * — Par la gogue (840) cénomatique, dit Epistemon Euripides escript, et le prononce Andromache, que contre toutes bestes vénéneuses ha esté, par l'invention des humains et instruction des dieux, remède * profictable trouvé. Remède jusques à présent n'ha esté trouvé contre la male femme. — Ce gorgias (840 A) Euripides, dist Panurges, toujours ha mesdict des femmes. Aussi fut-il par vengeance divine mangé des chiens, comme lui reproche Aristophanes. Suivons. Qui ha, si parle. — Je urinerai * présentement, dit Epistemon, tant qu'on voudra. — J'ai maintenant, dist Xenomanes, mon estomach sabourré (840 B) à profict de mesnage. Ja ne penchera d'un costé plus que d'autre (841). — Il ne me faust, dist Carpalim, ne vin ne pain. Tresves de soif, tresve, de faim. — Je ne suis plus fasché dist Panurge, Dieu merci, et vous. Je suis gai comme un papegais joyeux comme un esmerillon, alaigre comme un papillon. Véritablement, il est escrit par vostre beau Euripides, et le dict Silenus, buveur mémorable.

Furieux est, de bons sens ne jouit,
Quiconque boit, et ne s'en resjouit.

« Sans poinct de faute, nous devons bien louer le bon Dieu notre créateur, servateur, conservateur, qui, par ce bon pain, par ce bon vin et frais, par ces bonnes viendes, nous guérit de telles perturbations, tant du corps comme de l'ame : oultre le plaisir et volupté que nous avons buvants et mangeants.

— Mais vous ne respondez point à la question de ce benoist vénérable frère Jean, quand il ha demandé : Manière de haulser le temps? Puis, dist Pantagruel, que de ceste légère solution des doubles proposés vous contentez, aussi faisje. Ailleurs et en aultre temps nous en dirons davantage, si bon vous semble. Reste doncques à vider ce que ha frère Jean proposé : Manière ne haulser le temps? Ne l'avons-nous à soubhait haulsé? Voyez le gabet de la lune. Voyez les sifflements des voiles. Voyez la roideur des estails, des utaques et des escoutes. Nous haulsants et vidants les tasses, s'est pareille-

(840) *Gogue farce.*

(840 A) *Gorgias glorieux.*

(840 B) Il ne faut pas confondre *saburré*, avec *sabourré*, ici le mot est pris comme dans le passage de Merlin Coccaie : « Ils avaloient le morceaux, leschant les plats, pour *sabourrer* leur ventre ». V. note 280.

(841) V. notes 15, 25, 206, etc.

ment le temps haulsé par occulte sympathie de nature. Ainsi le haulsarent Atlas et Hercules, si croyez es sages mythologiens. Mais ils le haulsarent trop d'un demi degré : Atlas, pour plus alaigrement festoyer Hercules, son hoste ; Hercules, pour les altérations précédentes par les déserts de Libye. — Vrai bis, dist frère Jean interrompant le propos, j'ai ouï de plusieurs vénérables docteurs, que Turelupin, sommelier de votre bon père, espargne par chascun an plus de dix-huit cents pipes de vin, pour faire les survenants et domestiques boire avant qu'ils ayent soif. — Car, dit Pantagruel continuant, comme les chameaulx (842) et dromadaires en la caravane boivent pour la soif passée, pour la soif présente, et pour la soif future, ainsi feit Hercules, de mode que par cestui excessif haulsement de temps advint au ciel nouveau mouvement de titubation et trépidation, tant controvers et débattu entre les fols astrologues. — C'est, dist Panurge, ce que l'on dict en proverbe commun :

Le mal passe, et retourne le bon,
Pendant qu'on trinque autour de gras jambon.

— Et non seulement, dist Pantagruel, repaissants et buvants, avons le temps haulsé, mais aussi grandement deschargé la navire : non en la façon seulement que fut deschargée la corbeille de Esope, sçavoir est, vidants les victuailles, mais aussi nous émancipants du du jeusne. Car comme le corps plus est poisant mort que vif (843),

(842) « C'est principalement dans les contrées arides, telles que les immenses déserts de l'Afrique que les *chameaux* offrent un avantage marqué sur les chevaux et les bœufs. Ce qui tient à leur sobriété, à la facilité avec laquelle ils supportent la *soif*... l'appareil gaufré de leur panse leur permet de se passer de boire, et l'on assure qu'à l'occasion les Arabes, voyageant en caravanes, ne se font pas scrupule, lorsque les liquides leur manquent complètement, d'éventrer des chameaux, pour se procurer l'eau accumulée dans la portion de la panse de ces animaux à laquelle on a donné le nom de cinquième estomac. La privation d'aliment, agit sur les chameaux en les émaciant, mais l'eau leur rend presque instantanément l'apparence de santé dont ils jouissaient au départ; aussi lorsque ces animaux arrivent auprès de quelque fontaine boivent-ils une quantité énorme de liquide, qui, en pénétrant leurs tissus, leur rend l'embonpoint qu'ils avaient perdu et opère en très peu de temps une telle transformation dans leur apparence extérieure, qu'on a parfois de la peine à reconnaître ceux qu'on avait pour monture quelques instants auparavant. » P. GERVAIS, 1874.

Après avoir lu ces détails empruntés à un naturaliste de nos jours on sera frappé de la justesse de l'image de Rabelais, présentant le chameau comme « buvant pour la soif passée, la soif présente, et la soif à venir. »

(843) On professait, autrefois, maintes erreurs relatives à l'examen des cadavres. On croyait, notamment, qu'une blessure se remettait à saigner en présence du meurtrier; que le poids du corps augmentait après la mort, etc.

aussi est l'homme jeun plus terrestre et poisant, que quand il ha bu et repu. Et ne parlent improprement ceulx qui par long voyage au matin beuvent et desjeusnent, puis disent : Nos chevaulx n'en iront que mieulx. Ne sçavez-vous que jadis les Amycléens sus tout[s] dieux révéroient et adoroient le noble père Bacchus, et le nommoient Psila en propre et convenante dénomination? *Psila*, en langue dorique, signifie aisles. Car, comme les oiseaulx par aide de leurs aisles volent hault en l'aer légérement, ainsi par l'aide de Bacchus (c'est le bon vin friand et délicieux), sont hault élevés les esperits des humains ; leurs corps évidemment alaigris, et assoupli ce qu'en eulx estoit terrestre. »

CHAPITRE LXVI.

Comment, près de Ganabin, au commendement de Pantagruel, furent les Muses saluées.

Continuant le bon vent et ces joyeux propos, Pantagruel descouvrit au loin et apperceut quelque terre monstreuse, laquelle il montra à Xenomanes, et lui demanda : « Voyez-vous ci-devant à orche ce hault rocher à deux crouppes, bien ressemblant au mont Parnasse en Phocide ? — Très-bien, répondit Xenomanes. — C'est l'isle de Ganabin. Y voulez-vous descendre ? — Non, dist Pantagruel. — Vous faictes bien, dit Xenomanes. Là n'est chose aulcune digne d'estre vue. Le peuple sont touts voleurs et larrons. Y est toutesfois vers cette crouppe dextre la plus belle fontaine du monde. et autour une bien Grande forest, Vos chormes y pourront faire aiguade et lignade. — C'est, dist Panurge, bien et doctement parlé. Ha da da Ne descendons jamais en terre des voleurs et des larrons, Je vous asseure que telle est ceste terre ici, quelles aultres fois j'ai veu les isles de Cerq et Herm entre Bretagne et Angleterre, telle que la Poneropole de Philippe en Thrace, isles des forfants, des larrons, des brigands, des meurtriers et assassineurs : touts extraicts du propre original des basses fosses de la conciergerie. N'y descendons pas poinct, je vous en prie. Croyez, si non moi, au moins le conseil de ce bon et sage Xenomanes. Ils sont, par la mort bœuf de bois, pires que les Canibales. Ils nous mangeroient touts vifs. N'y descendez pas, de grâce. Mieulx vous seroit en Averne descendre, Escoutez. Je y oi, par Dieu, le tocquesing horrifique, tel que jadis souloient les Gascons en Bourdelois faire contre les gabelleurs et commissaires. Ou bien les aureilles * me cornent. Tirons vie de long. Hau ! Plus oultre. — Descendez y, dist frère Jean, descendez y. Allons, allons, allons tousjours. Ainsi ne payerons-nous jamais de giste. Allons. Nous les sacmenterons trèstouts. Descendons. — Le diable y ait part, dist Panurge. Ce diable de moine ici, ce moine de diable enragé ne craint rien. Il est asardeux comme tous les diables, et poinct des aultres ne se soucie. Il lui est advis que tout le monde est moine comme lui. — Va, ladre verd (844), respondit frère

(844) V. notes 80, 119 480,532. Le *ladre blanc* était celui chez qui la lèpre n'était qu'intérieure *ladre vert* était le nom donné au lépreux pour lequel la maladie était très apparente. Le ladre vert passait pour atre insensible, au physique comme u moral.

« Je les voulus sommer de leurs promesses, jamais je ne trouvai rien si froid qu'eux. Je pense que leur âme était *ladre*, et que l'on avoit beau les piquer avec prières et les remontrances, ils n'en sentoient aucune chose » Ch. SOREL. *hist. Com de Francion.*

Bazin a souvent constaté, chez les lépreux, l'abolition la plus complète

Jean; à touts les millions de diables. qui te puissent anatomiser la cervelle*, et en faire des entommeures. Ce diable do fol est si lasche et meschant, qu'il se conchie (845) à toute heure de male rage de paour. Si tant tu es de vaine paour consterné, n'y descends pas reste ici avec le bagage. Ou bien te va cacher soubs la cotte hardie de Proserpine, à travers touts les millions de diables. »

A ces mots, Panurge esvanouit de la compagnie; et se mussa au bas dedans la soutte, entre les croustes, miettes et chaplis de pain. « Je sens, dist Pantagruel, en mon ame rétraction urgente, comme si fust une voix de loing ouïe, laquelle me dict que n'y doibvons descendre. Toutes et quantefois qu'en mon esperit j'ai tel mouvement senti, je me suis trouvé en heur refusant et laissant la part d'ond il me retiroit; au contraire en heur pareil me suis trouvé, suivant la part qu'il me poulsoit; et jamais ne m'en repenti. — C'est, dit Epistemon, comme le démon de Socrates, tant célèbre entre les académiques. — Escoutez doncques, dit frère Jean, ce pendent que les chormes y font aiguade, Panurge là bas contrefait le loup en paille: voulez-vous bien rire? faictes mettre le feu en ce basilic que vous voyez près le chasteau gaillard. Ce sera pour saluer les Muses de cestui mons Antiparnasse. Aussi bien se gaste la pouldre dedans. — C'est bien dict, répondit Pantagruel. Faites-moi ici le maistre bombardier venir. »

Le bombardier promptement comparut. Pantagruel lui commanda mettre feu on basilic, et de fraisches pouldres en tout évenement le recharger. Ce que fut sus l'instant faict. Les bombardiers des aultres naufs, ramberges, gallions et galléasses du convoi, au premier deschargements du basilic qui estoit en la nauf de Pantagruel; mirent pareillement feu chascun en une de leurs grosses pièces chargées. Croyezqu'il y eu beau tintamarre.

de la sensibilité tactile, coïncidant avec une analgésie profonde et il a fait cette remarque importante : » l'analgésie hystérique la plus remarquable par son étendue, ne sera pas confondue avec l'analgésie lépreuse, circonscrite, compliquée de taches, siégeant de préférence aux poignets, parfois, mais non toujours, comme on l'a avancé à tort, sur les taches et les tubercules ».

(845) V. notes 375 c. 463.

« Le brave chevalier d'Imbercourt avait une complexion telle que toutes fois qu'il alloit au combat il falloit qu'il allast à ses affaires et descendit de cheval pour les faire; et pour ce portoit ordinairement des chausses à la martingale, autrement dit à pont-levis, ainsi que j'en ay veu porter aux soldats Espagnols.. De dire que le proverbe eust lieu à l'endroit M. d'Imbercourt « il se conchie de peur,» ce seroit mal parler, disoit le Roy, car c'estoit l'un des plus vaillans et hardys de son royaume, et aprè qu'il avoit esté là et qu'il avoi cul sur selle, il combattoit comme un lion, mais on tenoit que l'animosité et le courage grand qu'il avoit de combattre lui esmouvait ainsi les entrailles et le ventre.

BRANTOME,

les grands Capitaines.

CHAPITRE LXVII

Comment Panurge par male paour, se conchia, et du grand chat Rodilardus pensa que fust un diableteau

Panurge, comme un bouc estourdi, sort de la soutte en chemise, ayant seulement un demi bas de chausses en jambe : sa barbe toute mouschetée de miettes de pain, tenant en main un grand chat soubelin attaché à l'autre demi bas de ses chausses.

Et remuant les babines comme un singe (846) cherche pouls en teste, tremblant et claquetant des dents, se tira vers frère Jean, lequel étoit assis sur le porte-haubans de tribord ; et dévotement le pria avoir de lui compassion, et le tenir en sauvegarde de son bragmart. Affermant et jurant par sa part de Papimanie, qu'il avait à heure présente vu tous les diables deschainés. « Agua, men emi, disait-il, men frère, men père spirituel, touts les diables sont aujourd'hui de nopces. Tu ne vids onques tel apprets de banquet infernal. Voi-tu la fumée des cuisines d'enfer? (Ce disoit montrant la fumée des pouldres à canon dessus toutes les naufs). Tu ne vids oncques tant d'âmes damnées. Et sçais-tu quoi? Agua, men emi, elle sont tant douillettes, tant blondelettes, tant délicates, que tu dirois proprement que ce fust ambrosie stygiale. J'ai cuidé (Dieu me le pardoint) que fussent âmes angloises. Et pense qu'à ce matin ait esté l'isle des Chevaulx près Escosse par les seigneurs de Termes et Dessay saccagée et sacmentée avecques tous les Anglois qui l'avoient surprinse. »

Frère Jean, à l'approcher, sentoit je ne sçai quel odeur* aultre que de pouldre à canon ; à quoi il tira Panurge en place, et apperçeut que sa chemise estoit toute foireuse et embrenée de frais. La vertu retentrice du nerf qui restrainct le muscle nommé sphincter (847) (c'est le trou du cul) était dissolue par la véhémence de la paour est qu'il avoit eu en ses phantastiques visions. Adjoinct le tonnerre de telles canonnades, lequel plus est horrifique par les chambres basses que n'est sus le tillac. Car un des symptômes et accidents de paour est que par lui ordinairement s'ouvre le guischet du serrail onquel est à temps la matière fécale retenue.

---

(846) V. note 375.

(847) V. note 845.

Le *sphincter* de l'anus est un muscle annulaire servant à fermer l'extrémité du gros intestin, son relâchement produit un accident que les soldats nomment *venette* avant les batailles, les étudiants de Montpellier *examinite* les jours de grandes épreuve, cet effet de la *frayeur*, sur lequel Rabelais revient peut-être un peu souvent, avait été noté par Merlin Coccaie comme suit :

« Une *peur* soudaine haste souvent telle besongne plustôt qu'on ne voudroit. Aussi a-t-elle plus de pouvoir de desbrouiller les constipations de ventre, que ne feroit une seringue pleine d'une décoction de mauve. »

Merlin Coccaie livre XXIV.

Exemple en messer Pantolfe de la Cassine, senois, lequel en poste passant par Chambery, et chez le sage mesnager Vinet descendent, print une fourche de l'estaLle, puis lui dist : *Da Roma in qua io non son andato del corpo : di gratia, piglia in mano questa forca, et fa mi paura* (*848*). Vinet avecques la fourche faisoit plusieurs tours d'escrime, comme feignant le vouloir à bon escient frapper. Le Senois lui dist : *Se tu non fai altramente, tu non fai nulla : pero sforzati di adoperarli piu guagliardamente.* Adoncques Vinet de la fourche lui donna un si grand coup entre col et collet, qu'il le jecta par terre à jambes rebidaines. Puis bavant et riant à pleine gueule, lui ; «Feste Dieu, Bayart ! cela s'appelle, *Datum Camberiaci.* A bonne heure avoit le Senois ses chausses détachées car soubdain il fianta plus copieusement que n'eussent faict neuf buffles et quatorze archipresbtres d'Ostie. Enfin le Senois gratieusement remercia Vinet, et lui dist : *Io ti ringrazio, bel messere. Cosi facendo tu m'ai esparmiata la speza d'un servitiale.*

Exemple aultre on roi d'Angleterre, Édouard le quint. Maistre François Villon (849) banni de France, s'estoit vers lui retiré : il l'avait en si grande privaulté receu, que rien ne lui céloit des menues négoces de sa maison. Un jour, le roi susdict, estant à ses affaires, montra à Villon les armes de France en paincture, et lui dist : « Voids-tu quelle révérence je porte à tes rois françois ? Ailleurs n'ai-je leurs armoiries qu'en ce retraict ici près ma selle persée. — Sacre Dieu, respondit Villon, tant vous êtes sage, prudent, entendu et curieux de votre santé. Et tant bien estes servi de vostre docte médicin Thomas Linacer (850). Il, voyant que naturellement sur vos vieulx jours

(848) V. note 300

(849) « Après le grand testament, maitre François disparaît complètement à nos yeux. Il y a dans Rabelais deux anecdotes dont il est le héros, mais ces anecdotes sont évidemment altérées par la tradition, et il est impossible de déterminer dans quelle mesure elles doivent être admises par les biographes. La première, celle de la conversation de notre auteur avec un roi d'Angleterre, qui serait, en tous cas Edouard IV et non Edouard V (comme le dit Rabelais), est une facétie réchauffée. Le prince lui montrait les armes de France peintes dans le lieu le plus secret de son palais : « Vous êtes très sage, répondit Villon, et très curieux de votre santé et de sa conservation, puisque cet objet formidable agit sur vous lorsque vous êtes constipé, aussi efficacement que cinquante purgations. » La réplique attribuée à Villon existe déjà dans un manuscrit latin de la bibliothèque de Tours, du XIIIe siècle, mise sur le compte d'un autre écolier. M. Léopold Delisle la rapporte ainsi : « Idem (Hugo) manens cum rege Anglie (Johanne) duxit eum cum lumine ad cameras. Rex autem fecerat depingi in hostio camerarum intus regem Philippum monoculum, et ait rex : « Vide, Hugo, quomodo fedavi regem tuum. — Vere, dixit, sapiens estis. — Quare, inquit, hoc dicis ? — Quia fesisti depingi eum. — Et quare ? — Qui est admirabile quod quando videtis eum que vous ne vous effouriez tous ».

Louis Moland, *œuvres de François Villon*

(850) *Thomas Linacer* de Cantorbery, mourut en 1524. Il avait été

estiez constipé du ventre et que journellement vous failloit on cul forrer un apothécaire, je dis un clystère, aultrement ne poviez vous esmutir, vous ha faict ici aptement, non ailleurs, paindre les armes de France, par singulière et vertueuse providence. Car seulement les voyant, vous avez telle vezarde et paour si horrible, que soubdain vous fiantez comme dixhuict bonases de Pæonic (850 A). Si painctes estoient en aultre lieu de vostre maison, en vostre chambre, en vostre salle, en vostre chapelle, en vos galeries, où ailleurs, sacre Dieu, vous chieriez par tout sus l'instant que les auriez vues. Et croi que si d'abundant vous aviez ici en paincture la grande oriflambe de France, à la vue d'icelle vous rendriez les boyaulx du ventre par le fondement. Mais hen, hen, *atque iterum* hen !

Ne suis-je badault de Paris ?
De Paris, di-je, auprès Pontoise :
Et d'une chorde d'une toise

Sçaura mon col, que mon cul poise
« Badault, dis-je, mal advisé, mal entendent, quand venant ici avecques vous, m'esbahissois de ce qu'en vostre chambre vous estiez faict vos chausses destacher. Véritablement je pensois qu'en icelle darrière la tapisserie, ou eu la venelle du lit fust vostre selle persée. Aultrement me sembloit le cas grandement incongru, soi ainsi détacher en chambre pour si loing aller au retraict lignagier. N'est-ce un vrai pensement de badault ? le cas est faict par bien aultre mystère, de par Dieu. Ainsi faisant, vous faictes bien. Je di si bien, que mieulx ne sauriez. Faictes-vous à bonne heure, bien loing, bien à poinct destacher. Car à vous entrant ici n'estant destaché, voyant ces armoiries (notez bien tout), sacre Dieu, le fond de vos chausses feroit office de lasanon (851), pital, bassin fécal et de selle persée. »

Frère Jean, estouppant son nez avecques la main gausche, avec le doigt indice de la dextre monstroit à Pantagruel la chemise de Panurge

Pantagruel, le voyant ainsi esmeu transit, tremblant, hors de propos, conchié, et égratigné des gryphes du célèbre chat Rodilardus, ne se

---

médecin du roi Henri VII. Sprengel dit de lui, dans son *histoire pragmatique de la médecine* : « Il contribua presque autant que Leonicenus au rétablissement de la médecine Hippocratique.... ses traductions des médecins grecs sont les meilleures que nous possédions « Dans son *histoire chronologique*, Bernier écrit : « *Thomas Linacer* prêtre anglais est un médecin trop connu par ses ouvrages et par sa réputation pour être oublié sur la liste des ecclésiastiques qui ont honoré la médecine ou par l'étude ou par la profession qu'il en ont faites »

(850 A) « On trouve dans la Péonie un animal sauvage nommé *Bonase*, qui a la crinière du cheval, et qui, au reste, ressemble à un taureau, ses cornes sont tellement courbées l'une vers l'autre qu'elles ne peuvent lui servir pour combattre : c'est pourquoi il a recours à la fuite; mais en fuyant, il jette de temps en temps derrière lui, quelquefois à trois arpens de distance, des excrémens dont le contact brule, comme du feu, ceux qui le poursuivent »

PLINE *hist. nat* VIII. — trad. Grandsagne.

(851) *Lasanon*. V. note 813

put contenir de rire, et lui dist: « Que voulez vous faire de ce chat ? — De ce chat ? respondit Panurge: je me donne au diable, si je ne pensois que fust un diableteau à poil follet, lequel nagaires j'avois cappiettement happé en tapinois à belles moufles d'un bas de chausses, dedans la grande husche d'enfer. Au diable soit le diable ! Il m'ha ici deschiqueté la peau en barbe d'escrevisse. » Ce disant jecta bas son chat.

« Allez, dist Pantagruel, allez, de par Dieu, vous estuver, vous nettoyer, vous asseurer, prendre chemise blanche et vous revestir. — Dictes-vous, respondit Panurge que j'ai paour ? Pas maille. Je suis, par la vertus Dieu, plus courageux que si j'eusse aultant de mousches avalé, qu'il en est mis en paste dedans Paris, depuis la feste sainct Jean, jusques à la Toussaincts. Ha, ha,ha. Houay. Que diable est ceci ? Appelez-vous ceci foire, bren, crottes, merde, fiant, déjection, matière fécale, excrément, repaire, laisse, esmut, fumée, estronc, scybale (851 A) ou spyrathc (851 B) ? C'est croi-je, saphran d'Hybernie. Ho, ho, hie. C'est saphran d'Hybernie (852). Sela ! Buvons. »

(851 A) Dans les écrits de Theodorus, Priscianus, médecin du quatrième siècle, les matières fécales durcies son appelées *scybala*.

(851 B) *spyrate* vient du grec *spuratos* désignant les excréments des moutons.

(852) L'*Hibernie*, deux fois nommée, c'est l'Irlande, pays froid entre les froids. Or, le safran n'est cultivé que dans les pays chauds : le *safran d'Hibernie* ne pouvait donc être qu'un safran de fantaisie tel que le safran organique du singe d'Ambroise Paré, que j'ai cité à la note 396.

FIN DU QUART-LIVRE

RABELAIS-MÉDECIN

TABLE DES NOTES

DU

QUART-LIVRE

www.ingramcontent.com/pod-product-compliance
Ingram Content Group UK Ltd.
Pitfield, Milton Keynes, MK11 3LW, UK
UKHW051021210726
13857UKWH00007B/642